Agnieszka Juncev
Mariusz Budrowski

SUROWE ZDROWIE

**Odzyskaj moc samouzdrawiania, ulecz się sam
i rozpocznij drogę do długowieczności.**

Alicante 2017

Surowe zdrowie

Copyright © Agnieszka Juncewicz & Mariusz Budrowski

Wszelkie prawa zastrzeżone

ISBN 9788394997007

Wszelkie prawa zastrzeżone. Nieautoryzowane rozpowszechnianie całości lub fragmentu niniejszej publikacji w jakiejkolwiek postaci jest zabronione.

Wykonywanie kopii metodą kserograficzną, fotograficzną, a także kopiowanie książki na nośniku filmowym, magnetycznym lub innym powoduje naruszenie praw autorskich niniejszej publikacji.

Wszystkie znaki występujące w tekście są zastrzeżonymi znakami firmowymi ich właścicieli.

Wszelkie porady zawarte w tej książce w razie wątpliwości należy skonsultować z lekarzem lub terapeutą. Nie jesteśmy lekarzami i nie leczymy chorób. Przedstawione tu informacje nie mają na celu zastępować porady, czy pomocy lekarskiej w przypadku chorób. Stawianie diagnozy, ani dawanie zaleceń terapeutycznych nie jest naszym zamiarem. W książce znajdziesz opisy podstawowych czynności, jakie należy wykonywać, aby odzyskać zdrowie i pozostać zdrowym. Nauczysz się tu jak możesz pomóc, a przede wszystkim nie przeszkadzać swojemu ciału, wykonywać jedną z podstawowych funkcji, jaką jest samouzdrawianie i powrót do homeostazy.

Autorzy tej książki nie ponoszą odpowiedzialności za niewłaściwe wykorzystanie zawartych tu informacji. Nie udzielają też żadnych pośrednich i bezpośrednich porad medycznych, nie wystawiają żadnej diagnozy i nie zalecają żadnych diet jako postępowania leczniczego w przypadku chorób.

Autorzy nie ponoszą żadnej odpowiedzialności za jakiekolwiek zaistniałe szkody, jak również z tytułu późniejszych roszczeń medycznych jak i cywilnych.

Skład i projekt okładki: Jerzy Dorywalski

Bogdan i Błażej

Jesteście naszą największą inspiracją.

Dla Was dedykujemy tę książkę.

Dziękujemy, że jesteście.

Mama i Tata

Spis treści

Co piszą o projekcie „Odmładzanie na Surowo" 7
WSTĘP 13
PRZEDMOWA 23
PIĘĆ FILARÓW ZDROWIA 27
ODŻYWIANIE 31
   Sokowanie 39
   Surowe i żywe a martwe pokarmy 53
   Mikroelementy 78
   Witamina C 88
   Woda 90
OCZYSZCZANIE 93
   Lewatywa 93
   Sauny 104
   Oczyszczanie nosa i zatok 106
   Oczyszczanie uszu 109
   Scruby i peelingi 111
   Prysznic naprzemienny 112
   Oczyszczanie przez stopy 114
   Oczyszczanie z metali ciężkich 116
   Masaż 119
   Oczyszczanie wątroby 120
   Oczyszczanie z pasożytów 123
   Ssanie oleju kokosowego 126
NAPRAWIANIE 129
   Hormon wzrostu 131
   Głodówki i posty okresowe 135
      Czasowa Głodówka lub Czasowe Jedzenie 137
      Treningi interwałowe 138
      Sen 139
      Jednodniowa Głodówka 139
      7-dniowa głodówka 143

    21-dniowa głodówka 145
    Głodówka sokowa. 149
  Uziemianie 149
  Maseczki i oleje do skóry 152
  Wódka na włosy 155
  Słońce. 159
  Zakwaszanie żołądka 164
ĆWICZENIA FIZYCZNE. 169
  Pięć rytuałów tybetańskich. 175
  Ćwiczenia oddechowe. 178
  Ćwiczenia rozciągające 182
  Ćwiczenia siłowe 185
  Ćwiczenia interwałowe 188
  Ćwiczenia oczu. 190
ZDROWIE PSYCHICZNE 193
  Nowa Germańska Medycyna lub totalna biologia. 196
  Medytacje, modlitwa 197
  Muzyka 432 Hz. 199
  Wybaczanie. 200
  Pozytywne nastawienie 201
  Wdzięczność. 204
  Odcięcie się od programowania. 206
  Przytulanie 210
ZASTOSOWANIE 213
  Zaplanowanie startu w surowe zdrowie. 218
PRZEPISY 223
PODZIĘKOWANIA. 227

Co piszą o projekcie „Odmładzanie na Surowo"

Krystyna Smagacz - "Odmładzanie Na Surowo" to zdecydowanie najlepsze miejsce, gdzie można zdobyć podstawowe, sprawdzone w bezpośrednim doświadczeniu inspiracje do zdrowego, długiego, szczęśliwego życia. W dzisiejszych czasach dezinformacji, to perełka zasługująca na uwagę i wdzięczność za wskazanie drogi do wiedzy. Wiedza jest jak latarnia - oświetla i wskazuje drogę, ale my sami podejmujemy akcję w bezpośrednim, osobistym doświadczeniu do czego potrzebna nam jest INSPIRACJA... Tutaj ona jest i ma Moc.

Ola Jarczak - Hey, w końcu konkretna wiedza. Brawo. Dla mnie dużo fajnych informacji do tego mega mobilizacja... Super!

Irena Neckar - Duża wiedza, umiejętnie przekazywana. Kochani lubię Was słuchać. Pozdrawiam.

Lucyna Pitek - Jesteście super, cała nasza rodzina przechodzi na surowiznę.

Alicja Urbanowicz - Wyjątkowo ważne treści w porywającym przekazie. Jesteście świetni!

Marcin Jach - Świetna strona, ukazująca prawdę, obalająca fałszywe mity często złych przyzwyczajeń.

Bogumiła Brandt - Witam Mariusz i Agnieszka, na wstępie pragnę podziękować za Wasze videa i przepisy na zdrowe odmładzanie. Bardzo się cieszę, że są tacy ludzie jak Wy, Niech Was Bóg błogosławi.

Odkąd lekarz ponad 2 lata temu stwierdził, że muszę uważać na to co spożywam, bo mogę zachorować na cukrzycę, zaczęłam intensywnie interesować się tym tematem. Zmieniłam dietę tzn. wyeliminowałam cukier i do minimum mąkę, wprowadziłam więcej warzyw i owoców, ale nadal nie byłam zadowolona z rezultatów. Teraz wiem, że mięso gotowane prawdopodobnie było tego przyczyną. Kupiłam maszynę do robienia soków (u nas w Niemczech są dużo tańsze) i robię różne kompozycje soków z warzyw z dodatkiem owoców. Na tej formie odżywiania jestem od dwóch tygodni, wypróbowałam już kilka przepisów i są po prostu rewelacyjne i bardzo smaczne. Zwłaszcza krem do awokado. Dodałam świeżej ostrej papryki, ponieważ lubię ostre potrawy i paluszki lizać takie smaczne. Dziś wypróbuję zupę ogórkową, tak ja ty Mariusz lubię zupy. Podzielę się z Wami wrażeniami smakowymi…uśmiech. Pozdrawiam serdecznie z Frankfurtu nad Menem i życzę dalszej kreatywności na ściance.

Hala Halina Strusiewicz - Kocham Was za dzielenie się sobą… za wszelkie podpowiedzi i rady… za to, że jesteście tutaj NON-STOP a nie tylko od święta.

Kasia Smal - Serce rośnie kiedy odnajdujesz kogoś kto racjonalnie myśli. Dziś myślenie jest w cenie. Niestety… Postanowiłam kupić wyciskarkę i szukając przepisów trafiłam na Was… dziś dzielę się tym co publikujecie i co robicie. Jestem w szoku jak nas wokół okłamują. Od jakiegoś czasu jestem przebudzona duchowo, a widać Ktoś chciał bym i fizycznie się przebudziła… Z trudem u dzieci próbuję wyeliminować mięso (2 synów - łatwo nie jest…) nie poddaję się. Róbcie dalej co robicie, bo być może uda się uratować tych, co chcą słuchać. Czekam na Was we Wrocławiu. Buziole

Mariusz Kostuń - Witam serdecznie wszystkich. Śledzę na bieżąco wszystko co zamieszcza mój imiennik Mariusz. Każdy z nas ma swój cel i stara się do niego dążyć. Staram się zrozumieć podawaną wiedzę i jak najwięcej z niej wykorzystać dla naprawienia swojego zdrowia. Pamiętam jak 17 lat temu rzuciłem palenie i myślałem, że znalazłem panaceum na używki. Ale po jakimś czasie przekonałem się, że do każdej sytuacji trzeba znaleźć indywidualnie rozwiązanie. W 2000 roku pracowało ze mną trzech kolegów, w tym samym zawodzie, na tym samym terenie i o podobnej diecie. Z naszej czwórki wtedy tylko ja rzuciłem palenie. Pierwszy kolega pięć lat temu po stwierdzeniu u niego raka zmarł w przeciągu jednego roku. Drugi kolega też kilka lat temu dostał wylew -powód „nadciśnienie" - kilka lat paraliżu i zgon. Trzeci kolega po wycięciu - rak- żyje nadal. Według mnie przyczyną były papierosy. Wiem, że podjęcie odpowiedniej decyzji skutkuje na naszą przyszłość. Nasze złe odżywianie jest przyczyną naszego złego stanu zdrowia. Wierzę, że dzięki Tobie Mariusz dam radę ze zmianą diety tak jak dałem radę z nikotyną. Twoja wiedza i doświadczenie przyszła w odpowiednim momencie. Pozdrawiam i życzę sobie i wszystkim wytrwałości.

Bożena Mroczkowska - Fajnie zbierać ochy i achy :) a przy tym ile mamy wolnego czasu, bo przy garach nie musimy stać i czarować:). Same pozytywy :)j

Natka Renatka - Kochani, bardzo Wam dziękuję, że prowadzicie tę ściankę! Dzięki Wam uzyskałam to czego szukałam. Dziś mija dwa tygodnie mojej surowej diety czuję się świetnie!!! Nareszcie mam energię, schudłam 2kg. Stosuję wszystko: czasowe głodówki, lewatywę, ćwiczenia oraz soki i warzywa/owoce. Do tej pory szukałam swojej „drogi". Od prawie 4 lat nie jadłam pszenicy i zbóż- alergia, przetworów z mleka krowiego, a od pół roku mięsa. Mimo tego źle się czułam, moje jelita wciąż się buntowały. Nareszcie czuję się dobrze. Bardzo lubię oglądać Wasze filmik,/i z niecierpliwością czekam na następne, gratuluję, dziękuję, pozdrawiam Renia

Joanna Kina - Witajcie, dzisiaj mija trzeci tydzień na zdrowym odżywianiu. Pierwszy tydzień jadłam jeszcze kilka razy gotowany ryż albo ziemniaki. Od dwóch tygodni całkowicie jestem na surowym odżywianiu. Czuję się coraz lepiej, dobrze śpię, nie mam tej jesienno -zimowej depresji. W ciągu dnia jestem w stanie dużo więcej zrobić niż wcześniej. Moje czerwone żyłki na twarzy znikają, z czego bardzo się cieszę. Do tego moja waga pokazuje przeszło 7 kg mniej. We wtorek miałam pierwszy duży kryzys. Telepało mną strasznie i ssało w żołądku. Nic nie pomagało i myślałam, że się złamię, ale gdy zjadłam ok. 15 daktyli to przeszło. Dziękuję za wszystkie porady. Większość już wprowadziłam w życie. Wczoraj na przykład kupiłam 2 kg kurek i właśnie się suszą Pozdrawiam wszystkich i życzę zdrowego dnia.

Ela Maria - Muszę się wam pochwalić, że już kilka osób zwróciło uwagę, że wyglądam świeżo i witalnie, pytają się co robię, no to im opowiadam. Ich miny- bezcenne! no bo jak to bez kotleta i NIE Gotować! Ano tak to. A dodam, że to chyba dopiero miesiąc na RAW jestem, to jak tak dalej pójdzie, to będę taka gładka i śliczna jak Mariusz.

Dorota Wolska - Od 30 października przeszłam na surową dietę i świetnie się z tym czuję. Waga do dzisiejszego ranka mniejsza o 3,80 kg. Jestem w szoku, pozytywnym oczywiście bo potrzebuję zrzucić sporo. Mam super energię, rano wstaję bez problemów, co w moim przypadku do tej pory nie było takie oczywiste. Całe życie poszukuję możliwości zdrowego odżywiania, wiem, że szkodzi mi chleb, nabiał i mięso dlatego po wysłuchaniu kilku Twoich wykładów stwierdziłam, że ma to sens. Ponieważ mam 58 lat, nie mam czasu do stracenia pojechałam więc od razu po całości czyli 2 razy dziennie soki warzywne i owoce.

Joanna Kina - Małe podsumowanie. Udało mi się wprowadzić dużo zmian. Miesiąc na surowym i bardzo dobrze się czuję. Dzień zaczynam od wody z płynem Lugola. Potem sok warzywny. Wypijam ok. litra dziennie. Później różnie, owoce sałatki itp. Mam dużo ruchu na świeżym powietrzu. Dzisiaj kolejne zmiany. Zamówiłam ocet jabłkowy i komplet do lewatywy, jak tylko przyjdą to zacznę. Przez ten miesiąc jest mnie o 9 kg mniej i mam dużo więcej energii.

Ewelina Semmler o peelingu - Odlecisz, rano skóra nie do poznania, nie wspominając o mega gładkiej twarzy:) Efekt murowany!

Waldemar Tepliński - W wolnej chwili czytam i nie mogę się oderwać, jeszcze żadna książka jaką czytałem nie wciągnęła mnie tak mocno. To skarbnica tylu praktycznych porad i wiedzy która jest tak logiczna i prosto przez Was podana że człowiek nie może w to uwierzyć. Jak mocno jesteśmy zaprogramowani przez „SYSTEM", że nie widzimy dobrodziejstwa natury. Czytając Waszą książkę i oglądając wasze filmy, cały czas zastanawiam się jak my właściwie żyjemy (człowiek albo raczej kolejny numerek w systemie, systemie, który wyciągnie z nas wszystko i na „starość" nie pozwoli żyć w zdrowiu) i jak to nasze ciało musi znosić te nasze „zbilansowane odżywianie" z mięsem i nabiałem. Nie wiem czy dam radę - chciałbym tak jak Wy odciąć się od systemu, zostać w pełni na RAW, ale to chyba jak walka z wiatrakami, bo człowiek już sam nie wie co dla niego dobre. Wszędzie gdzie tylko podnoszę temat witarianizmu wszyscy patrzą jak na wariata. Czy Wy też mieliście takie wrażenie na początku i jak się nie poddawać? Oto moja sugestia na kolejny odcinek na Waszym kanale - Potrzeba Waszego wsparcia i ciągłej MOTYWACJI!!!!! Tylko najzabawniejsze, że jak tylko jem owoce i warzywa to moja oponka schodzi ze mnie, a ja czuję się wyśmienicie.

Iwona Streker - Książka przeczytana jednym tchem. Dziękujemy za wiedzę w niej zawartą. Wódeczka kupiona, oczywiście na eliksir na włosy, oj będzie się działo. Pozdrawiam

WSTĘP

„Zdrowie nie jest wszystkim, ale bez zdrowia wszystko jest niczym"

Artur Schopenhauer

Większość życia gonimy za pieniędzmi, karierą, większym domem, nowym samochodem lub większym telewizorem. Niektórzy z nas bardziej poświęcają się rodzinie lub zabiegają o akceptację ze strony najbliższych, czy otoczenia, nie biorąc jednak pod uwagę faktu, że zdrowie jest podstawą każdej z tych sfer naszego życia. Zdrowie to coś, co pozwala nam wstać każdego dnia, osiągać sukcesy w pracy, biznesie, czy w życiu. Kiedy jesteśmy zdrowi wszystko jest możliwe. Bez niego nie ma nic. Wyobraź sobie, że masz mnóstwo pieniędzy, tyle, że nie musisz już pracować. Dodatkowo masz dużą kochającą Cię rodzinę, cudowny dom, samochody, łódź, daczę na Mazurach i grono uwielbiających Cię przyjaciół. A Ty? No cóż - uwięziony w łóżku w kwiecie wieku pod kroplówką, z wyrokiem śmierci, według, którego pozostało Ci zaledwie kilka tygodni życia! Z pytaniem w głowie dlaczego już?, Dlaczego Teraz?! Bez zdrowia i energii żaden majątek, rodzina czy przyjaciele nie mają takiej samej wartości. Jeśli wstajemy zmęczeni, cały dzień czujemy się chorzy i wszystko co chcemy to położyć się z powrotem i zasnąć, jeśli taki mamy stan zdrowia – to ilość pieniędzy, dom czy wakacje przestają mieć jakiekolwiek znaczenie. Bez zdrowia nie docenimy sukcesów w sferze finansowej, emocjonalnej, czy duchowej – nie możemy. Zdrowie to po prostu fundament do zbudowania biznesu, kariery, relacji międzyludzkich, rodzinnych itd. Zdrowie to radość. Zdrowie to życie. Zdrowie to najcudowniejszy dar na tym świecie.

*„Szlachetne zdrowie, nikt się nie dowie,
jako smakujesz, aż się zepsujesz"*

Jan Kochanowski

Ile razy w życiu słyszeliśmy, że „Zdrowie jest najważniejsze!" I co? A my potrafimy w ciągu 30-40 lat tak zniszczyć swoje ciało, że pewnego dnia trafiamy do gabinetu lekarskiego, a często od razu do szpitala. A tam po usłyszeniu szokującej diagnozy, oczekujemy od naszego lekarza cudów, których on nie jest w stanie dokonać. W głowie pojawia się tysiące pytań: Jak to się stało? Co ja zrobiłem? Czy można było inaczej? Jak mam wyzdrowieć?! Nie wiemy czy jesteś przed, czy już po takich wizytach i jakie diagnozy Ci postawiono, ale cieszymy się bardzo, że właśnie teraz trzymasz naszą książkę w ręku. Jeśli jesteś przed, to ta książka podpowie Ci co możesz zrobić, żeby już nie bolało i jak możesz poczuć się lepiej. Jeśli natomiast jesteś po i diagnozy są złe, to pragniemy Cię jak najszybciej uspokoić, to nie musi być od razu wyrok śmierci. Wiemy coś o tym, ponieważ my sami takich wyroków w przeszłości dostaliśmy już kilka i przekonaliśmy się, że sami możemy to zmienić.

Każdy z nas przynajmniej raz w życiu słyszał: „To Ty jesteś kowalem swojego losu". Nie do końca chyba wiemy jednak o co tu tak naprawdę chodzi. Idąc tym tropem, można powiedzieć, że to my decydujemy jak wygląda nasze ciało, zdrowie i całe nasze życie. Dlaczego zatem część osób wybiera drogę, na której życie im się przydarza? Życie, w którym to politycy, lekarze, reklamy i ustrój, w którym żyją wpływa na to kim są, co robią dla siebie, a często również dla swoich najbliższych.

Co ja mogę? - to jest postawa, gdzie wszystkie prawa do naszego życia zostały już oddane w ręce innych. To jakie mogą być tego konsekwencje? Jedynie takie, jakie wykreują wokół nas inni. „Ci inni", którym niekoniecznie może zależeć na nas, a raczej na tym, ile jesteśmy warci dla ich biznesu. Na szczęście zdecydowana większość z nas jednak wie, że może kierować swoim życiem. Dopiero wzięcie odpowiedzialności za ten najcenniejszy dar, jakim jest nasze ciało, zdrowie i samopoczucie pozwala nam żyć pełnią życia.

Jeśli jesteś kreatorem swojego życia - Gratulacje! Jeśli jeszcze dzisiaj patrzysz na to inaczej, to mamy nadzieję, iż ta książka rozwieje wszelkie

Twoje wątpliwości. Książka napisana z myślą o Tobie. W każdym momencie tworzenia następnych rozdziałów, Twoje ciało i zdrowie było dla nas tym najważniejszym celem i myślą przewodnią. Otrzymasz tu prawdziwe wskazówki jak możesz stać się kreatorem, a jeśli nim jesteś, to co jeszcze możesz zmienić aby usprawnić ten model, który kreujesz. Ale to jednak nie my odmienimy Ciebie i Twoje życie. Nie wiadomo jak bardzo byśmy tego chcieli, aby dokonać zmian, potrzebny będziesz Ty nasz drogi czytelniku. Gdyż to Ty masz władzę nad swoim życiem i to Ty zdecydujesz jaką drogę dzisiaj wybierzesz.

A jakie drogi są do wyboru? Możemy wybrać taką, która doprowadzi nas albo do gabinetu lekarskiego czy łóżka szpitalnego, albo taką, która daje siłę i możliwości przeżycia każdej następnej chwili w zdrowym, wspaniałym ciele. Mamy wybór i możemy zdecydować, co dziś włożymy do buzi, czego użyjemy do mycia ciała, co oglądamy w telewizji, jakie książki czytamy lub jakich mamy przyjaciół. To może wystarczy jeśli otrzymamy wskazówki, co i jak, i już będziemy wiedzieli co zrobić. Nasze zdrowie jest w naszych rękach. To nie żaden lekarz, żaden mówca czy dietetyk lub trener decyduje, co dzisiaj znajdzie się na naszym talerzu. To my sami w myśl zasady: „jesteśmy tym co jemy" decydujemy, aby nasze pokarmy miały właśnie takie dla nas znaczenie.

A co z tym bólem, czy ciągle musi nas coś boleć? Czy bycie w naszym cudownym ciele mogłoby sprawiać nam dużo więcej przyjemności niż tylko tyle, by jakoś przeżyć do następnego dnia? Pragniemy żyć długo i jak najdłużej. Można by było się pokusić o stwierdzenie, iż pragniemy żyć dłużej, niż nam się to bezustannie wmawia. Przekazywanie nam co roku liczb, jak długo żyje statystyczny człowiek, w jakiś sposób nas programuje i może dawać błędne wytyczne. A co jeśli zdecydujemy, że pobijemy wszystkie te średnie i będziemy żyć dużo dłużej? Czy jest to możliwe i komu mogłoby to przeszkadzać? No właśnie, jest pewne podejrzenie, że mogłoby to zachwiać całym systemem stworzonym dla nas. Jeśli nagle przedłużylibyśmy średnią długość moglibyśmy np. zachwiać i tak kulejącym już ZUS-em, bo kto by płacił na nasze emerytury skoro dziś już brakuje?!

Ale czy ZUS i jego kondycja powinna nas interesować, jeśli my sami moglibyśmy pozostać w kwiecie wieku i sprawności fizycznej tak długo jak zechce się nam pracować, czy budować nasz majątek? Ale czy jest to możliwe? Otóż TAK, w projekcie Odmładzanie Na Surowo dzielimy się cały czas historiami ludzi, którzy wybrali tę drogę. Drogę opisaną w książce, która jest zbiorem między innym tych technik i sposobów życia, które "oni wybrali" Jest to zatem „Elementarz zdrowia", czyli zbiór najprostszych zasad, które mogą dać cudowne rezultaty, oraz opis i kierunek drogi do samouzdrawiania. Powiedzmy jasno, to w nas jest moc samouzdrawiania. Możemy uleczyć się sami, a przede wszystkim posiadamy niesamowitą moc wyboru właściwej drogi. Moc samouzdrawiania "odebraną nam przez lekarza" Dlaczego to lekarz dzisiaj decyduje o tym czy jesteśmy zdrowi i jak mamy się leczyć? Czy jest coś czego nam lekarz nie powie i dlaczego? Oczywiście warto od razu zaznaczyć, nie powie bo najczęściej nie wie. Lekarz skończył studia medyczne, które nie uczą jak zająć się „przyczyną choroby"! Jak znaleźć powód złego samopoczucia i choroby. NIE! Taka myśl w jego głowie nie może zaświtać, gdyż co najmniej 6 lat studiowania, wybija mu z głowy na dobre taki tok myślenia. Dlatego ani on, ani Ty nie powinieneś się za to obwiniać?

Studia medyczne są po to, żeby przekazać informacje, jak leczyć objawy, a nie przyczyny Twojej choroby. Dodatkowo nie zakładają wyzdrowienia. Bo pacjent, który jest zdrowy, to już nie pacjent.

Jeśli zatem nie u lekarza, jeśli chodzi o nasze zdrowie, to gdzie szukać pomocy i ile potrzeba na to pieniędzy? Pieniędzy? To nie chodzi o pieniądze! Bo przecież nawet najbogatsi ludzie nie poradzili sobie z chorobą i odeszli przedwcześnie. Wydawałoby się, że mieli wszystkie potrzebne pieniądze, żeby zapłacić za najlepsze kliniki, najlepszych lekarzy i najnowsze metody leczenia i mimo wszystko lekarze ich nie uratowali. Zdrowie to nie jest zatem kwestia pieniędzy czy ich braku. To system, który ciągle zalewa nas informacjami ile to kosztuje nasze zdrowie, robi wszystko abyśmy w to wierzyli. System i służba zdrowia, które to nauczyły się zarabiać na naszej niewiedzy udają, iż nasze zdrowie jest dla nich najważniejsze. Ciężko dopuścić do siebie myśli, że Opieka Zdrowotna może nie być zainteresowana naszym wyzdrowieniem. Jak to możliwe? Sama świadomość tego przeraża! A dlaczego tak jest? Ponieważ zdrowy pacjent, to utracony klient!

„Medycyna nie zna tajemnicy wyleczenia, ale zapewnia sobie umiejętność przedłużania choroby."
Marcel Proust

No powiedz, jeśli byłbyś całkowicie pozbawiony moralności, czy wolałbyś otrzymać raz milion złotych, czy otrzymywać milion złotych co miesiąc? Tak szczerze... co byś wybrał?

System, który nazywa się służbą zdrowia jest po prostu kreatorem chorób, na których zarabia i nie odda tego zysku za żadne skarby. Woli zarabiać stale udając, że nas leczy, niż otrzymać raz zapłatę za to, że nas wyleczy.

Pragniemy raz jeszcze odnieść się do lekarzy i ich profesji. Z pewnością kandydaci na studia medyczne mają w założeniu, że będą pomagać swoim przyszłym pacjentom najlepiej jak potrafią. Z pewnością większość z nich, wykonując swój zawód, robi to najlepiej jak potrafi. Ale czy oby nie kończy się tylko na ich intencjach, ponieważ oni też mają związane ręce? A co jeśli system nauczania w szkołach medycznych jest tak skonstruowany, aby pozbawić lekarzy możliwości spełnienia ich szczytnej intencji? Co jeśli przez 6 lat dokonuje na nich takiego prania mózgu, że lekarze teoretycznie znają wszystkie, co bardziej wymyślne nazwy i skomplikowany język medyczny, ale przestali myśleć? Czy wiesz, że lekarz nie musi myśleć jeśli chodzi o Twoją chorobę? Lekarz wykonuje czynności, których się nauczył i łączy tylko fakty.

- Krok pierwszy – jakie masz objawy?
- Krok drugi – idź zrobić wyniki
- Krok trzeci – pokaż wyniki
- Nie mieścisz się w normie" - lek nr 1
- Lek nr 1 wywołuje takie to, a takie skutki uboczne – lek nr 2, itd...

W tym systemie nie ma pytań: Dlaczego? A co jest przyczyną? A czemu to się wydarzyło? Co robiłeś, że doprowadziłeś się do takiego stanu? Co mógłbyś zmienić, aby pozbyć się tych objawów? A co, jeśli zastosujesz głodówkę? A co, jeśli przestaniesz jeść mięso? Itp... itd... Mamy nadzieję, że widzisz już o co chodzi. Z drugiej strony, ile razy w życiu słyszeliśmy, że „I tak na coś trzeba umrzeć". A może nawet jesteś taką osobą, która to powtarza? No przyznaj się! Tylko przed sobą. Czy oby na pewno tak uważasz? Czy jednak w głębi duszy, chcesz żyć długo w zdrowym i sprawnym ciele? Wszyscy pragniemy żyć długo i cieszyć się zdrowiem. Żyć aby cieszyć się dziećmi, wnukami, rodziną. To jest wspaniałe widzieć dorastające dzieci, osiągające doskonałe wyniki w szkole, na studiach, zakładające rodzinę i dające nam te upragnione wnuki. To dlaczego przez większość życia gonimy za czymś innym? Czy zdrowie nie powinno być dla nas najważniejsze?

Zdrowie to jedno, a wygląd i kondycja naszego ciała to drugie. Chcielibyśmy wyglądać pięknie i młodo licząc na to, że uda nam się to zrobić w gabinecie kosmetycznym lub dzięki operacjom plastycznym. I owszem niektórym się to udaje do pewnego czasu, gdy ciało w końcu powie: NIE, dalej nie dam rady. A co jeśli byłaby taka możliwość, że w sposób naturalny udałoby się zatrzymać młodość i piękny wygląd, tak jak to się dzieje w naturze? Mówi się, że każde zwierzę żyjące w naturze, żyje średnio 7 razy swój okres dojrzewania i umiera ze starości, nie tracąc przy tym włosów, nie siwiejąc i nie umierając na raka, cukrzycę czy zawały serca. Od tej żelaznej reguły odstaje tylko człowiek i udomowione zwierzęta, które są karmione jak człowiek. Biorąc pod uwagę te dane wygląda na to, że moglibyśmy żyć średnio 150 lat, bez chorób, bez męczarni, bez zbędnych wizyt w szpitalu czy przychodni. Oczywiście, pewnie nie wszyscy chcemy żyć 150 lat. Jeśli jednak okazałoby się, że dzięki informacjom zawartym w tej książce mógłbyś poczuć się dużo młodziej niż teraz, to co Ty na to? Lubimy patrzeć w lustro i widzieć młodą, promienną osobę, pełną życia, wigoru i szczęścia. A kiedy inni zaczynają nam prawić komplementy i pytać jak to zrobiliśmy, czujemy się kimś ważnym i docenianym. Jak byś się poczuł, kiedy ktoś zacząłby do Ciebie mówić:

"Co Ty zrobiłeś, wyglądasz świetnie, jakby ubyło Ci 20 lat!"
Powiedz szybko co robisz, że tak wyglądasz?

Sami możemy dokonać tych zmian zakładając, że nasze ciało ma wbudowane wszystkie procesy uzdrowieńcze. Pewnie to są dość śmiałe sformułowania jak na początek naszej wspólnej przygody z tą książką. Ale popatrz na to: masz skaleczony palec, kto zasklepia tę ranę? Jak ta rana się zrasta? Złamałeś nogę, jak zrosną się kości? Nasze ciało to wyjątkowy system, który potrafi się zregenerować, a także uleczyć każdą chorobę, nie tylko skaleczenia. Musielibyśmy jednak od razu śmiało zadać takie oto pytanie: a co jeśli to, w co dzisiaj wierzysz okazałoby się nieprawdą, to jak bardzo mogłoby to odmienić Twoje życie? Co by to mogło oznaczać dla Ciebie? A co jeśli zaakceptowałbyś absurdalny pogląd, że proces starzenia się jest odwracalny i istnieje źródło wiecznej młodości? Jeśli tylko potrafiłbyś przyjąć, że niemożliwe leży w zasięgu Twoich możliwości, jak bardzo zmieniłoby to Twoje życie? Uwierzyliśmy w swój kiepski los i siłę przypadku, stwierdzając: wszystko zależy od naszego DNA, i tak nie mamy wpływu na to czy zachorujemy i kiedy odejdziemy, to po co w zasadzie mamy się starać? A co jeśli to jest nieprawda? Według najmniej optymistycznych wyników badań zaledwie za 6% „naszych przygód ze zdrowiem" odpowiada nasze DNA i dlatego skoro nie mamy na to wpływu, nie będziemy się tym zajmować w tej książce. Zajmijmy się zatem tymi 94% powodów powstawania wszystkich chorób cywilizacyjnych i możliwości ich zatrzymania lub odwrócenia zmieniając stylu naszego życia.

Zacznijmy zatem naszą wspólną podróż... Niestety jak większość nieświadomych ludzi, poprzez tradycyjny styl życia zaczęliśmy się wpędzać w coraz to gorsze choroby. Otyłość to był tylko objaw zewnętrzny bardzo kiepskiego stanu zdrowia. Patrząc na nasze zdjęcia z tamtych lat przypominamy sobie jak to było, gdzie cholerna nadwaga w połączeniu z ciągłymi stanami zapalnymi gardła, skóry, stawów czy mięśni, aż do powstawania zmian nowotworowych spędzały nam sen z powiek. Nigdy w zasadzie nie zdradziliśmy się z tym przed naszymi najbliższymi, ale Agnieszka miała powiększający się guz na prawej piersi, jak również torbiel na jajniku. Mariusz bóle jądra. Zaczęły się badania i oczekiwania na wyniki. Dzień za dniem i coraz bardziej zdawaliśmy sobie sprawę, że nie jest dobrze. Już z perspektywy czasu wiemy, że te niedomagania były wyrazem tego co robiliśmy dla swego ciała, a jednocześnie sygnałem ostrzegawczym do zmiany sposobu życia. Prowadziliśmy wtedy duża firmę budowlaną w Londynie, a stres z tym związany powoli nas wykańczał. Mariusz dodatkowo zajadając smutki i topiąc je w alkoholu obciążał swoje ciało w niemiłosierny sposób. Badanie USG wykazało zmiany w jądrze, natomiast lekarz, który robił badanie zaproponował powtórzenie go za 3 miesiące. Udaliśmy się wówczas na badanie biorezonansem, które ku naszemu przerażeniu potwierdziło zmiany nowotworowe! Agnieszce z kolei oprócz zajadania stresu, doszło też 13 lat brania tabletek antykoncepcyjnych i palenia papierosów, co nie mogło przejść bez echa. Najpierw ginekolog z diagnozą: torbiel na jajniku i informacją, że najlepiej ją usunąć i to wraz z jajnikiem, bo już nie będzie potrzebny. Potem badanie biorezonansem i wykazanie guza w piersi. Co robić?! Strach, jeszcze większy stres i podejmowanie decyzji. Pewnie się zdziwisz, ale to był moment kiedy podjęliśmy tą ostateczną, iż nie zrobimy tego co na nas wymuszają lekarze, że nie podejmiemy się następnych badań, jak również nie usuniemy nic z naszego ciała. Odważne prawda? Dodatkowo wokół nas, typowe oczywiście dla naszego społeczeństwa choroby. Jedna mama z nadciśnieniem, z wyrokiem zażywania tabletek do końca życia. Druga z kolei: cukrzyca, tarczyca, torbiele i wiele, wiele innych objawów, operacja za operacją i tylko oczekiwanie czy to będzie ostatnia. Wspaniałe kobiety w kwiecie wieku z coraz to większą zawartością codziennej apteczki! Do tego synowie: jeden z nocnym moczeniem, drugi z całą gamą problemów począwszy od polipów w nosie, utrudniających oddychanie, poprzez ciągłe zapalenia i chore migdałki, dodatkowo okulary i powiększający się zez... można było zwariować! Cały czas w przychodniach, od specjalisty do specjalisty i wiecznie rosnąca lista zażywanych leków... Widać było, iż ten pojazd pędzi po urwisku i za moment się rozbije, zabierając życie swoim pasażerom.

POWIEDZIELIŚMY DOŚĆ!

Rozpoczęliśmy drogę do odnalezienia prawdy, uzdrowienia siebie i wszystkich, na których nam najbardziej zależało i rozpoczęcia życia na nowo. Dlatego też powstała ta książka, która jest zbiorem naszej co najmniej 6-7 letniej obszernej edukacji, jak również wcześniejszych, w większości przypadkowo odkrytych sposobów na pozbycie się danej dolegliwości. Dzięki temu, że my byliśmy króliczkami doświadczalnymi, Ty nie musisz. Z przyjemnością dzielimy się z Tobą tym, co zadziałało na nas i jesteśmy pewni, iż jesteś we właściwym miejscu, we właściwym czasie i z tą książką, Tobie pójdzie to dużo szybciej. Pragniemy jednak zaznaczyć, że wszelkie porady, zawarte w tej książce w razie wątpliwości należy skonsultować z lekarzem lub terapeutą. Nie jesteśmy lekarzami i nie leczymy chorób. Przedstawione tu informacje nie mają na celu zastępować porady, czy pomocy lekarskiej w przypadku chorób. Stawianie diagnozy, czy dawanie zaleceń terapeutycznych nie jest naszym zamiarem. W książce tej znajdziesz opisy podstawowych czynności, jakie należy wykonywać, aby odzyskać zdrowie i pozostać zdrowym. Nauczysz się tu jak możesz pomóc, a przede wszystkim nie przeszkadzać swojemu ciału, wykonywać jedną z podstawowych funkcji, jaką jest samouzdrawianie i powrót do homeostazy.

A czym ta książka nie jest? Nie jest zbiorem badań, wywodów naukowych jak również porad lekarskich. Nie napisaliśmy jej też używając naukowego, niezrozumiałego bełkotu. Mieliśmy do wyboru taki styl:

„Jest rzeczą oczywistą, że występujące różnice poziomów przy względnie małej długości działki powodują, iż profil terenu wyklucza użycie go jako potencjalnego obiektu działalności sportowej"

Postanowiliśmy użyć jednak takiego:

„Teren jest za stromy na boisko sportowe!"

Czyli użyliśmy języka jakim posługujemy się na co dzień. Jeśli zaś byliśmy zmuszeni użyć jakiś trudniejszych wyrazów, upewniliśmy się, że zostały one dokładnie omówione i wyjaśnione. Książka ta jest oparta o nasze własne doświadczenia, które poznaliśmy z ponad 500 książek, tysięcy godzin zainwestowanych w wykłady, audiobooki, filmy dokumentalne i naukowe. Jak wcześniej wspomnieliśmy jest to elementarz zdrowia. Nie obejmuje on opisu poszczególnych chorób w ujęciu akademickim, gdyż nasze ciało odpowiednio odżywione, oczyszczone i wzmocnione uleczy się samo, więc nazywanie chorób jest zbędne. Zastosowanie poniżej zawartych porad jest tylko sugestią co można zrobić, natomiast najważniejsze jest to, żebyś przestał robić to co powoduje te objawy i to jak najszybciej.

PRZEDMOWA

Dzisiaj znowu rozbił się samolot pasażerski z 273 osobami na pokładzie i wszyscy zginęli. Tak jak wczoraj, przedwczoraj i każdego dnia w tym tygodniu, miesiącu i roku, jak w ostatnich 20 latach. Jutro zapowiadają, że rozbije się następny... Czy Ty już masz kupiony swój bilet na ten lot? Spakowany? Wszystko masz ze sobą? Kanapki na drogę, szczoteczkę do zębów i jeszcze całus od kochającej Ciebie rodziny... i w drogę na lotnisko! Wszyscy wiedzą, że nie dolecisz, ale nikt nic z tym nie robi. Wszyscy stoją i rozkładają ręce. Wiedzą, że się rozbijesz, ale nie wiedzą jak Ci pomóc. I tak każdego dnia, samolot z bezradnymi ludźmi spada, rozbija się i wszyscy giną.

Otóż według zatrważających statystyk, każdego dnia w Polsce umierają 273 osoby tylko na raka i zawały serca?! 273 osoby! Czyli tyle co średniej klasy samolot pasażerski. Czy jeśli każdego dnia spadłby z nieba samolot z 273 osobami na pokładzie, to czy byśmy nie żądali od ekip rządzących zrobienia z tym czegoś? Czy nie domagalibyśmy się zaprzestania lotów do momentu naprawienia samolotów? Przecież nikt nie chce tak bezmyślnie ginąć! A jednak giniemy! I tylko dlatego, że nie jest to spektakularna katastrofa lotnicza, nie jesteśmy w stanie zauważyć tej ilości umierających ludzi. Czy zgadzasz się z tym, żeby tak wyglądał nasz świat? A co jeśli ktoś z Twojej rodziny lub przyjaciół kupił bilet na ten samolot?

Ale niestety nasz świat tak już wygląda. Statystyki umierających bez potrzeby osób są coraz gorsze i dlaczego nikt z tym nic nie robi? Powiesz, zaraz, zaraz, jak to nic nie robi?! Przecież, te wszystkie badania nad znalezieniem leków na raka, czy innych chorób ciągle trwają. A co z mammografią i badaniami wczesnego wykrywania? Przecież lekarze i naukowcy dwoją się i troją, żeby nam pomóc. Przecież jest: chemioterapia, radioterapia i wycinanie raka? Powiemy Ci wprost: wszystkie te metody prowadzą do jednego, że następny samolot zostanie wypełniony pasażerami i rozbije się dzisiaj. Żadna z tych metod nie pomogła przeżyć dłużej lub wyleczyć się z raka! Żadna! Według opublikowanych przez dr Jones wyników badań, w czasopiśmie Transactions of the New York Academy of Sciences osoby, które odmówiły którejś z wyżej wymienionych metod przeżyły średnio następne 12 i pół roku życia. Ci, którzy przyjęli te rodzaje leczenia, żyli średnio nie dłużej niż 3 lata!

Rozumiesz? Ta cała „pomoc" ma skutek odwrotny. Ci, którzy ją przyjęli, żyli 4 razy krócej niż ci, którzy jej odmówili. No to o co tu tak naprawdę chodzi?! Jeśli nie wiadomo o co chodzi, to chodzi o pieniądze. Zastanówmy się teraz nad tym, kto sprzedaje bilety na „ten samolot" i ile na tym zarabia? Średni koszt samej jednorazowej chemioterapii wynosi ponad 13 000 zł. Leczenie nowotworów jest drogie i bardzo dochodowe. Niemal 6,5 mld zł, czyli ok. 10% budżetu Narodowego Funduszu Zdrowia, jest przeznaczane na terapie onkologiczne: leczenie szpitalne, chirurgię, chemioterapię itp. Przeciętnie na jednego chorego wydawana jest suma ok. 10 000 zł. Natomiast koszty tzw. „leczenia" nowotworów to nie tylko wydatki poniesione przez ZUS, który opłacamy co miesiąc, ale przede wszystkim koszty ponoszone przez samego chorego i jego rodzinę. Chory płaci m.in. za:
- Leki osłonowe przy chemioterapii, lekarstwa nie zawsze bywają refundowane, tymczasem są niezbędne w trakcie terapii, chodzi głównie o leki przeciwwymiotne, przeciwkrwotoczne i przeciwbólowe.
- Koszty badań np. tomografii komputerowej w momencie, gdy istnieje potrzeba natychmiastowego sprawdzenia postępów leczenia, a czas oczekiwania na badanie w ramach NFZ jest długi, pacjent nie ma możliwości szybkiego skorzystania z badania.

I wiele, wiele innych, które mogą nadwyrężyć budżet niejednej rodziny zmagającej się z tym leczeniem, które jeszcze nikogo nie wyleczyło!

To dlaczego nadal sprzedaje się chemioterapię i robi się te wszystkie straszne zabiegi? Jak widzisz nasze życie, a dokładnie nasze choroby, to jest wspaniały biznes. Zarabia się tylko wtedy kiedy stwierdzi się u nas chorobę. Dlatego mammografia i badania wczesnego wykrywania stały się wspaniałymi sposobami na pozyskiwanie nowych klientów. Sposobami, które nie prowadzą do wyleczenia, ale zapewniają stały dopływ nowych pacjentów. Przemysł chemiczny (farmaceutyczny) zrobił wszystko aby nas zastraszyć. Zasada jest prosta: boimy się i myślimy, że bez tych badań nie ma szans na wyzdrowienie. I jak te owieczki w stadzie, podążamy w kierunku badań wczesnego wykrywania i ustawiamy się w kolejce po swój bilet na „felerny samolot". Leczenie jak wcześniej wspomnieliśmy skraca ewentualne przeżycie co najmniej 4-krotnie. To dlaczego nadal się w ten sposób leczymy i liczymy na cud?

Czy rak jest chorobą? Czy można go nazwać ewentualnie „objawem" lub „procesem uzdrowieńczym". Nazwijmy to na razie sygnałem od naszego ciała do nas. Sygnałem, że została zachwiana równowaga, coś nie funkcjonuje lub nie funkcjonowało poprawnie i ciało daje nam sygnał do potrzebnych zmian.

Ale powróćmy raz jeszcze do pytania na temat moralności. Czy wolałbyś zarobić raz, czy mieć stały dopływ gotówki co miesiąc? I logicznie rzecz biorąc, firmy chemiczne-farmaceutyczne są zainteresowane otrzymywaniem kasy cały czas, a nie jednorazowo. Dlatego wszystkie tzw. choroby przewlekłe, to jest dla nich stały dopływ gotówki. Można by było rozważać czy założenie właścicieli firm farmaceutycznych było złe i czy zawsze zależało im tylko na zyskach? Wyobraź sobie zakładasz firmę... Produkujesz i sprzedajesz swoje produkty. Biznes rozwija się szybko. Produkt jest lubiany i wydaje się, że pomaga ludziom. Firma się rozrasta, masz coraz więcej pracowników. Klienci z całego kraju składają zamówienia. Inwestujesz nowe pieniądze, coraz więcej pieniędzy, pożyczonych również z banku i powstają nowe oddziały. W międzyczasie dochodzą już pierwsze sygnały, że produkt po dłuższym i częstym używaniu zaczyna szkodzić zdrowiu i pojawiają się pierwsze przypadki śmiertelne. I co? Co wtedy robisz? Zatrzymujesz produkcję? Zamykasz zakład i bankrutujesz? Czy jednak starasz się poprawić produkt, żeby nie szkodził? Może wymyślasz nowy, mniej szkodliwy? No cóż, można by było założyć, że firmy chemiczne (,farmaceutyczne) robią wszystko, żeby poprawić produkt, by był mniej szkodliwy, lub wymieniają całą produkcję przestawiając się na coraz to „lepsze" - bardziej zaawansowane technologie. Przynajmniej udało im się zrobić tak, żebyśmy wszyscy w to uwierzyli. Bo kiedy pacjent umrze, zawsze mogą powiedzieć przecież robiliśmy wszystko, żeby mu pomóc! Ale czy aby na pewno? Czy zaprzestali produkcji i sprzedaży szkodliwych leków? Czy nagle zostały wycofane z rynku „chemia" i wszystkie jej pochodne, przez które codziennie umierają setki bezradnych zażywających te leki osób?

No nie! Dlaczego? Ten system jest nastawiony na zarabianie pieniędzy w przeciwieństwie do tego czego Ty oczekujesz. System, któremu udało się sprzedać Tobie dobrą bajeczkę o pracy nad wynalezieniem antidotum na Twoje problemy. Studia medyczne są po to, żeby przekazać informacje jak leczyć objawy, a nie przyczyny Twojej choroby. Dodatkowo nie zakładają wyzdrowienia. Bo pacjent, który jest zdrowy, to już nie pacjent. Tak jak już wcześniej wspomnieliśmy lekarze na studiach uczeni są jak nazywa się choroba, jakie mogą być jej objawy i jaki przypisać na to lek. Dodatkowo dochodzą nieustanne szkolenia sponsorowane przez firmy farmaceutyczne. Lekarze dowiadują się tam o nowych lekach jak również objawach, na które powinny być one przypisywane. Podczas tych szkoleń przedstawia się całą stertę sfabrykowanych badań, dla potwierdzenia skuteczności tych leków, a także informacje o promocjach związanych z ich sprzedawaniem, przy okazji dając się świetnie lekarzom zabawić. Lekarze z takich szkoleń wynoszą nie tylko korzyści finansowe, ale również budują układy i pozycje, ponieważ bycie w składzie lekarskim na ważnym stanowisku to jest wielki prestiż. Nawet jeśli lekarz domyśla się, że to jest tylko gra i manipulacja, to i tak nie może nic z tym zrobić. Przeciwstawianie się wielkiej korporacji niestety kończy się utratą możliwości wykonywania zawodu, utratą dochodów, a nawet zdrowia czy życia.

Mówiąc o zdrowiu lekarzy, stanowią oni jedną z najwcześniej umierających grup społecznych, dając nam potwierdzenie nieskuteczności ich metod. Nic dziwnego sześć lat studiów, ciągłe „pranie mózgu", do tego dopisek "lekarz medycyny" przed nazwiskiem i tak zbudowana pozycja ważności w społeczeństwie nie pozwala im na otwarcie się na inne możliwości. Więc skoro na nich nie warto jest liczyć, zobaczmy zatem co możemy zrobić sami dla siebie i naszych najbliższych.

PIĘĆ FILARÓW ZDROWIA

Twoje ciało to tak naprawdę jedyna rzecz, którą w tym życiu posiadasz na własność. Nie oszukujmy się, ani Twój dom, ani samochód, ani wszystko co ma jakąś wymierną wartość nie należy, tak do końca do Ciebie! Jeśli mieszkasz we „własnym domu", to czy on tak naprawdę jest Twój? Pomyśl, jeśli nie zapłacisz chociażby podatków od gruntu, na którym stoi ten dom, lub będziesz miał narastające zadłużenie, to komornik zapuka do drzwi, aby zlicytować coś co myślałeś, że należy do Ciebie. Na początek to będą mniejsze rzeczy, ale może to być też Twój „własny dom". I co, już nie masz domu! Jednego dnia może się wydawać, że masz duży majątek, a drugiego, że nie masz nic. Dom jest ważną częścią naszego życia, każdego z nas i pomimo, że jak wyżej wspomnieliśmy, może się okazać, że nie jest do końca nasz, to większość z nas o niego dba. Dbamy o dom, sprzątając, wycierając kurze, wynosząc regularnie śmieci, wykonując od czasu do czasu naprawy lub większe remonty. Nasz dom ma, w większości przypadków, stały dopływ wody, energii elektrycznej jak również system usuwania ścieków i odpadów. A co jeśli byśmy nie posprzątali swojego domu przez dłuższy czas, jeśli nie odpłynęłyby ścieki z toalety daleko od domu, śmieciarka nie odbierałaby śmieci, to jak wyglądałby nasz dom po tygodniu, miesiącu, dwóch, czy trzech? A jak wyglądałby po roku, albo po 5 latach bez żadnych remontów, czy chociaż drobnych napraw? A jakby nam się mieszkało, jeśli przez 5 lat mielibyśmy ciemno, żylibyśmy bez prądu, bez ogrzewania, bez otwierania okien...? Widzisz już siebie otulonego w kołdry, przy świecach w obrzydliwie cuchnącym domu, siedzącego na stercie śmieci, obok pełnej, zapchanej toalety i liczącego na cud..?

Zastanawiamy się wtedy, czemu ja, czemu mnie to spotyka, sąsiad ma światło, ogrzewanie, piękny i zadbany dom, ze świeżo przystrzyżonym trawnikiem, a mi nie wychodzi, czy ja zawsze muszę mieć pod górę? Na szczęście zdecydowana większość z nas wie, jak zadbać o swój dom i nigdy nie doprowadziłaby go do takiej zatrważającej sytuacji.

A co jeśli nasze ciało, nasz jedyny prawdziwy dom na własność wymaga od nas dokładnie tego samego? Na szczęście nie mamy mikroskopów wbudowanych w nasze oczy i nie jesteśmy w stanie zobaczyć rosnących stert śmieci, cieknących i zapchanych rur, braku ogrzewania czy nieprzeprowadzonych przez lata remontów w naszych ciałach! A może na nieszczęście, bo nie jesteśmy w stanie przewidzieć, kiedy cieknąca rura pęknie i rozleje ścieki po całym ciele. Kiedy rosnąca sterta śmieci będzie na tyle duża, że się wywróci i popłynie razem z nurtem do części ciała, gdzie tych śmieci nie może być. Może, jeśli natura wyposażyłaby nas w takie możliwości widzenia, może udałoby się nam zapobiec tym wszystkim tragediom, które niestety na stałe wpisały się w życie człowieka.

Pragniemy, aby ta książka była dla Ciebie spisem przeglądów i napraw czegoś, co w naszym życiu jest najcenniejsze – naszego ciała. Spisem czynności, takich jak codzienne sprzątanie i generalne porządki. Opisem remontów i dużych napraw. Dokładną instrukcją doprowadzania płynów i odprowadzania ścieków. Budowaniem i bieżącym dostarczaniem zapasów energii, dostarczaniem światła i ciepła do każdego zakątka Twojego własnego ciała. Dowiesz się tutaj o większości zapomnianych, wypartych, wyśmianych i odrzuconych czynności wykonywanych wcześniej przez człowieka, które pozwoliły nam jako gatunkowi przetrwać i żyć do dzisiaj. Jesteśmy pewni, że jeżeli zastosujesz zamieszczone tu porady i nauczysz się dbać o swoje ciało, tak jak potrafisz zadbać o swój dom, to uda się Ci przeżyć swoje życie w zdrowiu, z mnóstwem energii i chęci do życia.

„Gdy się odechciewa żyć,
nie znaczy to wcale, że się zachciewa nie żyć"

Stanisław Jerzy Lec

Dodatkowym, niezmiernie ważnym plusem, jest to, że Twoje życie będzie mogło trwać o 10, 20 a może nawet 40 lat dłużej, jeśli wprowadzisz je teraz. Książka ta została podzielona na 5 głównych filarów naszego zdrowia. W każdym z filarów znajdziesz szeroko omówione prostym językiem aspekty naszego funkcjonowania. Dowiesz się z niej między innymi jak zadbać, co naprawić i jak sprawić, aby więcej nie psuło się, oraz jak możesz zacząć już dzisiaj.

Każdy z tych filarów jest niezbędny. Każdy jest równie ważny jak inne. To tak jak budować most przez rzekę, który ze względu na jej szerokość wymaga 5-ciu filarów. Jeśli budowniczy zdecyduje, że postawi tylko 4, taki most zawali się . Nie będzie miało znaczenia, że świetnie zostały zbudowane 4 filary i wszystko jest w tych miejscach na tip top. Jednego filaru zabraknie i konstrukcja runie. Pragniemy Cię również uspokoić. Jak wiesz budowanie mostu zajmuje dużo czasu. Tak samo budowanie 5 filarów Twojego zdrowego ciała może zająć trochę czasu. Większość porad, zastosowanych od razu może przynieść Ci niesamowite rezultaty. Na niektóre wyniki, niestety trzeba poczekać trochę dłużej. Wiemy natomiast, że efekty, które się pojawią dadzą Ci wiele motywacji i energii do podążania dalej i dalej…, aż do pełnej satysfakcji z osiągnięcia wspaniałego zdrowia i homeostazy w Twoim ciele.

Pragniemy również zaznaczyć, że ta książka nie ma za zadanie leczyć chorób. Nie jesteśmy lekarzami i nie zajmujemy się leczeniem, natomiast postępując według wskazówek zawartych w tej książce, jesteś w stanie uleczyć się z wielu chorób, ponieważ nasze ciało leczy się samo. Tak więc nie jest to recepta na szczególne schorzenia i dolegliwości, a jedynie pomoc w zrozumieniu znaczenia tych objawów i przyczyny ich powstawania.

Mówi się: żaden przepis nie działa, działa człowiek wykorzystujący ten przepis. Dlatego przede wszystkim życzymy Tobie działania, działania z przepisami zawartymi w tej książce, abyś mógł dołączyć do coraz to większej grupy ludzi zdrowych.

ODŻYWIANIE

Jeśli ktoś dzisiaj zadałby nam pytanie:
„Agnieszka, Mariusz... jeśli coś moglibyście wybrać, wiem, że wszystko jest ważne w tej książce, ale jeśli mielibyście wybrać tą jedną, najważniejszą, pierwszą rzecz, którą wprowadzilibyście do swojego życia natychmiast, aby rozpocząć szybko drogę do uzdrowienia, to co byście wybrali?" Otóż, bez większego zastanowienia wymienilibyśmy - wprowadzenie świeżo wyciskanych soków warzywnych i owocowych.

Dlaczego? Otóż według lekarzy i naukowców holistycznych, czyli tych, którzy stronią od przemysłu farmaceutycznego i leczenia chorób tabletkami, większość z nas umiera z niedożywienia. Brak stałej dostawy witamin, minerałów i związków potrzebnych do życia doprowadza do wygłodzenia naszego organizmu. Nasze ciała ze względu na brak życiodajnych związków nie są w stanie funkcjonować i wyłączają się podstawowe funkcje życiowe jedna po drugiej, aż dochodzi do poważnych chorób i zgonu. Tuż obok braku wartościowego pożywienia, drugą najważniejszą przyczyną śmierci jest ogólne zatrucie organizmu toksynami. A prawdziwą przyczyną zatrucia są po prostu gotowane posiłki, czyli przetworzone termicznie i chemicznie pokarmy, które wkładamy do buzi nazywając to jedzeniem. W jaki sposób możemy pomóc ciału pozbyć się trujących związków dowiesz się już zaraz w następnym rozdziale. A teraz zajmiemy się odżywieniem naszego ciała i dostarczeniem mu odpowiedniej ilości i jakości pożywienia aby usunąć podstawowy powód naszych chorób i przedwczesnych, niepotrzebnych zgonów. Dlatego najszybszym i najskuteczniejszym sposobem dożywienia nasze-

| 31

go organizmu jest picie świeżo wyciskanych soków warzywnych i owocowych. Aby zrozumieć znaczenie sokoterapii, powinniśmy przekazać Ci kilka bardzo ważnych informacji. Na przykład, co to są minerały, skąd pochodzą i do czego służą. Otóż najprościej jak tylko można, minerały są to elementy wytworzone przez naturę. Większość osób wie, że wszystkie minerały pochodzą z ziemi i tylko z ziemi i są one podstawowym budulcem naszego ciała. Nasze ciało jest zbudowane z 16 minerałów, każdy z nich jest tak samo ważny i potrzebny w odpowiedniej ilości. Odpowiednia ilość to ani za dużo, ani za mało, a nowoczesny - medyczny sposób podejścia do niedoboru minerałów zakłada pewne normy. Świat lekarski założył i stworzył sztucznie normy, które są kontrolowane w laboratoriach podczas pewnych badań. Badań, które przeprowadza się na naszej krwi, moczu i kale, a także różnego rodzaju wymazach. Otóż sztucznie stworzone normy określają według nich pewne poziomy, jakie tzw. zdrowe ciało powinno posiadać. Sztucznie stworzone tylko po to, aby założyć, iż poniżej pewnego poziomu należy zacząć przyjmować sztucznie stworzony lek, aby te poziomy wróciły do normy. Wyraz sztuczny jest tu szalenie ważny. Gdyż jak już wcześniej wspomnieliśmy wszystkie minerały z jakich składa się nasze ciało pochodzi z gleby. Nasze ciało przez tysiące lat było budowane dzięki tym właśnie minerałom. Dopiero ostatnie 100 lat zaburzyło tą gospodarkę i nagle człowiek postanowił zmieniać świat. Po stworzeniu „sztucznych norm" udało się przemysłowi chemicznemu zacząć zarabiać na brakach, niedoborach lub sztucznie określonej jakości minerałów jakie można nam teraz sprzedać. Można też było zacząć manipulować informacjami dostarczanymi przez media do naszych zatroskanych umysłów. Można było np. zbadać surowego ziemniaka i powiedzieć, że 100g ziemniaka zawiera:

- Wapń - 8 mg
- Żelazo - 0.31 mg
- Magnez - 20 mg
- Fosfor - 40 mg
- Potas - 328 mg
- Sód - 5 mg
- Cynk - 0.27 mg

Zapominając poinformować, że jest to skład surowego ziemniaka. Co gotowanie robi z naszymi pokarmami? Gotowanie niszczy w 100% witaminy i chociaż minerały są mniej podatne na uszkodzenia niż witaminy, to jednak znaczące utraty magnezu, selenu i innych minerałów mogą wystąpić w wyniku gotowania. Poza tym ciepło sprawia, że minerały są gorzej przyswajane przez ciało, a niektórzy twierdzą, że nawet wcale.

Od razu powiesz , ale surowego ziemniaka nikt nie je? No właśnie! A wiesz dlaczego? Być może kiedyś nie chciałeś pójść na klasówkę w szkole i jadłeś surowego ziemniaka. Jeśli tak to wiesz, że wywołuje on silną gorączkę i pokazuje objawy zatrucia w naszym ciele. Otóż jest to ogólnie znany fakt. Ziemniaki są trujące. Najbardziej trujące są wtedy gdy są zielone, zostały skaleczone lub zaczęły kiełkować. Dlatego nikt z nas ich nie spożywa w formie surowej.

Jest nawet określona dawka śmiertelna dla człowieka, jeśli ziemniak jest „normalny" bez żadnych uszkodzeń, nie jest zielony i nie kiełkuje to dawką śmiertelną jest 250 gramów surowego ziemniaka na 25 kg ciała. Czyli teoretycznie, jeden surowy ziemniak jest w stanie zabić malutkie dziecko. Dorosły może przetrwać większą dawkę, oczywiście są silniejsze i słabsze osobniki, które odstają od reguły. Ale przecież mój ojciec i jego ojciec jedli ziemniaki i żyją? No tak, ale czy ktoś z nich spożywał ziemniaki surowe? No nie, gotowane, prawda? Jedli i jedzą gotowane, czy smażone ze względów kulturowych, z przyzwyczajenia i nie zastanawiają się po co? Jedzą bo są tanie, nauczyli się ich smaku, mają uczucie wypełnienia żołądka i sytości. Niestety nie jedzą ich po to, aby uzupełnić brakujące minerały, bo albo nie mają o tym pojęcia, albo nie widzą dla siebie w tym żadnego znaczenia. Nie widzą bo tak jak wcześniej wspomnieliśmy nie mają wbudowanych mikroskopów w oczach, żeby zobaczyć co taki ziemniak wyprawia w ich ciele. Sądzą, że ziemniaki ugotowane są niegroźne, gdyż nie zabijają ich natychmiast i nie potrafią połączyć chorób z ich powstawaniem.

A co jeśli dowiedziałbyś się, że wieloletnie wyniki badań przeprowadzone na grupie ponad 250.000 ludzi różnych profesji wykazało, iż osoby spożywające ziemniaki, szczególnie pieczone na głębokim oleju i frytki zwiększają ryzyko zachorowania na cukrzycę typu 2 o 30%!? I tutaj należałoby na pewno od razu odpowiedzieć na pytanie, które się nasunie większości z nas. A to cukrzyca nie jest przekazywana genetycznie?

Następnym równie ważnym elementem dostarczanym przez nasz pokarm powinny być witaminy. Witaminy, znów zupełnie tylko w skrócie, działają jak „sprzątacze" w Twoim ciele. Otóż wymieniające się komórki, czyli wolne rodniki, które straciły jeden elektron, muszą być usunięte z naszego ciała i to najlepiej jak najszybciej, aby nie robić bałaganu, który nazywamy stresem oksydacyjnym. A żeby się z nas wydostać muszą pobrać ten elektron z witamin. Dlatego stały dopływ witamin jest nam niezbędny. Witaminy są również odpowiedzialne za doładowanie nas energią. Dlatego gdy zaczynasz pić świeżo wyciśnięte soki warzywne i owocowe, otrzymujesz coś w rodzaju dopalacza, zwiększa się energia i zaczynasz świetnie się czuć. W tym momencie warto od razu wspomnieć, że niektórzy na samym początku sokoterapii, po paru dniach zaczynają odczuwać inne działanie witamin. Otóż nasze zatrute, brudne ciała mają tych wolnych rodników wszędzie pełno. Kiedy witaminy zaczynają swoją pracę, „wyciągają za fraki" wszystkich tych zasiedziałych gości i wpuszczają ich z powrotem do obiegu, aby znaleźć im drogę do wyjścia. Dlatego też, niektórzy mogą odczuwać dolegliwości w rodzaju stanów grypowych. Ale to wszystko mija po wstępnym oczyszczeniu, a dodatkowo możesz sobie jeszcze pomóc i zacząć jak najszybciej lewatywy, sauny i inne oczyszczania, o których dowiesz się już za chwilkę w następnym rozdziale. Tak więc witaminy są niezbędnym elementem oczyszczającym i energetyzującym nasze ciała i możesz je jedynie dostarczać w formie surowych pokarmów roślinnych lub ich picia. Każde inne witaminy, które są nam sprzedawane, są nieprzyswajalne.

Otóż nasze komórki są niesamowicie inteligentne i nigdy nie doprowadzą do samozagłady, poprzez wpuszczenie „obcych" ciał do swojego serca. Sercem i jednocześnie najważniejszym organem komórki jest mitochondrium. Jest to fabryka, tak jakby cały organizm ludzki w środku każdej komóreczki. Odbywają się tam wszystkie procesy: wchłanianie, produkcja i wydalanie. Aby ta fabryka pracowała poprawnie „strażnicy przy bramie" legitymują wszystkich i nie wpuszczają nikogo, kto nie zna hasła. A hasło jest jedno i znają je tylko organizmy roślinne. Witaminy i minerały pochodzące bezpośrednio z warzyw i owoców bez żadnych procesów obróbki znają hasło i tylko one mogą zostać wpuszczone do pracy w fabryce. Każde, nawet wymyślne witaminy i minerały, nawet najbardziej zbliżone składem do tych oryginalnych na pewno zostaną przed bramą i większość z nich zostanie zmyta do ścieków, przy następnej nadarzającej się okazji. Tak więc, no cóż produkujesz sobie jedynie bardzo „drogi mocz lub kał". Dlatego jeśli nawet suplementy są wyciągami z cudownych roślin, które w naturze dostarczyłyby nam potrzebnych elementów, to i tak poprzez proces wyciągania ich z komórek macierzystych pozbawia się ich wszystkich potrzebnych elementów. A jeśli zabraknie chociażby jednego, to nie zostaną one wpuszczone do środka naszych komórek.

W naturze wszystko ma sens i jest w miarę proste. To dlaczego to wszystko zostało tak skomplikowane? Nie znamy do końca motywów, możemy się jedynie domyślać, tak jak opisaliśmy to szczegółowo na wstępie naszej książki. Otóż zasada jest taka: stworzymy język niezrozumiały dla większości społeczeństwa, damy ludziom wrażenie, że robimy dla nich jak najlepiej i sprzedamy im nasze wyroby, sztucznej pracy naszego przemysłu. Dopóki naszym zdrowiem będą rządzić pieniądze, to nasze życie jest na sprzedaż i znajdą się ludzie, którzy nie zawahają się zrobić wszystko, aby na naszej naiwności zarobić.

Następnym elementem, o którym niesamowicie rzadko się wspomina są enzymy. W naszym ciele mamy pewną ilość enzymów, które np. odpowiadają za przetwarzanie pokarmów. Tak samo każda roślina żywa posiada takie enzymy trawienne, które podarowane przez naturę pozwalają strawić ją, praktycznie bez wydatkowania energii i enzymów produkowanych przez trzustkę. Jedną z bezsensownych czynności, jakie wykonuje nasze ciało, jest zamienianie posiłków na przyswajalny pokarm używając do tego własnej energii i zużywając enzymy. Trzustka w naszym ciele jest odpowiedzialna za produkcję insuliny oraz odpowiednich cząsteczek, aby powstrzymać ewentualny przyrost komórek rakowych. Natomiast u większości ludzi jest ona obciążona wytwarzaniem enzymów trawiennych, których pozbywamy się z pożywienia poprzez obróbkę termiczną. Pozbywamy zapytasz? Jak to pozbywamy, ja nic o tym nie wiem?! Otóż tak: gotowanie, smażenie, pieczenie lub jakakolwiek obróbka termiczna powyżej temp. 48^0 C zabija enzymy występujące naturalnie w surowych warzywach i owocach. Pokarm staje się pusty, trudny do strawienia. A mogłoby być zupełnie inaczej. Ciało wykonuje funkcję trawienia niejako z przymusu otrzymując ugotowane pokarmy, a wręcz zatruwa się zamiast odżywiać. Badania przeprowadzone w latach 30-tych poprzedniego wieku udowodniły, że ciało za każdym razem po takim posiłku podnosi liczbę białych krwinek. Są one strażnikami naszego ciała, odpowiedzialnymi za ochronę przed każdym intruzem, czy to wirusem, bakterią czy innymi zarazkami, które nam zagrażają. I wtedy białe krwinki podnoszą swoją aktywność, jest ich nagle więcej i zaczynają bardzo szybko przemieszczać się przez nasze ciało. Naukowcy dobrze o tym wiedzą i są zgodni, iż takie zachowanie naszych strażników jest obserwowane jedynie w momencie zagrożenia. Wiedzą również, że strażnicy tak dziwnie zachowują się w momencie wprowadzenia gotowanych pokarmów, ale ten fakt jest już przemilczany i lekceważony. Zjawisko to nazywa się: cytozą białkową. Jeśli naukowcy o tym wiedzą, to czemu nikt o tym nie mówi? No widzisz, to jest tak obszerny temat, że można by napisać całą książkę. Hodowcy, przemysłowcy i firmy chemiczne (farmaceutyczne) musiałyby przestać istnieć. Nie miałyby one rynków zbytu, dochody by się wyczerpały i wszystko by padło. Dlatego w imię przymykania oka robi się te spustoszenie wśród ludzi, zamiatając problem ciągle pod dywan. Wyobrażasz sobie to, że wszystkie supermarkety, hodowcy, apteki, reklamy telewizyjne, sponsorowani naukowcy, lekarze i wszystko co się z tym wiąże, nagle zniknęłoby z naszego krajobrazu? Jeśli nagle nikt by ich nie potrzebował i wszyscy żyliby ponad 140 lat w zdrowiu i ciągłej radości. Co oni mogliby wtedy robić? Jak mogliby inaczej zarabiać kasę?

Koniecznie w tym miejscu zachęcamy Cię do obejrzenia na naszym kanale filmu: „What the Health" - film z polskimi napisami, który tłumaczy jak ta machina działa i jak nas wszystkich ogłupia. Będziesz w szoku, jeśli jeszcze do tej pory nie jesteś.

No nic, ale co z tymi enzymami? Otóż natura, niektórzy mogą powiedzieć Stwórca, pomyślała o nas i dała nam pokarmy gotowe do spożywania. Wszystko mogłoby funkcjonować poprawnie, jeśli byśmy tylko nie wpadli na pomysł ulepszania tego. W tak zwanych dawnych czasach nie mieliśmy takich zdobyczy techniki, aby zobaczyć jak to wpływa na nasze ciało. Umieraliśmy nie wiedząc czemu. Potem kiedy zaczęliśmy tworzyć laboratoria, mikroskopy i inne coraz to wymyślniejsze urządzenia, większość naukowców obrało ślepy zaułek. Otóż postanowili szukać sposobów na wyleczenie, przyjmując za normę, że od zawsze spożywaliśmy pokarmy gotowane. Na tym złym założeniu zbudowano całą naukę i badamy w nieskończoność, jak sobie pomóc jedząc co jemy? Jeśli założenie było błędne, to jakikolwiek wynik by nie wyszedł z tego równania, nie byłby właściwy. Dlatego całe poszukiwania nad wynalezieniem leków na raka, zawał serca, czy cukrzycę jeśli faktycznie takowe są prowadzone, zmierzają w kierunku katastrofy. Na szczęście jest duża grupa naukowców, takich jak dr Shwizer, która mówi: zaraz, zaraz, nie szukajmy leków na te wszystkie choroby, zastanówmy się dlaczego powstają? Odpowiedź była jasna i sprawdziła się w 100%. Tacy ludzie jak np. dr Gerson wykorzystali ten nurt i pomagają ludziom do dnia dzisiejszego. W zasadzie okazało się to dość proste, należało znaleźć element - enzym trawienny w pokarmach, nie niszczyć go temperaturą powyżej 48°C i wszystko zaczęło się zmieniać. Pacjenci, w ciągu paru dni lub maksymalnie kilku tygodni, zaczęli pozbywać się najgorszych objawów, takich jak nowotwory, cukrzyca, łuszczyca, białaczka itp. Wydaje nam się, że chorujemy, bo geny, bo ktoś w naszej rodzinie kiedyś może był chory na raka, cukrzycę, czy miał zawał... a to nie ma żadnego znaczenia, ponieważ wszystkie tzw. choroby cywilizacyjne są chorobami stylu życia a głównie odżywiania. Mówią nam, że są co najmniej 4 grupy pokarmów:

1. mięso i ryby,
2. mleko i jaja,
3. warzywa i owoce,
4. nasiona, orzechy, kiełki, oleje i zboża.

Dwie pierwsze grupy pozbawione są enzymów, ponieważ jemy je ugotowane. W 98% przypadków pozbawione także witamin i minerałów. Jeśli ludzie spożywaliby tylko te pokarmy, nikt z nas nie dożyłby nawet 25 roku życia, gdyż brakuje w nich wartości odżywczych. I tu polecamy film „Super size me", w którym pewien naukowiec poddał się eksperymentowi pokazując jak spożywanie pokarmów z jednego z największych barów szybkiej obsługi „fast-food" w Ameryce tylko przez miesiąc zmienia nasze ciało. Był on pod stałą opieką lekarzy, którzy badali go praktycznie codziennie, mierzyli, ważyli i obserwowali jak pogarszał się jego stan zdrowia.

Na szczęście ludzie często spożywają również pokarmy z 3 i 4 grupy na surowo i dzięki temu dostarczają sobie elementów do budowy i oczyszczania ciała. Oczywiście ważna jest tutaj również jakość warzyw i owoców, która z roku na rok niestety jest obniżana. Kiedyś uprawy rolne pozbawione były środków ochrony roślin. Sezonowość upraw i okresy „odpoczynku dla ziemi" były sposobem na uprawę i osiąganie wartościowych plonów. Jeśli nasz dziadek kiedyś zjadł marchewkę, to my dzisiaj, aby dostarczyć sobie taką sama ilość potrzebnych nam elementów musimy zjeść ich 30!

Dr Henry C. Sherman, w książce „Chemistry of Food and Nutrition" zaznaczył, iż w roku 1930 przeciętny człowiek musiał spożyć dziennie 2 kg świeżych, surowych warzyw i owoców, aby dostarczyć sobie potrzebnych związków. Dzisiaj jest to pomiędzy 7.5 do 10 kg! Zaznaczył również, że spożywanie pokarmów roślinnych powinno odbywać się wolno, za każdym razem przeżuwając każdy kęs do 50 razy. Jeśli tak zrobimy, jesteśmy w stanie przyswoić do 35% wartości zawartych w naszych sałatkach, ale to tylko pod warunkiem, że jesteśmy zdrowi, a nawet mniej niż 1% jeśli ciało nie jest zdrowe. Czy są ludzie, którzy przeżuwają swoje pokarmy tak długo? No nie, nie bylibyśmy w stanie. Nasze życie nie pozwoliłoby na to, bo każdy pokarm spożywalibyśmy godzinami, dlatego nikt tego nie robi. Przeżuwanie, to nie tylko rozdrabnianie na malutkie kawałeczki, to też wymieszanie pokarmu ze śliną w której jest ptialina, niezbędna do rozkładu tego co jemy na składniki.

To co my w ogóle jemy i jak nadal żyjemy?
1. Pokarm, pozbawiony składników odżywczych po wygotowaniu.
2. Pokarm pozbawiony enzymów, niezbędnych do ich strawienia.
3. Pokarm, który został w biegu wrzucony do ust bez odpowiedniego przeżucia i nie może być przyswojony.

Niedożywione, zanieczyszczone, zmęczone tym co mu robimy ciało, rezygnuje i wyłącza po kolei wszystkie elementy życiowe aby niestety umrzeć nie doczekawszy sędziwego wieku. Na szczęście są ludzie, którzy przekazują nam zakazaną wiedzę i dzięki również takim ludziom powstała nasza książka.

Jay Kordich - juice daddy - ojciec soków, zachęcał Amerykanów przez ponad 60 lat do picia świeżo wyciśniętych soków. Kiedy w wieku 27 lat z wyrokiem śmierci trafił do kliniki dr. Gersona, a ten wyleczył go ze śmiertelnego nowotworu sokami, Jay postanowił opowiedzieć o tym światu. Być może jego wiedza nie dotarłaby, aż tak daleko i nie byłoby dla Ciebie ani Twoich najbliższych tego cudownego rozwiązania jakim są soki, żeby nie jego choroba i wyzdrowienie. Sokoterapia, ,którą poznaliśmy od Charlotte Gerson i Jay Kordich, matki i ojca sokoterapii, jako jedyna przez ostatnie 60-70 lat okazała się 100% antidotum na przedwczesną śmierć i przewlekłe, straszne choroby.

Sokowanie

Nasza przygoda z sokami zaczęła się nieco więcej niż 6-7 lat temu. Przygoda na początku nieco nieudana. Zaczęło się entuzjastycznie, skończyło jak zwykle. Otóż pewnego dnia Agnieszka przytargała do domu kilka dobrych kilogramów pomarańczy, marchewki i coś tam jeszcze. Zaczęło się sokowanie, ponieważ w wieku 35 lat zaczęliśmy czuć coraz więcej starczych dolegliwości.

Oboje byliśmy wówczas z grubą nadwagą: Mariusz 95-100 kg przy wzroście 174 cm, Agnieszka 72-75 kg przy wzroście 162 cm. Tak jak pisaliśmy na wstępie, dopadły nas wtedy wszystkie możliwe choroby i zaczęliśmy szukać sposobów, aby pozbyć się ich. Jako pierwsze pojawiły się soki, nasze antidotum. Nikt z naszych znajomych ani nie słyszał, ani nie interesował się jakimkolwiek „zdrowym żywieniem". Zero wiadomości, tylko jeden film - Metoda Gersona. Po obejrzeniu pierwszy raz nie wierzyliśmy w połowę tego co zobaczyliśmy i oczywiście w mojej głowie (Mariusz) nie mieściła się w ogóle żadna lewatywa! Agnieszka szybciej odważyła się na start z nowym urządzeniem. Ja się z niej śmiałem, ostrzegałem i bałem się, że zrobi sobie krzywdę. Po paru dniach zaczęło się coś dziać. Wstałem z olbrzymim bólem głowy, takim że zacząłem chodzić po ścianach. Nie wiedziałem co się ze mną dzieje i oczywiście poszły w ruch jakiekolwiek mieliśmy tabletki przeciwbólowe. Potem doszło rozwolnienie, skręcanie w brzuchu i odruchy wymiotne... co się dzieje, krzyczałem! Ja tak nie chcę, nie dawaj mi tych cholernych soków, jak ja mam się tak czuć, to już wolę to co miałem wcześniej. Agnieszka spokojnie co wieczór (a może i rano) wymykała się dyskretnie do łazienki i robiła lewatywy. Nie naciskała na mnie, mówiła jak chcesz to zrezygnuj, zrozumiem. I chyba właśnie jej postawa pomogła. Nie wiem jak, ale chyba zamroczony tym bólem zdecydowałem się na swoją pierwszą lewatywę. Nie pamiętam już jak mi wtedy poszło z lewatywą, ale wiem, że pomogła mi nie odstawiać sokoterapii. Na wyniki nie trzeba było długo czekać - 5 kg w pierwszy tydzień, a - 15 kg w trzy miesiące. Czułem się coraz lepiej, energia powracała z dnia na dzień, radość zaczęła gościć w naszym domu. Na tym etapie naszego życia pojawiła się dodatkowo firma MLM z sokami, a my na sokach właśnie zaczęliśmy czuć się coraz lepiej. Dlatego też postanowiliśmy rozpocząć z nimi wspaniałą, jak się później okazało, współpracę.

Będąc zafascynowani przekazami lekarzy i naukowców pracujących dla tej firmy uwierzyliśmy w moc soku z acai, chyba zanim zaczął w ogóle na nas działać. Ponieważ traciliśmy swoje kilogramy na własnych sokach i lewatywach pomyśleliśmy, że to może być również spowodowane bardzo dobrym składem i działaniem acai i zaprzestaliśmy sokoterapii na kilka lat. Nie zrozum nas źle, każdy z nas przechodzi swoje lekcje w życiu, ale piszemy Ci dzisiaj o tym tak otwarcie, po to abyś nie został wchłonięty w jakiś nurt najlepszego soku na ziemi, jeśli ten nurt nie przyniesie Ci innych wymiernych efektów. Dzięki współpracy i cudownym ludziom w tej firmie, dowiedzieliśmy się o różnych alternatywnych metodach i sposobach radzenia sobie ze swoim zdrowiem. To dzięki tej cudownej grupie byliśmy w stanie pomóc tysiącom ludzi zwrócić uwagę na znaczenie antyoksydantów i na to jak działają w naszym ciele i skąd je wziąć. Antyoksydanty czyli witaminy, które wykonując swoją pracę wyczyszczają chore, zużyte komórki z naszego ciała. Zaczęliśmy się też bardzo mocno zagłębiać w świat medycyny holistycznej i budowy naszego ciała. No i przyszedł ten dzień. Nie wiemy dokładnie kiedy, ale na pewno w 2012 roku, kiedy obejrzeliśmy film „Ziemianie" w angielskiej wersji „Earthlings" i stało się, już nigdy więcej nie zjedliśmy ani kawałeczka mięsa. Zachęcamy Cię bardzo serdecznie do obejrzenia tego filmu, chociaż z czystej ciekawości, jest kilka kopii tego filmu na YouTube z polskimi napisami. Odmienił on nasze życie i odmienia życie milionów ludzi na Ziemi.

No, ale gdzie te soki, co stało się z sokoterapią? Niestety co dobre szybko się kończy. Firma z acai niestety zakończyła swoją cudowną misję w 2015 roku. Postanowiliśmy więc znaleźć sobie nowe zajęcie. Rozpoczęliśmy współpracę online z gigantem handlu na świecie, firmą Amazon. Dużo czasu w domu, nauka komputera i wszystkich systemów i jakby coraz słabiej się czuliśmy. Nie było już mięsa, ale w kółko gotowane potrawy, jakieś wymyślne kotlety, pasztety i inne cuda, w oparciu głównie o gotowaną - przetworzoną soję. Dużo co prawda różnych sałatek, ale jednak energia coraz niższa, niechęć do codziennych ćwiczeń, zero poprawy cery i odnowiona kontuzja kolana. No cóż było robić, zakupiliśmy nową maszynę do wyciskania soków. Agnieszka, po wielu tygodniach testowania, czytania właściwości i różnych charakterystyk stworzyła swoją własną recepturę na sok.

Sok składa się z: marchwi, czerwonego buraka, selera naciowego, ogórka, jabłka, imbiru, kapusty czerwonej. Proporcje znajdziesz na *odmladzanienasurowo.com*

I to był strzał w 10! Wszyscy się w nim zakochaliśmy, energia zaczęła powracać z dnia na dzień. Cera zaczęła nabierać innych barw i boom! Podejmujemy w październiku 2015 roku ostateczną decyzję - odstawiamy całkowicie gotowane pokarmy. Nasza edukacja w kierunku witarianizmu a także holistycznego podejścia do ciała i życia człowieka, była już mocno zaawansowana, dlatego też była to w pełni świadoma decyzja. Od tej pory też zamiast najważniejszego urządzenia, którym był piekarnik w naszej kuchni pojawiła się wyciskarka do soków. Do tego właśnie urządzenia, zachęcamy i zawsze będziemy zachęcać każdego. Świeżo wyciśnięty sok z warzyw i owoców zapewni Ci stały dopływ witamin i minerałów, pozwoli odpocząć Twemu ciału od niepotrzebnego trawienia i doda Ci witalności. Dzięki temu nie będziesz musiał jeść 7.5-10 kg warzyw i owoców dziennie.

Wyciskarka podniesie przyswajalność pokarmów ze średnio 10% do nawet 100% bez wydatkowania zbędnej energii z Twojej strony. Wyciskarka jest oczywiście wytworem człowieka, jest czymś co przyszło z rozwojem cywilizacji, ale są ku temu bardzo ważne powody. W przeciwieństwie do piekarnika, wyciskarka do soków nie niszczy naszych pokarmów. Umożliwia spożywanie życiodajnych płynów bezpośrednio po ich wyciśnięciu wedle zasady:

Żywy pokarm = Żywe ciało

Jeśli człowiek nie przyczyniłby się do utracenia wartości odżywczych w roślinach, które spożywa, nie musielibyśmy kupować wyciskarek do soków, ale niestety w zaistniałej sytuacji jest to wręcz niezbędny zakup, dla kogoś kto myśli poważnie o swoim zdrowiu.

Skoro czytasz tę książkę, to na pewno jesteś już osobą, która rozpoczęła swoje poszukiwania do poprawienia zdrowia i osiągnięcia radości z życia. Dlatego być może nie dla wszystkich, ale wyciskarka do soków jest właśnie dla Ciebie.

Wyciskarka czy sokowirówka? Jest to dość ważne pytanie, które zadawaliśmy sobie również. Zanim podjęliśmy decyzję co jest najlepsze prześledziliśmy dziesiątki filmów i stron internetowych. Okazało się, że do naszych terapii, jak również różnorodności warzyw, owoców, jak również roślin liściastych, czy trawy pszenicznej wyciskarka jest o niebo lepszym urządzeniem, bo zwykłe sokowirówki po prostu nie poradzą sobie z tymi zadaniami. Owszem sokowirówki mogą być tańsze, ale to prawdopodobnie ich jedyna zaleta jeśli o tym można mówić jak o zalecie. Nie daje ona nam możliwości wyciśnięcia np. chlorofilu, który jest nam tak potrzebny przy wszystkich schorzeniach dróg oddechowych, astmie i wielu, wielu innych dolegliwościach.

Następnym problemem z jakim musielibyśmy się zmierzyć, jeśli mielibyśmy sokowirówkę jest fakt, że praktycznie wszystkie warzywa i owoce (z pewnymi wyjątkami, o których wspominamy w dalszej części książki) powinniśmy wyciskać razem ze skórką. Okazuje się i jest to dość znany fakt szerokiej opinii publicznej, iż warzywa i owoce zawierają nawet 95% wartości odżywczych w skórce lub tuż pod nią. Sokowirówki niestety sobie z tym nie radzą. Nawet niektóre tańsze opcje wyciskarek mają z tym problem. Dlatego tak ważne jest podjęcie tej decyzji przy zakupie właściwej maszyny. Urządzenia, które polecamy na odmladzanienasurowo.com/ posiadają 15 letnią gwarancję producenta, co było naprawdę ważnym elementem przy zakupie sprzętu w naszym przypadku. Sokoterapia pozostanie z nami przez następne 50, 60 a może nawet i dłużej lat, dlatego wiedzieliśmy, że nie kupujemy jej na chwilę.

Kiedy pić soki i ile? Najlepszym rozwiązaniem dla osób rozpoczynających witarianizm i zdrowe odżywianie byłoby wypić 2 razy dziennie sok warzywny, który opisaliśmy na początku tego rozdziału plus 1-2 soki owocowe, aby odbudować magazyny w naszym ciele. My pierwszy sok wypijamy o godz. 11:00 czyli 5-6 godzin od przebudzenia, ponieważ dodatkowo stosujemy na tym etapie swojego życia „intermittent fasting" czyli „czasowe głodówki", o których opowiemy Ci w następnych rozdziałach. Pierwszy sok warzywny o 11:00 ,drugi około godziny 16:00. Ostatni sok przy czasowej głodówce jest to sok np. z melona - króla w krainie owoców i my taki sok pijemy o 18:00. Soków nie mieszamy z posiłkami, zachowujemy odstęp co najmniej pół godziny. Nie ma tak naprawdę znaczenia czas i kolejność picia ,soków, jeśli na początku zapragniesz, aby sok był tylko raz dziennie to też będzie świetnie! Najważniejsze jest zacząć tą wspaniałą przygodę jaką jest wyciskanie świeżych soków codziennie.

Skąd brać warzywa i owoce? Opowiemy Ci jak wyglądało i wygląda to u nas. Otóż nasza sokoterapia sprzed 7 lat była oparta o owoce i warzywa, które kupowaliśmy w supermarkecie. I albo te warzywa i owoce jeszcze 7 lat temu miały tyle wartości, albo wystarczy, że to jest właśnie świeżo wyciśnięty sok i dlatego tak cudownie działają. Zasada jest prosta, nawet najgorsza marchewka jest 100 razy lepsza niż zabita padlina z trującymi ziemniakami na obiad. Tak dokładnie jest!

Natomiast to do czego pragniemy Cię zachęcić, to co myśmy zrobili, kiedy nasza świadomość zaczęła się zmieniać. Zaczęliśmy poszukiwać warzyw i owoców z jak najlepszych źródeł. Co mamy na myśli? Zakładamy, iż większość z nas ma dostęp do jakiegoś rodzaju rynku, bazaru, czy sklepu ogrodniczego. Mieszkając w Wielkiej Brytanii i rozglądając się za coraz lepszymi roślinami znaleźliśmy w wielu miejscach sklepy ogrodnicze lub takie, gdzie kupowaliśmy organiczne produkty codziennie dostarczane od rolników. Okazało się nawet, że większość z tych produktów była tańsza w tych miejscach, niż w sklepach! Kiedy natomiast przeprowadziliśmy się do Hiszpanii, natychmiast znaleźliśmy lokalne rynki, na których dwa lub trzy razy w tygodniu rolnicy sprzedają swoje rośliny. Poszukaj i Ty lokalnych rynków w swojej okolicy, gdzie kupisz zdrowsze plony. Jeśli masz taką możliwość, wspieraj lokalnych producentów, gdyż w dłuższej perspektywie czasu zapewni to stały dopływ dobrej jakości pokarmów dla Ciebie i Twoich najbliższych.

Skoro te soki są takie dobre, to dlaczego nie kupować ich gotowych w sklepie? Prawo nakłada pewien obowiązek na producentów. Muszą oni zabezpieczyć produkt przed zepsuciem się na półce w sklepie. Ktoś mógłby powiedzieć, to chyba dobrze? Wszystkie procesy przedłużania tzw. okresu spożycia pokarmów zabijają jednocześnie te pokarmy! Pasteryzacja, sterylizacja czy UHT ma za zadanie zabicie enzymów, których nasz organizm właśnie potrzebuje! Jak widzisz jest to idiotyczne prawo, które nie bierze pod uwagę tego, iż temperatura powyżej 48 stopni C zabija nie tylko enzymy, ale pozbawia nasze pokarmy tego, po co je spożywamy! Witaminy znikają w 100%, a minerały stają się nieprzyswajalne. Spożywanie soków ze sklepów, to jak picie wody z cukrem zabarwionej kolorem owocowym. Jeśli nawet sok jest wyciśnięty z owoców, pomijając już fakt, że jest ugotowany, to i tak nie jest to sok wyciskany ze skórką. W skórce jest nawet do 95% wartości odżywczych danego owocu i w przypadku cytrusów wyciśnięcie soku bez skórki, to tak jakby stworzenie wody pomarańczowej, w której jest olbrzymia ilość niepotrzebnego dla nas cukru. Pomarańcze, grejpfruty, mandarynki czy cytryny są to owoce, które powinny być wyciskane tylko po obraniu cieniutkiej kolorowej skórki, najlepiej przy użyciu obieraczki do ziemniaków, lub małego nożyka. Pozostawienie białej części skórki to ponad 90% ekstra wartości odżywczych, dzięki którym dopiero poczujesz moc cytrusów i powiesz, że nigdy w życiu nie piłeś jeszcze soku pomarańczowego. Różnica jest kolosalna!

I dzieje się tak ze wszystkimi warzywami i owocami. Nawet takie jak ananas, melon czy arbuz ze skórką nabierają niesamowitego smaku i zwiększają swoją moc wielokrotnie. Mamy nadzieję, że już widzisz moc wyciskarki. Natomiast jemy również surowe warzywa ze względu na to, że zawierają niezbędny błonnik (pulpę), aby nakarmić nim florę bakteryjną. W przypadku owoców ze względu na to, że nasze ciało traktuje ten pokarm jako ten najlepszy, przyswaja go od razu po spożyciu. Natomiast jedząc nawet te najlepsze owoce, nadal dostarczasz sobie około 5% wartości odżywczych, nie zjadając skórki.

Jedząc ananasa, melona czy arbuza zjadamy głównie miękką i słodką część, a reszta owocu, czyli skórka, która dostarczyłaby nam te brakujące 95% ląduje w koszu! Dzięki wyciskarce dostarczysz sobie tych najważniejszych składników z dużo mniejszej ilości pokarmu, niż potrzebowałbyś zjeść. Producent soku, nie jest w stanie zapewnić nam ani świeżości, ani zatrzymać spadku, lub całkowitego wyparowania witamin, pogorszenia jakości minerałów i innych związków, a także pozbawi sok niezbędnych enzymów, które potrzebujemy spożywać razem z sokiem.

Dodatkowym szalenie ważnym elementem jest to, w jakich pojemnikach sprzedawane nam jest jedzenie. Najczęściej plastik, metal czy karton. Niestety to również wpływa niesamowicie źle na nasze pokarmy, w tym soki. Otóż nie dość, że pokarm w puszcze został zabity, to takie puszki w środku powlekane są rakotwórczymi substancjami, które mają zabezpieczać metal przed rdzewieniem, utleniają się i łączą z pokarmami. Plastik pod wpływem temperatury czy słońca zmienia się w toksyczną substancję i uwalnia toksyny w głąb zawartości, w ten sposób tak jak to się dzieje z puszkami zamienia pokarm w truciznę, która powoli nas zabija.

My wiemy jak ciężko pozbyć się z życia tych wszystkich zapakowanych, gotowych pokarmów, ale jeśli pragniesz rozpocząć nowe życie jest to element niezbędny i nie można go przegapić. Jeśli pragniesz zatem odżywić swoje ciało, aby zmniejszyć ryzyko jednej z najważniejszych przyczyn zgonów, czyli niedożywienia, nie kupuj soków ze sklepów. Wspierając producentów, którzy świadomie i nieświadomie produkują dla nas coś co nazywają żywnością, niszczymy swoje zdrowie. Kupowanie martwych bomb cukrowych jakimi nas raczą, czyli coca-coli czy soku pomarańczowego niczym się nie różni. Mają one taką samą, albo chociaż podobną ilość cukru i są dla nas szkodliwe i uzależniające.

Jakie soki? Ze względu na różny skład mikroelementów i właściwości warzyw i owoców można pokusić się o przypisanie ich do danego objawu, ale nie może to być traktowane jako porada lekarska na daną chorobę. Jak już wcześniej pisaliśmy warto byłoby zacząć swoją podróż od soku z 7 warzyw z jabłkiem, podanego wcześniej. Ten życiodajny nektar będzie mógł dostarczyć Twemu ciału wszystkie potrzebne elementy bez szukania co z czym należałoby łączyć i powinien smakować przeważającej liczbie osób.

Najważniejsze cechy, sposoby przygotowania i zasady nie łączenia ze sobą pewnych składników:
1. Nie łączymy ze sobą warzyw i owoców - wyjątek jabłko.
   Jabłko jest wspaniałym dodatkiem smakowym do każdego soku.
   Dodaje cudownej naturalnej słodkości, jak również dodaje swoich enzymów, które nazywamy pektynami, do jeszcze lepszego trawienia.
2. Melony i arbuzy wyciskamy oddzielnie. Nie łączymy ich nawet z innymi melonami, ponieważ zawierają one różniące się od siebie enzymy.
3. Wszystkie warzywa i owoce dokładnie myjemy, lub płuczemy

w occie, czy sodzie oczyszczonej, jak opisaliśmy w naszym blogu na stronie odmladzanienasurowo.com
4. Z wyjątkiem cytrusów, wszystkie warzywa i owoce wyciskamy tak jak rosną w naturze razem ze skórką w całości, pokrojone na kawałki, które zmieszczą się w wyciskarce. 95% wartości odżywczych warzyw i owoców znajduje się w skórce lub tuż pod nią.
5. Cytrusy: grejpfruty, pomarańcze, cytryny, limonki czy mandarynki - obieramy ich błyszczącą skórkę używając obieraczki do ziemniaków, lub małego noża. Po obraniu owoc ma zostać z białą wewnętrzną skórką, gdyż w tej części zawarte jest do 95% wartości odżywczych owocu.
6. Niektóre owoce takie jak brzoskwinie, nektarynki, czereśnie itp. mają twarde pestki, które najpierw należy wypestkować.

Różnym kombinacjom warzyw i owoców, z których mogą powstać soki można przypisać dobroczynne działanie na poszczególne organy ciała, natomiast każdy z nich działa kompleksowo na wszystkie funkcje w Twoim ciele.

Serce

Organem, który decyduje czy będziemy nadal żyć jest nasze serce. Malutki organ, wielkości zaciśniętej pięści, a jednak tak ważny do podtrzymania wszelkich funkcji życiowych. Jeśli się wyłączy, nie ma systemu awaryjnego i niestety dość często ratownikom nie udaje się nas uratować. Funkcjonuje on niezależnie od tego czy wiesz, że działa czy nie, przepompowując naszą krew. Można przeliczyć ilość uderzeń naszego serca średnio na ponad 100.000 dziennie. Serce jest szalenie ważnym organem, który mocno cierpi, kiedy się źle odżywiamy. Kłopoty z sercem zazwyczaj wynikają z niskich poziomów potasu, dlatego aby wspomóc nasze serce polecamy soki z dużą jego zawartością. Proporcje podane na 1 szklankę soku:

Szpinak, natka pietruszki, seler naciowy, marchew
¼ szklanki soku ze szpinaku i natki pietruszki
1 łodyga selera naciowego (około 25 cm)
½ szklanki soku z marchwi

Seler naciowy, jabłko
1 łodyga selera naciowego (około 25 cm)
2 jabłka.

Gruszka i jabłko - 50/50 szklanki

Marchew i burak czerwony
1 średniej wielkości burak czerwony
3-4 marchewki

Marchew, burak czerwony i ogórek
1 średniej wielkości burak czerwony
1 średniej wielkości ogórek
2-3 marchewki

Pragniemy zachęcić Cię również do wyhodowania w domu lub zakupu świeżej trawy pszenicznej. Wspaniały dostarczyciel chlorofilu - życiodajnego płynu, który wspaniale wspomaga oczyszczanie i pracę najważniejszych narządów.

Trawa pszeniczna plus marchew
¼ szklanki soku z trawy pszenicznej
¾ szklanki soku z marchwi

Trawa pszeniczna, natka pietruszki, seler naciowy, marchew
¼ szklanki soku z trawy pszenicznej i natki pietruszki
1 łodyga selera naciowego (około 25cm)
½ szklanki soku z marchwi

Trawa pszeniczna, natka pietruszki, seler naciowy, burak czerwony, marchew
¼ szklanki soku z trawy pszenicznej i natki pietruszki
1 łodyga selera naciowego (około 25cm)
½ średniej wielkości buraka czerwonego
½ szklanki soku z marchwi

Płuca, oskrzela i górne drogi oddechowe.

Dla poprawienia funkcjonowania tych organów najważniejsze jest wyeliminowanie mleka i wszelkich pokarmów nabiałowych. Są to najbardziej zaflegmiające pokarmy i płyny jakie możemy w ogóle wlać w siebie. Samo wykonywanie soków na oczyszczenie i zlikwidowanie wszystkich objawów zaflegmionych płuc, czy astmy nie wystarczy. Należałoby jednocześnie zlikwidować powód powstawania tychże zakażeń. Najważniejszym składnikiem soków na oczyszczenie płuc jest chlorofil, czyli krew/płyn życia, który płynie w naszych zielonych roślinach. Poprzez samo zjadanie roślin zielonych nie jesteśmy w zasadzie w stanie skorzystać z jego mocy, gdyż nasz układ pokarmowy nie potrafi rozbić liści na drobne cząsteczki. Jedynym sposobem jest zrobienie z nich płynów do spożycia. Świetne jest przygotowanie sobie szejków, w których jest np. mnóstwo jarmużu, lecz jeśli pragniesz aby on zadziałał od razu i dostarczył w mgnieniu oka to, co jest nam niezbędne, wyciskanie może okazać się konieczne. Sok z chlorofilu ma szalenie mocne działanie oczyszczające, dlatego też należy go mieszać np. z marchewką w proporcji ¼ szklanki chlorofilu i ¾ szklanki marchwi, aby uniknąć objawów grypopodobnych, bólu głowy lub ogólnie złego samopoczucia.

Jarmuż, Marchewka
 ¼ szklanki soku z jarmużu
 ¾ szklanki soku z marchwi

Sałata rzymska, Marchew
 ¼ szklanki soku z sałaty rzymskiej
 ¾ szklanki soku z marchwi

Szpinak, Marchew
 ¼ szklanki soku ze szpinaku
 ¾ szklanki soku z marchwi

Ogórek, Marchew
 ½ szklanki soku z ogórka
 ½ szklanki soku z marchwi

Ogórek, Burak, Marchew
 ¼ szklanki soku z ogórka

1 średniej wielkości burak czerwony
½ szklanki soku z marchwi

Arbuz ze skórką - najlepszy sok z owoców do oczyszczenia ciała i zmniejszenia obciążeń pracy naszego serca. Skórka doda jeszcze więcej cudownego smaku jak również wartości odżywczych naszym sokom arbuzowym!

Wątroba

Nawet uszkodzona w wypadku wątroba bardzo szybko potrafi odbudować brakujący kawałek. To co jest najważniejsze - odrasta sama i żaden lek czy zabieg tego nie zrobi! Właściwe pokarmy roślinne i soki z nich wyciskane pozwolą Twojej wątrobie pracować i odbudowywać się prawidłowo. Wątroba przerabia mnóstwo „śmieci", większość z nich niestety w niej zostaje, dlatego należałoby ją cały czas czyścić, a szczególnie wtedy, gdy nasze nawyki żywieniowe wcale jej nie wspierają. Najlepsze soki na oczyszczanie wątroby to:

Burak czerwony razem z liśćmi, jabłko
½ średniej wielkości buraka czerwonego wraz z jego liśćmi
1 jabłko

Mniszek lekarski, marchew
¼ szklanki soku z liści mniszka
¾ szklanki soku z marchwi

Woreczek żółciowy

Jeden z organów bezmyślnie usuwany przez lekarzy twierdzących, że można bez niego żyć. Jeśli masz jeszcze taką możliwość nigdy nie pozwól sobie nic wyciąć! Każdy element w naszym ciele ma bardzo ważną funkcję. Np. woreczek żółciowy zawiera żółć, która jest nam potrzebna abyśmy mogli:
- wchłaniać tłuszcze,
- wchłaniać witaminy rozpuszczalne w tłuszczu,
- regulować cholesterol,
- balansować hormony,
- nasmarować jelita,

- żółć zabezpiecza nas przed tworzeniem kamieni żółciowych.

Jak można komuś powiedzieć, że trzeba to wyciąć, bo nie jest potrzebne?! Jeśli nasz woreczek żółciowy nie pracuje poprawnie, możemy mu pomóc. Przede wszystkim odstawić pokarmy, których nie lubi, czyli:

- nienamoczonych orzechów, które przez naturę zabezpieczone są „inhibitorem wzrostu". Aby orzech mógł być strawiony powinniśmy go wcześniej namoczyć, pozbywając się w ten sposób tych inhibitorów,
- pokarmów tłustych, głównie pochodzenia zwierzęcego,
- a najbardziej tzw. „fast-foodów".

Podrażniony woreczek żółciowy może powodować bóle głowy. Niektóre informacje mówią, iż nawet 90% problemów z bólem głowy pochodzi z nerwu podrażnionego przez woreczek żółciowy, który rozprawia się ze złym pokarmem. Jeśli chcesz się przekonać, czy to dotyczy również Ciebie, wciśnij 3 palce 2 cm poniżej żeber i 2 cm od środka ciała po prawej stronie i potrzymaj przez 2 minuty. Zazwyczaj ból przechodzi... natomiast wróci, jak tylko niewłaściwe pokarmy dostaną się znowu do Twego ciała.

A jakie soki, mogą pomóc naszemu woreczkowi żółciowemu?

Marchew, burak czerwony, ogórek
¼ szklanki soku z ogórka
1 średniej wielkości burak czerwony
½ szklanki soku z marchwi

Jabłko plus gruszka i ich wspaniałe enzymy nazywane „pektynami"
50% jabłko
50% gruszka

Trzustka

Następny szalenie ważny organ, regulujący wiele enzymów miedzy innymi ten najbardziej znany: zwany insuliną. Trzustka może uzyskać największą od nas pomoc po zaprzestaniu połykania gotowanych posiłków, głównie mięsnych lecz nie tylko. Soki, które mogą pomóc naszej trzustce:

Marchew, Brokuł - Witamina A (Betakaroten)
¼ szklanki soku z brokuła
¾ szklanki soku z marchwi

Natka pietruszki, Szpinak, Seler naciowy, Marchew (do naprawy)
¼ szklanki soku z natki pietruszki i szpinaku
1 łodyga selera naciowego (około 25cm)
1 średniej wielkości burak czerwony
½ szklanki soku z marchwi

Melon kantalupa
- owoc nr 1 na świecie! Razem ze skórką i pestkami - najlepszy owoc na świecie jeśli chodzi o wartości odżywcze jak również enzymy trawienne!

Brzoskwinia, Jabłko 50/50

Nektarynki, Jabłko 50/50

System odpornościowy:

Czosnek - powinien w okresie jesienno-zimowym być dodatkiem do naszych soków. Niesamowite działanie czosnku opisywane jest wszędzie. Jest to naturalny sposób między innymi na obniżenie ciśnienia, na pozbycie się pasożytów i pomocy przy przeziębieniach.

Sok na poprawienie odporności:

Do szklanki soku warzywnego (wybierz swoje ulubione) lub zostań przy podstawowym „7 składnikowym" i dodaj na początek ½ ząbka czosnku. Następnego dnia dodaj więcej. Jeśli czosnek nie wpływa na to, że sok przestaje być smaczny, dodawaj coraz więcej, aż poczujesz już czosnek przebijający się nie zbyt mocno i spożywaj takie soki co najmniej 2-3 razy w tygodniu.

Soki z kiełków na system odpornościowy:

Kiełkowanie własnych nasion to wspaniała zabawa i spożywanie cudownego, żywego pokarmu. Wiele osób spożywa kiełki do sałatek i na kanapki. My pragniemy zachęcić Cię również do porządnego kiełkowania i wyciskania z nich soków. Zawierają one wspaniałe składniki wspierające funkcje układu odpornościowego, ale ze względu na ich dość słabą przyswajalność podczas jedzenia, warto jest z nich wyciskać soki.

Kiełki można hodować z:
- lucerna (alfa alfa) - nr 1 na świecie pokarm,
- trawa pszeniczna czy trawa jęczmienna,
- fasola mung, ciecierzyca,
- rzeżucha, rzodkiewka, brokuł, burak,
- pestki słonecznika, dyni.

Kiełki wspaniale komponują się w soku z jabłkiem lub gruszką i ananasem, który zawiera wspaniały enzym „bromelinę" wspierający procesy trawienne.

Tarczyca

W sprawnie funkcjonującym organizmie, takie rzeczy jak chora tarczyca nie powinny się przydarzać, ponieważ nie choruje ona od tak sobie z niczego. Wszystko jest konsekwencją naszego oddziaływania na nasze organy, a takie zabiegi jak wycinanie tarczycy nigdy nie powinny się odbywać.

Najlepsze soki na tarczycę to te z ¾ szklanki soku z marchwi i ¼ soku z:
- Trawy pszenicznej - koniecznie, jeśli Twoja tarczyca już nie pracuje poprawnie.
- Trawy jęczmiennej

Jeśli soki warzywne niezbyt Ci smakują możesz dodać do nich zieloną paprykę „green belt" lub natkę pietruszki. Papryka „green belt" to nie jest wbrew pozorom niedojrzała papryka, która a propos nie powinna być w ogóle przez nas spożywana, tylko specjalna jej odmiana, która dojrzewa i nadal jest zielona. Zawiera ona mnóstwo witaminy C i jest wspaniałym dodatkiem poprawiającym smak.

Sok, o którym piszemy też w rozdziale "Naprawianie - głodówki sokowe," jest rozrabiany wówczas 50/50 z wodą. Tutaj jednak znalazł się z powodu dużej zawartości dwóch podstawowych pierwiastków: sodu i potasu.

Najlepszy napój na kłopoty z zaśnięciem:
1 łodyga selera naciowego (około 25 cm)
2 jabłka

A na koniec najlepszy sok wspomagający osoby starsze, jak również uprawiające wyczynowo sport, który to wspomaga stawy, łagodzi stare urazy, a także zalecany jest przy kłopotach z chodzeniem:

Ananas 50% + grejpfrut 50% . Ananas ze skórką oczywiście, grejpfrut obrany tylko z błyszczącej skórki, najlepiej do wypicia na śniadanie.

Mamy nadzieję, że znajdziesz coś dla siebie spośród tej obszernej liczby soków, jakie wymieniliśmy. Są one specjalnie dobrane proporcjami, jak również składami minerałów i witamin, żeby mogły jak najszybciej i najlepiej wzmocnić dany organ, do którego zostały przypisane. Soki te zostały opracowane przez najstarszych promotorów wyciskania soków, takich jak Jay Kordich czy dr Walker, który zmarł w wieku 117 lat.

Pamiętaj! Nie jesteś tym co jesz, jesteś tym co Twoje ciało potrafi wchłonąć.

Surowe i żywe a martwe pokarmy

Po pierwszych okresach detoksykacji sokoterapią, kiedy to bolało nas ciało, mieliśmy gorączkę, czy bóle brzucha przyszedł okres wspaniałego przypływu energii. Już wiedzieliśmy, że idziemy właściwą drogą, że dzięki warzywom i owocom możemy wykreować piękne życie dla siebie i naszych najbliższych. Niestety po pewnym czasie energia znów zaczęła opadać. Pojawiły się dziwne pytania w głowie, czy oby na pewno to tak ma być? I wtedy odkrycie i zapoznanie się z niesamowitymi faktami i różnicą pomiędzy pokarmem surowym, a pokarmem żywym i nowy etap został otwarty.

Pokarm roślinny żywy - roślina, która została zerwana i spożyta do 30 min. od zerwania, lub kiełki, które są w ciągłym procesie wzrostu.

Pokarm surowy roślinny - wszystkie rośliny, które spożywamy po 30 min. od zerwania.

Różnica jest dość istotna, okazało się, że i takich i takich pokarmów potrzebowaliśmy. Wiąże się to z potencjałem energetycznym roślin, procesami wzrostu w nich zachodzącymi i ich rozwoju. Jeżeli wyrwiemy roślinę z ziemi lub zerwiemy z krzaka, odłączamy ją od źródła energii, a przechowywana przez dłuższy czas pozostaje surowa, natomiast potencjał energetyczny zmniejsza się, aż do wygaśnięcia. Inaczej się to dzieje tylko w przypadku kiełków, które powstają z różnego rodzaju nasion czy ziaren. Podczas kontaktu z wodą nabywają i wykorzystują ukrytą energię w nasionach. Otóż okazuje się, że energia zawarta w roślinach bezpośrednio zerwanych i zjedzonych jak również kiełków była tym brakującym elementem w naszym sposobie odżywiania. Kiełki nie wymagają od nas żadnych specjalnych warunków, oprócz wymiany wody dwa razy dziennie i może trochę światła słonecznego i to wszystko. Moc zawarta w nasionach czy ziarnach jest niesamowita!

Następną propozycją jest tworzenie w każdym możliwym miejscu własnych ogródków. Mogą to być nawet donice w oknach czy na balkonach, ogródki z tyłu bloku, jak również własne działeczki, czy ogrody. Moc życiodajnych pokarmów pochodzi stamtąd. Kiedy zjesz sałatkę, czy wyciśniesz sok z własnych roślinek, zerwanych przed chwilą, to poczucie satysfakcji z tego wzmocni jeszcze bardziej zdrowotne właściwości tych pokarmów. Do tej grupy pokarmów zaliczamy też trawę, tą zwykłą, która rośnie u Ciebie w ogródku, ale głównie trawę pszeniczną czy jęczmienną.

Jedną z najważniejszych właściwości surowych i żywych pokarmów jest to o czym niewiele osób wie czyli to, że zawierają one idealną dla nas wodę, którą nazywamy strukturalną.

Pokarmy surowe mogą być również „zahibernowane", otóż można je zamrozić lub wysuszyć w suszarce czy specjalnie przeznaczonym do tego dehydratorze w temperaturze nie wyższej niż 48⁰ C. Procesy te mogą pozbawić nasze roślinki wody, natomiast nie pozbawią ich życia. Są to dwa wspaniałe sposoby na przechowywanie naszego pokarmu na sezon zimowy. Suszenie jest na tyle skutecznym procesem, że takie produkty mogą być przechowywane przez lata, a nawet wieki. Znaleziono nasiona zbóż w piramidzie sprzed 3 czy 4 tysięcy lat, zasadzone w ziemi wykiełkowały i dały plony!

Przypominamy raz jeszcze, że każdy proces działania temperaturą na nasze pokarmy czyli blanszowanie, pasteryzacja, sterylizacja, UHT itp. sprawia, że stają się bezwartościowe. Dlatego tak ważne jest spożywanie zarówno roślin żywych, jak i surowych, nawet jeśli były one wcześniej wysuszone czy zamrożone.

Powróćmy w tym miejscu do podziału produktów spożywczych na grupy. Chyba każdy z na słyszał kiedyś o piramidzie żywieniowej. Jest to pewien sposób przekazywania dla nas informacji, w jaki sposób według rządzących powinniśmy się odżywiać i jakie produkty powinny się znaleźć w naszej diecie.

Najpierw co to są normy żywieniowe według wikipedii. Normy żywienia - przyjęta na podstawie badań ilość energii i składników odżywczych wystarczająca do zaspokojenia znanych potrzeb żywieniowych praktycznie wszystkich zdrowych osób w populacji. Spożycie zgodne z określonymi w normach ma zapobiec chorobom z niedoboru energii i składników odżywczych, a także szkodliwym skutkom ich nadmiernej podaży. Należy pamiętać, że normy opracowywane są dla grup ludności, a nie dla poszczególnych osób i przeznaczone są dla ludzi zdrowych. Osoby chore powinny stosować się do zaleceń żywieniowych wyznaczonych przez lekarza specjalistę. Normy żywienia człowieka stosowane są w wielu dziedzinach związanych z żywnością i żywieniem, w tym przede wszystkim w:
- ocenie stanu odżywienia indywidualnego, grupowego i populacyjnego,
- planowaniu posiłków i całodziennego wyżywienia w żywieniu indywidualnym oraz grupowym,
- planowaniu i monitorowaniu podaży żywności w skali krajowej.

Czyli normy żywieniowe „przeznaczone są dla ludzi zdrowych". A kto zastanawia się i opracowuje normy, dla osób czujących się źle? Lekarze nazywają ich chorymi.

Ale my przecież wiemy, że lekarze nie posiadają takich informacji kiedy skończą studia medyczne! To kto to ustala? A no nikt. Nikt nie ustala co chory w szpitalu ma zjeść na podstawie jego indywidualnego stanu zdrowia, zapotrzebowania czy czegokolwiek. Posiłki są ustalane na podstawie budżetu danego szpitala! Pójdźmy dalej... Czy nie zastanawiało Cię nigdy to, kto i w jaki sposób te normy żywieniowe ustala dla Polski? Na jakiej podstawie te normy są ustalane i w powiązaniu z czym? Otóż normy żywieniowe w Polsce na przykład są ustalane na podstawie norm Europejskich, a te ustalane są na podstawie norm Amerykańskich! Rozumiesz? Amerykanie ustalając swoje normy jednocześnie dają podstawy do norm żywieniowych w zachodniej Europie i w Polsce!

A wiesz kto zasiada w radach ustalających normy w USA? No zgadnij! Trzy czwarte osób z rady pochodzi lub ma bezpośrednie powiązania z przemysłem mięsnym, mlecznym i koncernami medycznymi. Czy już zaświeciło Ci się światełko? Czy myślisz, że są to fachowcy, którzy są bezpośrednio zainteresowani zdrowiem człowieka, czy raczej interesami przemysłów, które reprezentują? Kiedy się o tym dowiedzieliśmy doznaliśmy szoku. Cała piramida żywieniowa ustalona przez przedstawicieli przemysłu, który produkuje to jedzenie. A czego moglibyśmy się spodziewać? Oczywiście, że będą nam przekazywane informacje żebyśmy jedli mięso, pili mleko i w konsekwencji doprowadzili niestety do trwałych uszkodzeń naszego ciała i chorób tzw. cywilizacyjnych. Dokładnie jak to działa, dowiesz się z filmu: „What the health", który udostępniliśmy na naszym kanale. Zapraszamy!

Czyli ci fachowcy określają, jak wcześniej wspomnieliśmy, piramidę żywieniową i określają tzw. 5 grup produktów (niektóre piramidy mogą być rozbudowane do 7) ale sprowadzają się one tak naprawdę do pięciu:

1. mięso, ryby - czyli wieprzowina, wołowina, kotlety, karkówka, kurczaki czy łosoś, itd...,
2. mleko i jajka - czyli mleko, jego przetwory: sery, jogurty i dorzucamy do tego jajka;

3. pieczywo, makarony, ryż, kasza ,
4. warzywa i owoce,
5. nasiona, orzechy, kiełki, oleje.....

Jeśli spożywalibyśmy pokarmy tylko z pierwszych 3 grup, czyli pokarmy martwe: pozbawione enzymów i życia, nikt z nas nie przeżyłby do wieku 25 lat. Jeśli dołączamy do jedzenia z pierwszych trzech grup chociaż troszkę pokarmów z grupy 4 i 5 na surowo, to nasze biedne ciało może być męczone jeszcze przez kolejne 20-30 lat. Niestety w tym momencie, a często dużo wcześniej odmawia nam ono posłuszeństwa i zaczynają się tzw: „przewlekłe choroby". Nie są to żadne choroby, jak nazywają to lekarze, są to po prostu objawy złego odżywiania i zatrucia organizmu. Objawy, które prowadzą nas do cukrzycy, nowotworów, zawałów, nadciśnienia, które często kończą się przedwczesną śmiercią w okropnych bólach.

Ale zastanówmy się teraz po co zjadamy pokarmy z grupy pierwszej? Czy to nie jest tak, że przekazano nam, że pokarmy grupy pierwszej spożywamy dla białka? Zastanówmy się co to jest białko i jak powstaje?

Białko

Według wikipedii: białka - wielkocząsteczkowe biopolimery, a właściwie biologiczne polikondensaty, zbudowane z reszt aminokwasów połączonych ze sobą wiązaniami peptydowymi -CONH-. Występują we wszystkich żywych organizmach oraz wirusach. Synteza białek odbywa się przy udziale specjalnych organelli komórkowych zwanych rybosomami. Oczywiście język tak zagmatwany dla człowieka, który nie skończył studiów medycznych, aby ten nic nie rozumiał. Dlatego postaramy się rozłożyć to na czynniki pierwsze. Otóż białka powstają z połączenia pewnych składników zwanych aminokwasami. Te cząsteczki występują już w naszych ciałach. Występują, ale nie są pełne, tzn. aby stworzyć cząsteczkę białka potrzebujemy 20 aminokwasów, a nasze ciało wytwarza 12 z nich. Czyli logiczne założenie jest takie, iż potrzebujemy dobrać sobie te brakujące 8 z zewnątrz i mamy możliwość stworzenia cząsteczki białka. Teraz, jako ciekawostkę pragniemy podać, iż azot zawarty w powietrzu posiada takie możliwości, że bakterie zawarte w naszych górnych drogach oddechowych mogą zamienić azot na białko i już jest po sprawie. Zaraz, zaraz powiesz, tzn. że wdychając powietrze możemy wytwarzać własne białka? Otóż tak, dzięki nowoczesnej technice naukowcy już to wiedzą. Natomiast nam przekazuje się nadal, że aby mieć białko, musimy jeść białko! Ponieważ inne zwierzęta mają jakąś ilość aminokwasów, człowiek wymyślił sobie, że pobierze te aminokwasy poprzez jedzenie tych istot. Ani nie zwraca się uwagi na to jakie są to aminokwasy, ani na to czy mogą wpłynąć na stworzenie białka w naszym ciele. Nie działa to w ogóle w ten sposób i jest to wciąż ukrywane.

To jak to jest, komu na tym zależy abyśmy jedli mięso? Przemysłowej produkcji mięsa zależy na rynkach zbytu, a przemysłowej uprawie roli zależy na tym abyśmy jedli więcej mięsa, ponieważ uprawiają ziemię i zbierają plony, aby nakarmić zwierzęta hodowlane. 75%, a niektóre dane podają nawet, że 90% upraw rolnych jest prowadzonych po to aby nakarmić zwierzęta hodowlane. 75%! Czy zdajesz sobie sprawę, jak to jest skonstruowane? Według danych pochodzących z USA, produkują oni tyle zbóż rocznie, że mogliby wyżywić nimi 800 mln ludzi. Przy populacji 323 milionów jest to prawie 2 i pół raza więcej niż obywateli Amerykańskich licząc noworodki, które nie spożywają jeszcze tych upraw. Plus Ameryka sprowadza do swego kraju drugie tyle, aby tylko wyżywić swoje bydło.

Czyli jak to się odbywa? 7 miliardów żywych, hodowanych zwierząt w Ameryce zjada 5 razy więcej zbóż niż cała populacja amerykańska. Następnie te zwierzęta spożywają również inne rośliny. Przeliczono zatem ilość białka roślinnego jaką zwierzęta hodowlane zjadają w procesie produkcji z tychże roślin. Jest 41 ton, tylko po to aby wyprodukować 7 ton białka, które sprzedaje się nam później do konsumpcji (nie pomyl tutaj kilogramów masy ciała tych zwierząt, zajmujemy się tutaj tylko samym „białkiem"). Czyli do uzyskania 1 kg białka zwierzęcego, zwierzęta te muszą zjeść około 6 kg białka roślinnego, które to mogłoby znaleźć się na naszych talerzach bezpośrednio.

Przeliczono również ile energii zostaje zużyte na wyprodukowanie jednej kilokalorii energii przeznaczonej dla człowieka. Składa się na to wiele czynników, ale wygląda to tak, że aby dostarczyć człowiekowi 1 kilokalorię, na produkcję zużywa się średnio 28 kilokalorii energii!

Pójdźmy dalej: woda. Produkcja hodowlana zwierząt odpowiada za zużycie 87% wody w USA. Zwierzęta zużywają do picia zaledwie 1.3%

tej wody, natomiast cała reszta jest zużywana do produkcji jedzenia dla zwierząt i wszystkich procesów z tym związanych. Dlatego wyprodukowanie 1 kg wołowiny pochłania aż 100,000 litrów wody! Dla porównania do wyprodukowania 1 kg białka roślinnego dla człowieka potrzeba zaledwie 1,000 litrów. Stąd wiele obszarów w USA staje się już pustynią.

Następną sprawą jest zużycie ziemi i pierwiastków w niej zawartych. W USA około 90% ziem uprawnych traci swoje właściwości w tempie 13 razy większym niż zakładają jakiekolwiek normy. W niektórych stanach zużycie ziemi jest tak wielkie, iż w ostatnie 150 lat, kiedy masowo uprawia się tam zwierzęta zniknęło już ponad 50% życiodajnej ziemi, która formowała się przez tysiące lat! Nie da się określić dewastacji przyrody ciągle dostarczanymi odchodami tych zwierząt, zatrucia powietrza, jak również procesów tworzenia gazów cieplarnianych powstających z odchodów i gazów wytwarzanych przez te zwierzęta... i po co? Po to, żeby zapewnić człowiekowi białko, które może być uzyskane w zupełnie inny, kilkanaście razy tańszy i bez zagłady środowiska sposób.

To o co chodzi z tym białkiem i dlaczego statystycznie nagle zaczęliśmy jeść aż tyle mięsa? Czy to nie jest tak, że możemy sobie zaszkodzić, spożywając zbyt małe ilości białka? Otóż absolutnie NIE. Czy wiedziałeś, że nie istnieją choroby z niedoboru białka? TAK! Nie istnieją takie schorzenia, objawy czy jak nazywają to lekarze choroby. Jedyną rzeczą, którą nas straszą to niedożywienie! Możesz zapytać lekarza czy mogę zachorować na cukrzycę, mieć zawał czy inne straszne, dziesiątkujące populacje schorzenia z niedoboru białka, to odpowie Ci, że nie. Niedożywienie to jest kolejna fikcja wykreowana przez przemysł spożywczo-chemiczny. A co to znaczy niedożywieni? No cóż jest to pewien pierwotny stan umysłu, który był nam wpajany przez kilka tysięcy lat przez ekipy rządzące. A głównie ten widok, pokazywany nam na okrągło, obozów koncentracyjnych czy głodujących dzieci w Etiopii, tak bardzo wrył się w naszą podświadomość, że uwierzyliśmy, iż lepiej zjeść więcej na zapas, niż mamy tak wyglądać jak Ci z obozów koncentracyjnych. To było łatwe, raz na jakiś czas kilka zdjęć lub filmów głodujących ludzi i już lecimy do sklepów i kupujemy na potęgę!

Należałoby tutaj wspomnieć o pokoleniach z czasów przedwojennych, wojny i powojennych. Były to czasy olbrzymich niedoborów żywności. Nasi dziadkowie całe życie podkreślali, że mięso było od święta, mogło być raz na tydzień a w niektórych domach raz na miesiąc. Królowały warzywa i owoce, zbierane i konsumowane sezonowo, ale też każdy przygotowywał się jak mógł na zimę robiąc zapasy. Te pokolenie jest silne, nasi dziadkowie mają dzisiaj 90 lat i powyżej. I to nie dlatego, że jedli wszystko, jak to się niektórym wydaje, ale dlatego że jedli mało, bo mało mieli pokarmów pochodzenia zwierzęcego. Warto też przypomnieć sobie nawet czasy PRL-u, kiedy to żywność przez 8 lat była na kartki. Spożywaliśmy dużo mniej mięsa niż dzisiaj i wszyscy żyliśmy i czuliśmy się dużo lepiej. Nikt praktycznie nie słyszał o nowotworach, nikt nie słyszał o tym, aby ktoś umarł z niedojedzenia, czy braku białek zwierzęcych! Na półkach w sklepach nie było praktycznie nic, jedliśmy warzywa, owoce, kasze i żyliśmy w zdrowych i wesołych ciałach. Największe talony przysługiwały górnikom, którzy mogli wykupić do 7 kg mięsa na miesiąc, czyli dwukrotnie więcej niż zwykli robotnicy (3.5 kg) i trzy razy więcej niż rolnicy i młodzież (2.3 kg). Młodzież, o której się bezmyślnie mówi, że potrzebuje dużo białka bo właśnie rośnie. A dzisiaj średnio spożywamy ponad 70 kg mięsa rocznie wliczając w te normy niemowlaki, które tego mięsa nie spożywają. Czyli można by założyć, iż dorosły mężczyzna zjada około 100 kg mięsa rocznie wliczając w to ludzi, którzy mięsa w ogóle nie jedzą, jak i tych co jedzą tego mięsa nawet 200 kg rocznie! I niezależnie jak wielkie czy mniejsze liczby wychodziłyby nam statystycznie nie zmienia to faktu, iż to nas zabija. Według niezależnych naukowców każdy kilogram mięsa nas zabija. Nie dostarcza nam żadnych składników odżywczych, ani grama białka i tworzy w naszym ciele ogromne spustoszenie. Wciskają nam to, że człowiek od zawsze jadł mięso i tak musi być.

Szalenie ważna informacja na temat białka to to, że zawartość białka w mleku karmiącej matki jest procentowo najmniejsza ze wszystkich karmiących zwierząt na świecie. Czyli jeżeli białko byłoby tak niezbędnym elementem, to czy natura nie wyposażyłaby matki w odpowiednio większą ilość białka niż ma w tym momencie?

Wybacz jeśli wrzuciliśmy zbyt wiele statystyk w tej części książki, ale wydawało nam się to bardzo ważne, abyśmy mogli przekazać Ci jedną z tajemnic długowieczności.

Przestań jeść mięso, a będziesz żył długo i w zdrowiu do końca życia.

Przemysł chemiczny też jest zainteresowany abyśmy zjadali mięso, ponieważ istnieje mnóstwo nazwanych przez nich chorób, które są spowodowane jedzeniem właśnie mięsa i które oni będą mogli leczyć w nieskończoność! O tym rozpisywaliśmy się już wcześniej. Do tego doszedł olbrzymi przemysł odżywek dla kulturystów, który też ma na celu aby przetrwać na rynku... i wiele innych instytucji, które nie miałyby sensu istnienia, jeśli nagle przestalibyśmy kupować mięso.

Białko zwierzęce nie zamienia się na białko, to jak to działa?

Natura ma wszystko zaplanowane. Spożywając surowe warzywa, owoce i nasiona czyli pokarmy z grupy 4 i 5 dostarczamy sobie odpowiednią ilość aminokwasów do stworzenia połączeń białkowych. Są to idealne aminokwasy, które pasują jak ulał do tej układanki. Jedząc cały dzień zielone pokarmy liściaste, albo na przykład bób, dostarczamy sobie można powiedzieć nawet za dużo tych „białek". Są one jednak łatwo usuwane z naszego organizmu w przeciwieństwie do tzw. „białek zwierzęcych".

Jedząc surowe i żywe pokarmy roślinne dostarczamy sobie oczywiście pokarmów żywych pełnych enzymów, które zapewniają nam życie. Czyli raz jeszcze:

Żywy pokarm = żywe ciało, Martwy pokarm = martwe ciało.

Ryby

Ryby, teraz ryby... Powiedziano nam, że ryby mają dużo omega 3, które to jest ważne dla nas, dla poprawnego funkcjonowania. Są zdrowsze, bo nie zawierają tak dużo kwasów nasyconych jak inne zwierzęta, które zjadamy i dlatego większość z nas rzuciła się na ryby. Niestety po raz kolejny wprowadzono nas w błąd zatajając bardzo ważne informacje na temat ryb. Z powodu ogromu zanieczyszczeń w naszych morzach, oceanach i innych zbiornikach wodnych, ryby są równie szkodliwym pokarmem. Jak gąbki wchłaniają one te zanieczyszczenia i przenoszą na nas ludzi poprzez spożywanie ich. Zawartość rtęci w rybach jest tak olbrzymia, iż nie powinny one w żaden sposób być nam sprzedawane. Oprócz tego te hodowane na skalę przemysłową karmione są najgorszym możliwym pokarmem połączonym z antybiotykami i szczepionkami, bo inaczej nie mogłyby tak szybko rosnąć.

Mleko

A mleko, po co pijemy mleko? Większość odpowie dla wapnia. Wapń oczywiście został nam sprytnie przedstawiony jak ten najważniejszy składnik mleka. Mało kto tylko zapytał co dzieje się z naszym ciałem, gdy wlejemy w nie tą białą truciznę. Truciznę tak silną i uzależniającą, że ciężko się od niej uwolnić. Mleko w ostatnich 20 latach zostało przejrzane wzdłuż i wszerz przez niezależnych naukowców i są niezbite dowody na to, że jest ono bezpośrednim czynnikiem wpływającym na raka piersi, szyjki macicy, jak również prostaty. Mleko także zaflegmia nasze śluzówki, zakleja górne drogi oddechowe, powoduje zapalenia gardła, migdałków, oskrzeli, płuc, astmę i większość chorób u dzieci od momentu kiedy niedoinformowani rodzice zaczynają nim karmić swe biedne dzieci.

Nasza przygoda z synem jest dla nas 100% dowodem na te działanie. Otóż miał on od maleńkości duże kłopoty z w/w objawami. Wciąż nam kaszlał, zapadał na zapalenia oskrzeli i chorób górnych dróg oddechowych. Dodatkowo miał jakieś polipy w nosie, które z niewyjaśnionych powodów tam się pojawiły i przeszkadzały mu całkowicie oddychać przez nos. Poza tym ciągle zaczerwienione migdałki i nieustający katar, a my zrozpaczeni, nierozumiejący tego rodzice. Wtedy jeszcze odżywialiśmy się jak ludzie wokół nas i tych polipów z nosa staraliśmy się pozbyć np. laserowo, chodząc od lekarza do lekarza, martwiąc się cały czas, że nasz syn którejś nocy się udusi. Podchodziliśmy niejednokrotnie w nocy sprawdzając czy nadal oddycha. Koszmar! Podczas kolejnej wizyty u lekarza rodzinnego zapadła też decyzja odnośnie migdałków, że są do wycięcia. Nie chcieliśmy tego zrobić od razu i daliśmy sobie jeszcze jedną szansę udając się do pewnego naturopaty w Białymstoku. Po krótkich oględzinach stwierdził coś co było dla nas szokiem. Wszystkie objawy jakie ma wasz syn są spowodowane mlekiem i jego pochodnymi: serkami, twarogami, masłem, itd... i jeśli zależy wam na jego wyzdrowieniu powinniście natychmiast odstawić te pokarmy z jego diety. Zlitujcie się również nad swoim synem i nie okaleczajcie go wycinając migdały. To są szalenie ważne elementy układu immunologicznego naszego ciała. Jest to pierwsza linia obrony, jak również ważny element funkcjonowania układu limfatycznego.

Nie wiele z tego wtedy rozumieliśmy, ale ta przestroga zadziałała. Ale jak odstawić nabiał? A co z kośćmi, co z zębami, skąd on weźmie wapń aby to zbudować? Dodatkowym zaleceniem było również odstawienie pokarmów mięsnych, jak również wprowadzenie dużej ilości zielonych warzyw do naszej diety. Z tym ostatnim było w miarę OK, ale jak odstawić mięso? To co jeść, same roślinki?

Po powrocie do domu zdecydowaliśmy, że wprowadzimy rośliny, pozostaniemy z mięsem, ale w mniejszych ilościach i wyeliminujemy cały nabiał na początek na 3 miesiące. Na rezultaty nie trzeba było czekać! Coś co nie dawało nam spać przez kilka dobrych lat, coś na co wydaliśmy masę pieniędzy, coś co mogło bezmyślnie okaleczyć naszego syna na zawsze skończyło się po zastosowaniu tak prostego zabiegu jak odstawienie nabiału z jego życia. Jeśliby tylko ludzie wiedzieli, jeśli by tylko wiedzieli!

Mleko to dzisiaj bliżej nieokreślony biały płyn sprzedawany ludziom w kartonie, plastikowej butelce czy w proszku dla dzieci jest dla nas niesamowitą trucizną. Zawarta w nim kazeina zamienia się na wredne białko w naszych ciałach i niszczy nasze zdrowe komórki zwłaszcza u naszych ukochanych dzieci. I po co? Dla tego nieszczęsnego wapnia, którego w marchwi jest 2.5 razy więcej niż w mleku. Mleko ma również druzgocące skutki jeśli chodzi o cukrzycę i osteoporozę. Wiele osób nie wie, ale mleko dostając się do naszego ciała, wyciąga wapń z naszych kości. TAK! Wyciąga wapń i powoduje osteoporozę. W krajach gdzie mleka spożywa się najwięcej takich jak USA jest jednocześnie najwięcej ludzi, którzy mają osteoporozę, kłopoty z uzębieniem i największą liczbę złamań. A przecież powinno być odwrotnie. Jak widzisz znów wpuszczono nas w kanał i nikt nie podaje nam ręki aby nas z niego wyciągnąć. Jednym z najważniejszych jednak problemów spożywania mleka innych zwierząt jest fakt, że te mleko jest przeznaczone dla innych stworzeń. Jest ono przeznaczone dla malutkiego cielaka, który rodzi się najczęściej o masie ciała, w zależności od rasy od 30-48 kg. Dzięki piciu mleka od krowy może on rosnąć w szaleńczym tempie nawet 2-2,5 kg dziennie i stać się wielkim bykiem o wadze nawet 1300 kg w okresie mniej więcej 2 lat! Nie zdajemy sobie sprawy jakiego rodzaju hormony wzrostu przekazywane są w mleku krowy dla cielaka. To jest jakby nasze małe dzieci karmić każdego dnia laską dynamitu i patrzeć jak rozsadza ich ta dawka materiałów wybuchowych. Człowiek przecież rodzi się z masą średnio 4 kg, a po dwóch latach przeciętna oczekiwana waga to 12-13 kilogramów. Dodatkowym problemem jest fakt, że dzisiejsze krowy mleczne są zaciążane cały czas. Krowie odbierany jest cielak tuż po urodzeniu, po to aby nie wysysał on kasy dla producenta białej śmierci i krowa po bardzo krótkim czasie, bo zaledwie 2-3 miesiące od urodzenia znów jest mechanicznie zapładniana. Robi się to po to aby miała mleko przez cały czas. W naturze po okresie 9 miesięcy naturalnej ciąży krowy wydają na świat cielaka i karmią je mniej więcej do okresu 7-8 miesięcy i koniec. Ciele ma w tym czasie już być na tyle samodzielne, że ma jeść samo bez pomocy mleka matki i mleko zanika. Krowa w naturze mogłaby żyć średnio 20 lat, natomiast te produkcyjne żyją zaledwie 5 do 7 lat! Ale co z tym zapłodnionym mlekiem? Otóż dojna krowa, która ma już w sobie rozwijający się nowy płód zaczyna produkować niesamowite ilości estrogenów żeńskich dla nowego płodu, a one przedostają się do mleka i człowiek spożywa je każdego dnia. Mit krowiego mleka, rozdmuchiwany przez lata i reklamowany jako napój dający siłę, czy inne benefity, doprowadza jedynie do tego, że skracamy sobie życie każdego dnia. Można by się zastanowić dlaczego człowiek wybrał sobie mleko krowy a nie np. mleko swojego psa czy chomika, bo w zasadzie jakie to miałoby znaczenie. Mleko psa jest dla szczeniaków, mleko chomika jest dla chomiczków, mleko człowieka jest dla niemowląt, a mleko krowie jest dla cieląt i tak powinno to być zachowane, abyśmy mogli myśleć o długowieczności!

Jajka

Co to jest jajko? Jajko to według naturalnego procesu menstruacyjnego niezapłodnione jajo kury. Coś co stało się pokarmem człowieka jakiś czas temu, a mocno promowane przez ostatnie lata stało się nieodłącznym dodatkiem większości potraw. Jajko raz jest zabraniane, a raz promowane, ponieważ raz na jakiś czas pojawia się ktoś lub jakaś instytucja, która albo pragnie zniszczyć produkcję jaj albo chce, żeby ona kwitła. Wyniki wieloletnich badań są jednoznaczne, jajko nam szkodzi i to bardzo. Zmienia się natomiast interpretacja jak również interpretujący te wyniki. Naszą wiedzę na ten temat nie czerpiemy oczywiście z jednego tylko źródła i nie są to opłacone przez kogoś badania, które mają na celu wprowadzenie jakiegoś nieznanego nam zamiennika jajka. Czyli tym bardziej obwinianie nas i tych, którzy pragną się przebić z tą informacją do jak najszerszej grupy odbiorców jest co najmniej niezrozumiałe. Są to informacje kontrowersyjne, ale pragnęliśmy się z Tobą drogi czytelniku tym także podzielić. Otóż jajko jest tak samo jak mięso innym stworzeniem, lub możliwym zarodkiem innego stworzenia. Dlatego wprowadzanie go do naszego ciała jest nienaturalnym obrzędem i może jedynie sprawić, że będziemy mieli jakieś schorzenia. Pojawiło się w Polsce wrażenie, że jajko w jakiś sposób może mieć powiązanie z leczeniem cholesterolu. Jest to niesamowicie sfabrykowany slogan niemający nic wspólnego z rzeczywistością, ale zanim pomyślisz, że jest inaczej pozwól, że przekażemy Ci w bardzo prosty sposób jak to działa. Zacznijmy od tego jak powstaje jajko kury. Otóż pomimo pewnych malutkich różnic, powstaje ono tak samo jak jajeczko w jajnikach kobiety. Jajeczko takie przedostaje się do macicy i tam czeka na zapłodnienie. Jeśli ono nie nastąpi, jajeczko takie zostaje wydalone. Tak też jest i u kury, niezapłodnione jajko zostaje przez nią zniesione. Chociaż nie wygląda to dokładnie tak samo jak miesiączka kobiety, której to towarzyszą krwawe upławy, jajko jednak jest okresem kury. W naturze kura produkuje mniej więcej 10-12 jaj rocznie, dokładnie tak samo jak kobieta. Zaledwie część z nich ma możliwość zapłodnienia przez koguta. Chociaż niektóre gatunki kur hodowanych dla jaj, nieżyjące jednak w naszej części świata, znoszą co prawda do 60 malutkich jajeczek rocznie, to zniesienie 300 a nawet 350 jaj rocznie nie jest dla kur w żaden sposób naturalne. Kury jako jedne z pierwszych zostały zniekształcone genetycznie. A teraz tak dużo się mówi o GMO i genetycznej manipulacji i jakie to jest dla nas złe. A co z kurą? Ptakiem, który jak każdy inny jemu podobny gatunek ptaka, był przez naturę wyposażony w system rozmnażania oparty o zniesienie 12 jaj rocznie.

Powstawanie i zniesienie „pustych" niezapłodnionych jaj jest procesem owulacji i menstruacji tak jak u innych gatunków zwierząt i ludzi. Nasza decyzja, żeby to jeść jest obrzydliwa. Czemu na przykład nie jemy okresu psa, czy krowy, skoro jesteśmy smakoszem tego typu potraw? Otóż ludzie szybko przekonali się, że jeśli zaczną podbierać jajko zniesione przez kurę, ona znosi następne najszybciej jak się da i można tak w nieskończoność. Dlatego przez dziesiątki lat produkowano kury znoszące coraz większą ilość jaj rocznie, pomijając całkowicie fakt przez jaki ból przechodzi kura aby stworzyć jedno jajko. Pragniemy tylko zwrócić się do naszych czytelniczek z porównaniem i informacją, że kura przechodzi miesiączkę każdego dnia w roku. Czy możecie sobie wyobrazić, jak to jest, mieć codziennie okres, tylko po to aby „kosmici" mogli zjeść go na śniadanie.

No, ale o co chodzi z tym cholesterolem, czy wzrasta, czy nie? Czy jedzenie jaj wpływa na podwyższenie cholesterolu w naszym ciele, a jak powstaje płytka miażdżycowa i z czego? Okazuje się, że częste spożywanie jajek jest w swej szkodliwości porównywalne do palenia papierosów. W takim samym bowiem stopniu jest zagrożeniem dla serca. Przyspiesza rozwój miażdżycy, która jest jedną z głównych przyczyn zawału serca. Autorem badania potwierdzającego tą straszną dla amatorów jedzenia jajek tezę, którą podzielił się na łamach naukowego pisma „Atherosclerosis" jest dr David Spence z University of Western Ontario. Zbadał on cholesterol z żółtka oraz substancje zawarte w papierosach, które upośledzają układ krążenia. Po ich porównaniu sprawdził, jak działają na naczynia krwionośne. W jego eksperymencie wzięło udział ponad tysiąc osób. Co się okazało? Zmiany miażdżycowe w wewnętrznych ściankach tętnic szyjnych były groźne zarówno u osób jedzących duże ilości jaj, jak i palących papierosy. To może być bezpośrednia przyczyna zawału serca oraz udaru mózgu. Już słyszymy te głosy, ale bardzo znani ludzie w Polsce zachęcają do jedzenia jajek. Sami je jedzą i świetnie się czują! No właśnie czy oby są z nami do końca szczerzy i przekazują rzetelnie te informacje? Większość badań przeprowadzonych na jajkach brało oczywiście pod uwagę jedzenie jaj smażonych czy gotowanych. Czyli całość była martwa, tak jak mięso spożywane przez większość naszej populacji. To te jajka miały ten okropny wpływ na zmiany miażdżycowe i choroby układu krążenia u badanych.

No, a co z jajkami, a może dokładniej z żółtkiem, spożywanym na surowo? Otóż na ten temat nie prowadzi się badań, lub my na takie nie trafiliśmy. Niektórzy orędownicy jedzenia jaj pewnie założyli, że skoro nikt nie przebadał i nie stwierdził, że szkodzą, to można jeść i cieszyć się z jedzenia okresu innego zwierzęcia w formie nawet surowej. Czy surowe żółtko może powodować spadek cholesterolu we krwi, a jeśli tak to dlaczego? Otóż NIE. Cholesterol może się podnieść w naszym ciele z powodu zapalenia np. zęba, czy jakiegokolwiek innego organu. Jest on w zasadzie strażnikiem w naszym ciele. Nie powinien być leczony bo on nie „jest chorobą". A żółtko z jajka kury nie jest lekarstwem, ani żadnym czynnikiem, który taki spadek mógłby powodować. To leczenie cholesterolu jest utopią, a nie to że jest podwyższony. Kiedy Twój cholesterol jest wysoki, oznacza jedynie tyle, że w Twoim ciele jest stan zapalny. Stan zapalny w zdrowym ciele, może być spowodowany jakimkolwiek urazem, wirusem, czy obcymi bakteriami a także spożyciem gotowanego jedzenia. Dlatego podczas badań wykonywanych w laboratoriach przez naukowców badających osoby spożywające gotowane czy smażone jajka stwierdzono, że cholesterol wzrasta poprzez powstające zapalenie. Ten cholesterol nie wzrośnie, kiedy zjesz surowe żółtko, gdyż jest ono właśnie surowe i nie wywołuje zapalenia, ale nie jest ono na pewno lekarstwem na obniżenie cholesterolu. Jeżeli masz za wysoki cholesterol, wystarczy, że przestaniesz jeść gotowane pokarmy, a zapalenia znikną i cholesterol nie będzie potrzebował się podnosić. Podsumowując, jedzenie surowych żółtek nie zostało nadal dobrze zbadane, ale nie podnosi cholesterolu, ponieważ nie wywołuje zapalenia, ale czy to oznacza, że nam nie szkodzi? Oczywiście, że szkodzi, ponieważ nie sam cholesterol jest wyznacznikiem naszego stanu zdrowia! Jajko, czyli okres kury nie jest nam do niczego potrzebne, ponieważ kura nie produkuje niczego ponad to co moglibyśmy sobie dostarczyć spożywając pokarmy roślinne. W hodowli przemysłowej kura karmiona jest najgorszej jakości przerobioną mączką, która powstaje w procesie mielenia zbóż, martwych kur i innych zwierząt, a także szczepionek i antybiotyków. Dlatego też produkuje ona chore i trujące nas jajka. Jest to oczywiście tylko częściowy opis problemu, a raczej dołożenie informacji do toczącej się debaty co było pierwsze jajko czy kura. A mówiąc poważnie czy jajko jest zdrowe, czy raczej szkodzi.

Chorobą, która powstaje bezpośrednio po zetknięciu się z zarażonym jajkiem, która co roku atakuje coraz więcej osób na świecie, jest salmonella. Według danych urzędu statystycznego w 2015 roku w Polsce 10.025 zachorowało osób na salmonellę. Czy to jest mały, czy duży problem sam oceń drogi czytelniku... w USA w tym samym okresie zachorowało 142.000 osób. Śmiertelność na tą chorobę jest duża, a mogłaby w ogóle nie istnieć. W Polsce co roku umiera na nią około 13-17 osób, które myślały, że jajko jest dla nich zdrowe i pożywne. Dla zrozpaczonych rodzin to mógł być ojciec, matka, a może niewinne dziecko i z pewnością mogliby żyć dużo dłużej, gdyby wyeliminowali ze swojego życia ten idiotyczny nawyk jakim jest jedzenie okresu innych zwierząt. Jak widzisz jest to poważny problem i nie jesteśmy w stanie zrozumieć jaki jest cel zachęcania do jedzenia jaj w Polsce przez pewne osoby i instytucje. Ale jest to temat do zbadania, a przede wszystkim zastanowienia się, dlaczego tak się dzieje? Dlaczego nie powstała jeszcze w Polsce debata na temat 10.000 poważnie chorych ludzi, którzy po zetknięciu się z tą śmiertelną chorobą niepotrzebnie cierpią? Jest natomiast debata: czy jajko podnosi czy obniża cholesterol?

Podsumowując zatem dwie pierwsze grupy produktów zalecane nam do spożycia przez podstawione grupy ekspertów, musimy stwierdzić, że celem musi być albo eliminacja części społeczeństwa, albo niewiedza i wybiórcze podejście do wyników badań oraz statystyk. Na to wszystko tylko w zaułku czeka przemysł chemiczny (farmaceutyczny), który już zaciera ręce na rzesze nowych chorych, którzy będą szukać pomocy. Oczywiście na tych paru stronach naszej książki nie jesteśmy w stanie przedstawić całego problemu spożywania pokarmów zwierzęcych i ich pochodnych, ale jeśli nadal będziesz z nami i nas obserwował, będziemy robić wszystko, aby te bezmyślne i tragiczne w skutkach procedery nagłaśniać.

Ryż

Dlaczego raz jeszcze powrócimy do przegrzewania, gotowania, smażenia, pieczenia i długości życia człowieka? Ponieważ niejednokrotnie słyszeliśmy, że przecież w diecie japończyków uznawanych za długowiecznych, podstawą jest ryż. Ulubionym smakołykiem Japończyków, którzy żyją zdecydowanie najdłużej ze wszystkich populacji na świecie jest sushi, z niego zrobione! A tu się okazuje, że owszem średnia długość życia Japończyków jest dużo wyższa, bo nawet o 8-10 lat od Polaków i krajów zachodnich, ale nie jest to nadal wiek 140-150 lat! Japonki żyją średnio 85 a Japończycy 78 lat, czyli połowę życia, które mogliby przeżyć. Zapytani natomiast o sekret swojego dłuższego życia niż inne narody podają, że jest to zasługa niskotłuszczowej diety, w której nie ma praktycznie tłuszczy zwierzęcych, a przede wszystkim nie adoptowaniu zachodniego stylu życia i medycyny. Japończycy nadal żyją i leczą się jak ich przodkowie, a te wszystkie umiejętności dają im możliwość częstszego dożycia do wieku 100 lat i podnoszenia statystyk długości życia. Czyli jedzenie ryżu było powodem mylnej interpretacji faktów. Ryż poza tym nie stanowi, aż takiego obciążenia dla naszych ciał jak mięso, mleko czy jajka. To jednak nadal nie jest powodem do spożywania go bezkarnie gdyż wymaga obróbki cieplnej. Jeśli moglibyśmy porównywać szkodliwość ugotowanego ryżu z usmażonym kawałkiem mięsa, to oczywiście ryż mógłby być uznany za cudowny eliksir długowieczności. Prześlizgnie się dużo szybciej przez przewód pokarmowy, może zbierze przy okazji obumarłe bakterie i stworzy stolec. Ale nie dostarczy ani grama pokarmu naszemu ciału. Dlatego, że do przygotowania go do jedzenia użyta została wysoka temperatura, która zabiła wszystkie witaminy, enzymy i zmieniła bezpowrotnie jakość i przyswajalność minerałów. Nasze ciało przyswaja jedynie życiodajne płyny, a z ryżu tego płynu nie da się wycisnąć. Może być po prostu potraktowany jako pusta kaloria do oczyszczania jelit, chociaż jest wiele lepszych sposobów do zrobienia tego. Być może fakt, że Japończycy jedzą właśnie ryż zamiast kotleta daje im te ekstra 8-10 lat, ale my tutaj mówimy o ekstra 60-70 latach, których nadal brakuje nam do ideału.

To czy istnieje taki ideał i ktoś żyje na naszej ukochanej Ziemi 150 lat? Okazuje się, że tak i jeśli nie zostanie zniszczony jak wszystko inne przez zachodnie koncerny, to może uda się przekazać ten model życia i bycia innym narodom na Ziemi.

Czy słyszałeś o plemionach Hunzów? Plemiona Hunzów, żyjące wysoko w Himalajach, zaledwie niedawno odkryte przez cywilizacje, okazały się na tą chwilę jedynym narodem długowiecznych ludzi.

Hunzowie żyjący w Indiach i w Himalajach cieszą się do końca – przeciętnie studwudziesto, stuczterdziestoletniego życia niezwykłym zdrowiem, tężyzną fizyczną i… płodnością. To surowe owoce w lecie, suszone i rozmoczone w wodzie (głównie morele) zimą, pomidory, dużo słodkich migdałów, a także wytwarzany z nich olej, znajduje się głównie w ich diecie. Mieszkają bardzo wysoko w górach i większą część roku panuje tam zima. Dlatego też znani są z długookresowych głodówek. Poza tym są niesamowicie sprawni fizycznie do samej śmierci. Taki prosty styl życia na roślinnej, nieprzetworzonej diecie plus dużo pracy i mamy naród żyjący praktycznie biblijne 140 lat. W tym miejscu pragniemy zaznaczyć, iż naszym celem jest udać się na spotkanie plemion Hunzów i wówczas opisać dokładnie jak żyją, kim są i co można by było przenieść już dzisiaj do naszego świata. Jeśli nasze drogi zaprowadzą nas w Himalaje, będziemy się na pewno chcieli z Tobą tym podzielić.

Chleb

Ale wracajmy do naszych pokarmów, czyli zastanówmy się nad pieczywem i jego wpływem na nasze ciało. Ponieważ nie dysponujemy badaniami jaki wpływ na człowieka miał przedwojenny, czy PRL-owski chleb, dlatego trudno jest nam dzisiaj stwierdzić jakie to miało skutki. Był to chleb który wszyscy uwielbialiśmy, chleb na zakwasie z prawdziwej mąki, któremu nikt nie potrafił się oprzeć.

Pragniemy zająć się dzisiejszym chlebem, lub tym co z niego zostało. Dość duża grupa ludzi nadal będzie wysuwać takie stwierdzenia: nasze babki jadły chleb, nasze mamy też, to czemu my mielibyśmy nie jeść? Ale weźmy pod uwagę dramatyczne zmiany jakie dokonały się na przełomie ostatnich 25-30 lat. Dramatyczne, gdyż pieniądz, który zaczął rządzić wszystkim, doprowadził do tego, że dawnego chleba już nie ma i nigdy nie będzie. Jeśli ktoś dzisiaj robi tzw. podchody, aby odtworzyć dawniejszy chleb nie będzie w stanie tego zrobić, ponieważ materiał na ten chleb już nie istnieje. Żadna procedura, receptura czy najstarszy piec nie może dać nam tego co było ponad 25 lat temu. Bardzo szybko zmienia się nasza rzeczywistość, dlatego jeśli pragniemy przeżyć w tej zmieniającej się jak w kalejdoskopie rzeczywistości potrzebujemy reagować szybciej na zagrożenia w niej powstające.

Dzisiejszy chleb powszedni stał się jedną z największych trucizn człowieka zaraz po papierosach, mięsie i mleku. Substancje wytwarzane w procesie produkcji pieczywa są szalenie trujące i mają bezpośredni wpływ na powstawanie nowotworów w naszych ciałach. Naukowcy szwedzcy odkryli substancję, która nie występuje nigdzie w naturze, natomiast jest wytwarzana w procesie grzania pokarmów powstających ze zbóż. Substancja ta to akrylomid, niezwykle szkodliwy związek, który bardzo wolno wydala się z organizmu i to tylko zaledwie w 10%. Obszerne artykuły na temat akrylomidu potwierdzają, iż 90% tego toksycznego związku w nas na zawsze pozostaje i osłabia nasz organizm od środka. Czy akrylomid był wcześniej? Oczywiście, że tak, znajdował się w chlebie od zawsze i przez to, że spożywamy go z przyzwyczajenia przez jakiś już czas, skracamy również swoje życie co najmniej o połowę. Promowana piramida żywieniowa umieszcza produkty zbożowe jako podstawę codziennego wyżywienia na podstawie popularnego mitu, że jemy zboża od zawsze i dobrze się do nich przystosowaliśmy.

Prawdą jest jednak to, że zagościły one na naszym stole dopiero stosunkowo niedawno i to nie dieta witariańska, ale właśnie jedzenie zbóż jest chwilową modą. Zboża szkodzą i to bardzo, jednak różnią się one pod tym względem. Najgorsza wśród zbóż jest pszenica, zawierająca gluten i wszystkie inne typy pszenicy plus żyto, pszenżyto i jęczmień. Gluten zawarty w tych zbożach w procesie przegrzewania zaczyna być agresywny, a dostając się do naszych jelit wyżerają w nich dziury. Nieszczelne jelita powstają zatem w dużej mierze przez gluten, na który dodatkowo, wbrew niewiedzy większości społeczeństwa, wszyscy jesteśmy uczuleni. Jednym z nieznanych faktów jest również to, że pieczywo dostające się do naszych żołądków działa jak gąbka, wysysa kwasy żołądkowe, zaburzając przy tym niezbędny proces trawienia.

A co z makaronem, pizzą, ciastami i wszystkimi pokarmami powstającymi ze zbóż?

Wszystkie te pokarmy przeszły przez proces przetwarzania termicznego, które zamieniło je w bezużyteczne śmieci. Następnie ta temperatura stworzyła rakotwórczy akrylomid w naszych ciałach. Dodatkowo dochodzi wysysanie coraz to słabszego z roku na rok kwasu żołądkowego tak samo jak w przypadku jedzenia chleba i to wszystko po to, aby na koniec wypalić nam dziury w jelitach i zatruć organizm.

Wszystkie wymienione produkty z grup od 1 do 3 są sprzedawane nam pod nazwą „spożywcze", a nie mają nic wspólnego ze spożywaniem i powinny być zakazane jako produkty do jedzenia.

Nasze ciało odżywiane we właściwy sposób i z odpowiednią troską ma podstawy biologiczne do życia w zdrowiu do wieku średnio 140 lat. Jeśli w przeszłości nie były znane badania udowadniające nam szkodliwość pewnych związków czy pokarmów, to niestety nie możemy cofnąć czasu, ale nazywanie ich dzisiaj pokarmem powinno być przestępstwem karanym za świadome uśmiercanie człowieka.

Jeżeli udowodniono już, że po zjedzeniu gotowanych/smażonych jaj wzrasta drastycznie ryzyko zawału, to ktoś nadal produkujący i sprzedający te jajka konsumentom, powinien odpowiadać przed sądem za spowodowanie kalectwa lub śmierci.

Jeśli dzisiaj istnieje już niezbita liczba badań i dowodów, iż spożywanie mięsa jest dla nas zażywaniem trucizn, a nadal się je produkuje, reklamuje i sprzedaje, to każdy kto to robi powinien odpowiadać przed sądem za ludobójstwo.

Każdego dnia rozchorowuje się i umiera coraz więcej nieświadomych ludzi, dlatego też przy tylu niezbitych dowodach na szkodliwe działanie produktów z trzech pierwszych grup żywieniowych, członkowie rady ustalającej piramidę żywieniową powinni również odpowiadać przed sądem.

Czy my jesteśmy jeszcze w stanie trzeźwo myśleć jako społeczeństwo? Czy to nie powinno być jasne i zrozumiałe dla wszystkich, że tak jest a nie powinno? Czy dla zasady, aby pieniądz robił pieniądz nikt nie jest w stanie stanąć i powiedzieć:

„Zaraz, zaraz słuchajcie! Mamy wystarczającą ilość dowodów, że mięso nas zabija. Mamy dowody na to, że możemy jeść wyłącznie pokarmy roślinne. Czy nie powinniśmy przestać kupować śmieci w sklepie, a dodatkowo marnować całego naszego życia, aby zarobić pieniądze na ich zakup?" Zacznijmy kupować warzywa i owoce, od naszych lokalnych rolników! Spotkajmy się z nimi i poprośmy o powrót do sezonowej uprawy roślin, czyli jeden rok marchew, drugi, kapusta, trzeci fasola a czwarty ziemia bez upraw, tak jak robili to nasi przodkowie. Płaćmy im sami, bezpośrednio łącząc się w gminy, kooperatywy i odbierzmy swoje prawo do tego aby wyzdrowieć, odżyć i zacząć cieszyć się życiem.

Warzywa i owoce

Warzywa i owoce są życiodajnym, podarowanym nam przez naturę darem. Owoce natomiast są jedynym pokarmem człowieka, który nie wymaga teoretycznie naszej ingerencji, gdyż rosną same z siebie. Jeżeli pieniądz nie rządziłby światem, tylko zdrowy rozsądek i chęć uzyskania najzdrowszych plonów, wszyscy moglibyśmy żyć w szczęściu i zdrowiu. Według teorii migracji... Migracyjny charakter człowieka, prawdopodobnie kilka tysięcy lat temu sprawił, iż potrzebowaliśmy zaadoptować również warzywa do swojej diety. Warzywa nie są wytworem natury. Są modyfikacją owoców, jak również różnych często trujących roślin w taki sposób, aby można było je zjeść. Im bardziej na południe od Polski tym więcej i częściej dojrzewają owoce. W Hiszpanii, gdzie w tym momencie się znajdujemy, owoce dojrzewają cały rok. W momencie gdy w Polsce jest zima, tu w Hiszpanii jest sezon na pomarańcze. Przez cały rok na rynku pojawiają się różne owoce dlatego, że to jest klimat sprzyjający ich dojrzewaniu. W Polsce, a nawet bardziej na północ, owoce pojawiają się tylko przez kilka miesięcy w roku, a potem nastają okresy niesprzyjające ich dojrzewaniu. Nasi przodkowie, chcąc zamieszkiwać te tereny i kolonizować coraz to większe obszary potrzebowali innych trwalszych pokarmów, dlatego warzywo okazało się takim „wynalazkiem". Można go było przechowywać w okresach zimowych lepiej niż owoce, dlatego na masową skalę przez wieki rozpowszechniono uprawę warzyw.

Pragniemy jeszcze dokładniej zwrócić Twoją uwagę na to, że owoce są naturalnym, a warzywa mniej naturalnym dostarczycielem pokarmu dla człowieka. Otóż owoce mogą rosnąć bez ingerencji człowieka, natomiast warzywa nie mają takiej funkcji, gdyż jedynie zasiane, czy zasadzone mogą wydać plony.

Dlaczego pragniemy podkreślić tak wyraźnie tą różnicę? Po to, aby raz jeszcze zwrócić uwagę na przyswajalność obu grup pokarmów. Człowiek, w przeciwieństwie do krowy, nie ma dodatkowego żołądka czy serii żołądków, aby móc przyswoić błonnik (pulpę warzywną), dlatego po nakarmieniu nim swojej flory bakteryjnej wydala pozostałą część. Człowiek posiada natomiast wspaniałe możliwości przyswajania składników zawartych w owocach. Owoce mogą przyswajać się w całości. Już po 20 min. od właściwego przeżucia zaczynają się wchłaniać do naszego krwiobiegu. Nasze ciało traktuje owoce jak właściwy pokarm. Z kolei warzywa potrzebują około 1.5 h, aby przejść przez żołądek i nasze jelito, aby rozpoczął się proces wchłaniania.

Pod kątem budowy i procesów życiowych najbardziej zbliżonym zwierzęciem do człowieka jest szympans i naukowcy są co do tego zgodni. Nie oznacza to, że szympans jest naszym praprzodkiem, ponieważ jest to jedynie nigdy nie udowodniona teoria. Natomiast naukowcy pracujący nad znalezieniem podobieństw w naturze stwierdzili, iż to właśnie szympans mógłby w tej legendzie być naszym przodkiem. Idąc tym tropem, niektórzy szukają w tym inspiracji do rozważań na idealną dietą dla ludzi. Okazuje się, że jesteśmy dalecy i każdego dnia coraz bardziej oddaleni od ideału w sposobie odżywiania. Szympansy są szalenie ciekawym modelem do eksperymentalnych badań nad dietą, ale ogromne koszty i wątpliwości etyczne powodują, że rzadko się je prowadzi.

Więc co lubią szympansy?

Mięso! Serio, szympansy bardzo chętnie wybierają żywe mięso, jednak w naturze stanowi ono jedynie 1,4% ich diety! Najczęściej sięgają one po owoce, w drugiej kolejności po liście, potem kwiaty i nasiona, a mięsem, które spożywają są przypadkowe insekty. Najbliżej tego modelu odżywiania wydają się być witarianie, którzy opierają swoją dietę na surowych owocach i warzywach. Choć raczej rzadko sięgają po owady. Natomiast jedzenie kwiatów robi się coraz bardziej popularne wśród ludzi. Można by zapytać fachowców od wciskania teorii ewolucji, dlaczego nagle z 1.4% pokarmów przypadkowych insektów spożywanych przez szympansa, człowiek poszedł tak daleko, że nagle 80% jego posiłków stanowią, nawet nie insekty tylko olbrzymie - ponad 1 tonowe bydło?! Otóż mają oni na to swoją bajeczkę, a brzmi ona tak, że dzięki temu, że zaczęliśmy jeść mięso dzisiaj jesteśmy ludźmi, a szympansy nadal siedzą na drzewach. Wow! Normalnie nas olśniło! Jeden z gatunków szympansów postanowił zejść z drzewa, zaczął zabijać gołymi rękoma, bez żadnych możliwości: naturalnej budowy ciała, szponów, kłów, odpowiednio grubej skóry, aby przetrwać walkę, bez ognia i tak po prostu zaczął jeść mięso i już. No bajka jest wyborna i można ją czytać dzieciom na dobranoc. Na nieszczęście nie tylko dzieci w to wierzą i w ten sposób udało się wpoić ludziom by jedli mięso. Całej książki zabrakłoby na to, żeby opisać jak niewłaściwym pokarmem jest mięso i jak niszczy nasz organizm, zamiast rozwijać. Dlatego na tym zakończymy, a może kiedyś powstanie następna książka, która omówi ten proceder bardziej dokładnie.

Wracając do naszych warzyw i owoców, najważniejszym do zrozumienia jest fakt, że warzywa nas budują, a owoce oczyszczają. Owoce i warzywa zawierają niezbędne enzymy, o których już wcześniej wspominaliśmy, czyli są przez naturę wyposażone w ten najważniejszy składnik przedłużający życie. Enzymy spożywane razem z pokarmem, pozwalają mu szybko wchłaniać się. Wszystkie, podkreślamy, wszystkie witaminy, minerały i związki odżywcze pochodzą z ziemi i roślin rosnących na niej.

Witamina B12

Jednym kontrowersyjnym elementem poruszanym w ostatnich latach, jest słynna witamina B12, która to notabene nie jest nawet witaminą. B12 - ten szalenie rozdmuchany składnik powstaje dzięki bakteriom, a w szczególności ich odchodom. Kiedy przemysł mięsny i chemiczny zaczął trząść portkami, że straci klientów wymyślił kolejną bajeczkę o niedoskonałości świata roślin. Dlatego wywyższył znaczenie „kupy" robionej przez bakterie w układzie pokarmowym zwierząt, ponad „kupę" istniejącą na warzywach. Faktycznie w procesie trawienia w ciałach zwierząt powstaje jej dużo więcej, dlatego przedstawia się nam, że mięso nią nasiąka i stąd możemy pobrać reklamowaną wit. B12. Jest to kolejny sfabrykowany absurd, ponieważ my ludzie też mamy w naszych jelitach bakterie, które robią kupę i możemy sami sobie pobrać z niej tą magiczną B12. Do tego wszystkiego zostało wymyślone badanie, w które oczywiście większość uwierzyła, na zawartość wit. B12 we krwi. Poprzez to badanie mierzy się dzisiaj zawartość B12 w naszych ciałach, a tu się okazuje, że większość B12 jest magazynowana w wątrobie, a nie we krwi. Wątroba uwalnia tyle, ile nasze ciało potrzebuje, a magazyny utrzymywane są nawet przez lata. Tak, nadmiar B12 jest magazynowany i może być użyty w miarę potrzeby. A jeśli by tak się stało, że poziom ten byłby zbyt mały, to człowiek czułby ewentualnie większe osłabienie, które mogłoby, ale nie musiałoby doprowadzić jedynie do anemii.

To o co tyle krzyku z tą B12? Jak nie wiadomo o co chodzi, to chodzi oczywiście o pieniądze. Jest to skuteczny straszak dla ludzi, aby nie zaprzestali jeść mięsa, gdyż przemysł mięsno-mleczno-jajeczny boi się utracić klientów. Jest to również sposób na dodatkowe płatne badania i stworzenie całego przemysłu produkującego wit. B12! Dzisiaj normy ustalone w „garażu Mietka" przy zamkniętych drzwiach są takie, że już prawie wszyscy mają niedobory wit. B12 i muszą się suplementować bez względu na to czy jedzą mięso czy nie! Problem z ewentualnym niedoborem, jeśli w ogóle taki istnieje, wynika z tego, że przestaliśmy jeść pokarmy prosto z ziemi. Bakterie, o których mowa żyją przede wszystkim w ziemi, a my ludzie wprowadziliśmy taką sterylność w nasze życie, że możemy nie mieć wystarczająco brudnego pożywienia. A zatem raz jeszcze: warzywa dostarczają nam wszystkich cegiełek do budowy naszego ciała. Minerały i wszystkie związki, dzięki którym możemy odnawiać swoje ciała w nieustannej odbudowie.

Owoce, służą również jako budulec naszego ciała, ale podstawową ich funkcją jest dostarczenie witamin, które to w naszym ciele służą do oczyszczania na poziomie komórkowym. Oczyszczanie z wolnych rodników odbywa się stale i wymaga ciągłej dostawy tychże witamin każdego dnia, ponieważ nie utrzymują się zbyt długo w naszym ciele.

Nasiona, orzechy, oleje

Skupmy się na razie na olejach. Według metody Gersona, nie powinniśmy spożywać żadnych olejów, poza olejem lnianym tłoczonym na zimno, w bardzo małych ilościach. Problemem jednak jest, że olej ten wymaga odpowiedniego traktowania i tylko w taki sposób powinien być transportowany i spożywany. Otóż wymaga on specjalnego pakowania, gdyż łatwo poddaje się działaniu ciepła, światła i tlenu. Najwyższej jakości produkty z nasion lnu przygotowywane są ze świeżo tłoczonych nasion, potem rozlewane w ciemne butelki. Aby skorzystać z jego wspaniałych właściwości musi być przechowywany w lodówce. Olej z lnu jest wspaniałym dostarczycielem zbilansowanego kwasu omega 3 i omega 6. Jest zalecany przy wielu schorzeniach, ale jak wielokrotnie zaznaczyliśmy, ta książka ma za zadanie przedstawić całościowo nasze zdrowie, a nie sposoby na choroby.

Witarianie dopuszczają oleje tłoczone na zimno dla poprawienia smaku i jakości potraw, tłumacząc to tym, iż jest to proces zbliżony do wyciskania soków z warzyw czy owoców. Dlatego oliwa z oliwek, olej rzepakowy, słonecznikowy, sezamowy, kokosowy, z pestek dyni, z orzecha włoskiego, awokado itd. tłoczone na zimno, nierafinowane stanowią cudowny dodatek w naszej kuchni.

Orzechy oprócz tego, że są dla nas dostarczycielami dobrego oleju, to mogą pomóc nam tworzyć fajne potrawy. Orzechy, nasiona i pestki wymagają od nas jednak pewnego wstępnego przygotowania do spożycia, ze względu na inhibitory w nich zawarte. Według teorii dr. Gersona jednak nie powinniśmy ich spożywać w ogóle. Zakładał on bardzo logiczny związek z naturalnym prawem siewu i zbiorów. Jeśli natura pragnęłaby, żebyśmy spożywali nasiona, orzechy i pestki nie zabezpieczałaby ich przed zjedzeniem i przyswojeniem. Nie wyklucza to jednak jednego bardzo dobrego sposobu, który również może istnieć w naturze, który zaraz omówimy.

Wróćmy na razie do inhibitorów, którymi są zabezpieczone pestki, nasiona i orzechy. Inhibitory to specjalne związki, które zabezpieczają nasiona przed natychmiastowym kiełkowaniem czy zepsuciem.

Nasiona służą do przetrwania gatunku danej rośliny, dlatego natura o nie zadbała wyposażając je w inhibitory. Ptak, zwierzę lub człowiek zjadając nasiono przenosi je, w ten sposób te rośliny mogą zaistnieć i wyrosnąć w innych miejscach. Dopiero spełnienie odpowiednich warunków do wzrostu rośliny i tak jakby odhibernowanie, pozwala nasionom na zrzucenie z siebie zabezpieczającej osłony i rozpoczęcie wzrostu.

Każdy z nas może stworzyć takie warunki w domu. Potrzebujemy do tego surowych, nieprzetworzonych w żaden sposób nasion, orzechów czy pestek i przez odpowiedni okres moczenia w wodzie, w ciepłych warunkach pozbywamy się tych zabezpieczeń, tak jak to się odbywa samoczynnie w naturze. Czyli ta grupa produktów powinna być spożywana tylko w postaci wymoczonej i kiełkującej, wtedy nasze ciało może z tego skorzystać. Wszystkie inne formy, takie jak: chrupanie orzechów i pestek, mieszanych i nie, sprzedawanych nam w sklepach z solą, papryką itp, suszone, pieczone, prażone... są dla nas bardzo szkodliwym pokarmem. Osoby, które faktycznie pragną zadbać o swoje zdrowie i długowieczność powinny wyeliminować takie ich formy spożycia.

Ot i cała piramida żywieniowa

Trzy pierwsze grupy: zbędne, trujące, powodujące nic innego jak przewlekłe choroby, zakażenia i śmierć. Dwie pozostałe spożywane na surowo stanowią o zdrowiu i długowieczności człowieka. To od Ciebie drogi czytelniku zależy wybór jaką drogą podążasz, jakie pokarmy spożywasz i czy będziesz zdrowy czy chory. Nie zależy to ani od lekarza, ani od najnowszych zdobyczy medycyny, czy będziesz mógł pozostać zdrowy przez resztę swojego życia, tylko od Ciebie i od tego, z czego składa się Twój obiad.

Ale najważniejsze jeszcze przed nami, ponieważ na tym etapie omówiliśmy zaledwie część sposobów odżywiania się i grupy pokarmów. Nasze ciała umierają z powodu niedożywienia, czyli spożywania pokarmów martwych bez składników odżywczych jak również z powodu zatrucia odpadami i to nie tylko z procesów trawiennych. Dlatego w następnym rozdziale zajmiemy się właśnie procesami oczyszczania w połączeniu z jedzeniem.

Jedną rzeczą, którą pragniemy dodać właśnie w tym rozdziale, jest odpowiedź na często zadawane pytanie: Jak jeść na surowo zimą i jak mogę się rozgrzać? Takie pytania są dość często zadawane w okresie jesienno-zimowym. Mamy zakodowane i przekazane z tradycji, że żeby było nam ciepło musimy zjeść rosołek lub wypić gorącą herbatę. Jest to błędne rozumowanie, ponieważ, zanim dojdzie ten przysłowiowy rosołek do naszych organów, będzie on najwyżej w temperaturze naszego ciała i może nas rozgrzać tylko na chwilę. Całe „ogrzewanie" naszego ciała pochodzi z prawidłowego funkcjonowania naszych jelit. Jeżeli mamy czyste jelita, to te dobre bakterie żywiąc się błonnikiem roślinnym wytwarzają ciepło. Podobnie dzieje się przy powstawaniu kompostu - powstaje ciepło. Dzięki takiemu właśnie procesowi jelito grube staje się naturalnym grzejnikiem naszego ciała. Innymi słowy, jeśli odżywiamy się surowymi roślinami, karmimy tym samym nasze bakterie w jelitach, powstaje ciepło, a to sprzyja mniejszemu zużyciu energii na podstawowe funkcje życiowe. Nie potrzeba jeść gorących i ugotowanych posiłków do wytwarzania ciepła. Dobrym przykładem tego mogą być Eskimosi. Słowo Eskimos dosłownie tłumaczone oznacza: „jedzący surowe". Ponieważ o ogień w kulturze eskimoskiej dosyć ciężko, tak więc większość ich pokarmów zjadana jest na surowo, często przed spożyciem konserwowane w soli. Jest to oczywiście mięso fok, ryb itp, ale nie muszą być one upieczone, ugotowane, czy usmażone, żeby rozgrzały Eskimosa.

Dlatego też potraktuj surową marchewkę, tak jakbyś podłożył polano do pieca, a kiedy bakterie zaczną się pożywiać zrobi się ciepło. A jeśli połączysz tą marchewkę z rozgrzewającymi właściwościami różnych przypraw to powstaną cudowne potrawy, które pozwolą Ci przezimować. Przykładowe przepisy na potrawy znajdziesz na końcu książki.

Mikroelementy

Jedynym źródłem mikroelementów potrzebnych do życia jest nasza ziemia. To z ziemi rośliny je pobierają i przekształcają w sposób, który sprawia, że są one przyswajalne przez nasze ciało.

Ani zwierzęta, ani my ludzie nie tworzymy minerałów i witamin. Pewne substancje, jak hormony, czy sterydy mogą powstać w naszym ciele, ale tylko przy udziale pobranych już wcześniej składników z natury. Dlatego jedzenie zwierząt dla uzyskania tego, czy tamtego, to jak jedzenie zużytych już składników. To tak jak zakup części używanych ze szrotu, zamontowanie ich w naszych samochodach i oczekiwanie, że będą służyły nam jak nowe.

Pragniemy tutaj niestety zwrócić uwagę na fakt, że nasza gleba jest coraz mocniej wyjałowiona. Do gleby dodaje się maksymalnie 3 pierwiastki w postaci nawozów, a potrzebne jest nam ich aż 16. Dlatego te przemysłowo uprawiane warzywa i owoce nie są w stanie dostarczyć nam tego, czego potrzebujemy. Pewne związki, których brakuje w glebie, można w pewien przemyślany sposób suplementować. Dostarczanie pierwiastków w ich naturalnej formie, może okazać się zbawienne.

Natomiast raz jeszcze chcielibyśmy podkreślić, że żadne sztucznie wyprodukowane suplementy czy wyciągi jednego tylko składnika z całej rośliny, nie stanowią dla nas żadnego pokarmu i nie powinniśmy ich zażywać.

I tak po kolei, jednym z potrzebnych nam do życia pierwiastków jest jod.

Jod

Dość często robimy sobie surowe wegańskie sushi, używając do tego oczywiście suszonych sushi nori, w Polsce nazywanymi arkuszami nori. Nie byłoby w tym nic złego, gdyby nie fakt, że na niektórych opakowaniach takich sushi nori można znaleźć napis podobny do tego:

Attention! Iodine-rich foods. A consumption of more than 7 g (2.5 leaves) per day can lead to disorders of the thyroid function. This warning is based on the German legal provision. In Japan it is not necessary. Co w dokładnym tłumaczeniu oznacza:

Uwaga! Żywność bogata w jod. Spożywanie większej niż 7 g (2,5 liścia) dziennie może prowadzić do zaburzeń funkcji tarczycy. To ostrzeżenie jest oparte na niemieckim przepisie prawnym. W Japonii nie jest to konieczne.

Tylko dlaczego nie ma podobnych napisów na mięsie, jajkach, czy nabiale, ile np. zawierają białka, że zalecana dzienna dawka białka nie powinna być przekraczana. Czy zdajesz sobie sprawę ile białka jest w tym co jesz, a ile zaleca Światowa Organizacja Zdrowia?

Zalecana dzienna dawka białka, to 30-60 g, pomijając oczywiście ten fakt, że to powinno być surowe białko roślinne, a nie zdenaturowane zwierzęce. I tak dla przykładu podajemy ile gramów białka zawarte jest w Twoim pożywieniu:
- 1 mały kurczak z rożna ok 670 g - 154 g białka, a czasami potrafimy zjeść pół takiego kurczaka za jednym podejściem
- 1 golonka ok 350 g - 70 g
- 1 befsztyk - 65 g
- 1 kawałek karkówki - 61 g
- 1 filet z piersi kurczaka bez panierki - 34 g, ale w panierce to już - 50 g
- 2 kotlety mielone - 45 g
- 100g parmezanu - 42 g
- 100 g kiełbasy - 38 g
- Kebab w bułce - 34 g
- 1 porcja samego makaronu spaghetti - 22.8 g
- 1 Mc Chicken - 25 g
- Porcja bigosu - 20 g
- Porcja fasolki po bretońsku - 19 g
- Miseczka budyniu czekoladowego - 24 g
- 1 kawałek pizzy - 15 g
- 1 biała kiełbasa ok. 100 g - 14.5 g
- Jajecznica z 2 jajek - 14 g
- 2 plasterki szynki - 7 g
- 1 bagietka ok. 140 g - 7.9 g
- 1 bułka ciabatta - 7.3 g
- 1 bułka maślana - 7.7 g
- Porcja ziemniaków - 5 g
- Garść startego żółtego sera - 7.5 g
- Mały jogurt naturalny - 9 g

Podsumowując, średnio dziennie jesteśmy w stanie zjeść na śniadanie ok. 50 g białka, na lunch też ok. 50 g, na obiad możemy nawet przekroczyć 100 g, a na kolację ok 70 g. No i zostają nam jeszcze przekąski pomiędzy posiłkami. Z tego wynika, że tak spokojnie bez zbędnego objadania się możemy zjeść ok. 270 g białka dziennie. Dlaczego więc nie pisze się na opakowaniach mięsa, że dopuszczalna ilość zjadanego mięsa dziennie to 1 filet z piersi kurczaka bez panierki? W panierce to będzie już za dużo i nie będzie można tego dnia jeść ani nabiału, ani jajek, ani nawet pieczywa.

Ale do czego tu tak naprawdę zmierzamy? Bo miało być o jodzie, a przeszliśmy do tematu białka. Chodzi tu dokładnie o to, że temat tak nam potrzebnego do życia pierwiastka jak jod, jest pomijany, a wręcz zniekształcany przez lekarzy, dietetyków, czy media. Jod jest mikroelementem, który nie jest wytwarzany w organizmie człowieka. Dlatego też ważne jest codzienne dostarczanie go organizmowi.

Zalecana przez Światową Organizację Zdrowia dzienna dawka jodu w Polsce to 0.15mg, natomiast w innych krajach od 0.5 do 1 mg na dobę. Ilości te są bardzo zaniżone, może dlatego, że występuje w naturze samoistnie, nie można go opatentować i na nim zarobić.

Tak więc skąd go wziąć? Pewnie słyszałeś, że najwięcej jodu jest nad morzem, dlatego też jeździmy na wczasy nad morze by nawdychać się go na cały rok. I pewnie byłby to świetny pomysł, żeby pochodzić kilka dni po molo w Sopocie i dostarczyć sobie dzięki temu wystarczającej dawki do następnych wakacji. Jest jednak pewien problem. Chociaż wdychanie jodowanego powietrza jest dla nas bardzo korzystne, to największą ilość jodu wchłaniamy poprzez jelito cienkie, a przy oddychaniu ono raczej nie bierze udziału. Dlatego też skupmy się raczej na odżywianiu. Warzywa i owoce pobierają jod z ziemi, a my zjadając je moglibyśmy sobie pobrać go od nich. I pewnie tak byłoby najlepiej, ale tu znowu pojawiają się schody... Im dalej od morza, tym gleby są coraz uboższe w ten pierwiastek. W Polsce zagrożenie niedoborem jodu występuje prawie na terenie całego kraju. Szczególnie wysokie ryzyko niedoboru jodu występuje w regionach południowych, a zwłaszcza górskich i wschodnich. Przyczyną jest tu oczywiście, mała ilość jodu w glebie, co powoduje małą zawartość jodu w roślinach uprawianych na tych terenach.

Więc skąd u licha wziąć ten, tak potrzebny jod? Dietetycy zalecają w tej sytuacji jedzenie ryb morskich, ponieważ one są najlepszym według nich, dostarczycielem jodu.

Podają, że 100 g surowej ryby zawiera odpowiednio:
- dorsz - 110 mg jodu
- łosoś - 44 mg
- płastuga – 52 mg
- makrela wędzona – 40 mg
- śledź - 30 mg

Nie podają oni jednak tego, że za każdym razem, kiedy gotujemy, smażymy czy pieczemy, to tracimy ten jod, ponieważ wyparowuje on podczas ogrzewania. Następnym chwytem reklamowym jest zachęcanie do zażywania większej ilości soli jodowanej. I tak rząd naszego kraju w ramach zapobiegania niedoborom jodu u Polaków, już w latach 30-tych XX wieku, a później po przerwie wojennej od lat 80-tych, wprowadził sól jodowaną. Mimo, że założenia były dobre, to program się nie sprawdził z dwóch powodów. Po pierwsze, ktoś zapomniał, lub nie wziął pod uwagę zjawiska sublimacji jodu, czyli suchego parowania. Pierwiastki jodu, które są dodawane do soli kuchennej bardzo szybko przechodzą ze stanu stałego w stan gazowy, przez co całkowicie wyparowują z soli. Dlatego też kupując taką sól jodowaną w sklepie, zawartość jodu mamy już tylko w nazwie na opakowaniu. Pod drugie zaś, ten sam rząd w ramach następnego projektu, teraz walki z nadciśnieniem zaleca zmniejszenie spożycia soli jodowanej. To w końcu kupować, czy nie kupować tą sól? To ona szkodzi, czy pomaga? Chyba nie mogą się zdecydować! A my tak! Jesteśmy zdecydowani! Nie używamy soli kuchennej, a nawet tej jodowanej. No może czasami, jak trzeba posypać chodnik zimą, żeby odmrozić...

O co tyle szumu, czy on naprawdę jest taki ważny? Jak już wiemy, jod to pierwiastek, który możemy przyswoić drogą pokarmową. Oprócz takich zalet, jak zmniejszenie ryzyka schorzeń tarczycy, wzmocnienie kości, poprawa wyglądu skóry, włosów, poprawa stanu zębów, które daje nam stosowanie jodu, są też takie jak wzmocnienie naturalnej odporności i kontrola nad namnażaniem się bakterii w żołądku. Kobiety są szczególnie wrażliwe na niedobór jodu. Może on doprowadzić do zaburzenia cyklu menstruacyjnego oraz problemów z płodnością. Jod jest również jednym z najsilniej działających antyoksydantów, jakie dostarczamy organizmowi wraz z pokarmem. Wykazuje działanie ochronne w procesach nowotworowych i zapalnych. Dzięki temu, że posiada zdolności chelatujące, pomaga oczyszczać organizm z metali ciężkich, jak również z bromu i fluoru, które podstępnie go zastępują, nie dając przy tym korzyści jak jod, a wręcz przeciwnie zatruwają nasze ciało.

Czy jod można przedawkować? Przeprowadzono badanie, w którym podawano pacjentom z różnymi dolegliwościami bardzo wysokie dawki jodu, od 10 do 50 mg, a niektórym nawet 100 mg, co jest dawką niemal 700 razy przekraczającą zalecaną. Następnie badano, ile procent z tego jodu zostanie wchłonięte, a ile wydalone przez organizm. Badacze wyszli z założenia, że organizm ludzki będzie wchłaniał jod dopóki się nim nie nasyci. No i okazało się, że ludzkie ciało wchłania jod jak gąbka, nasycając się nim do syta, magazynując ok. 1500mg tego pierwiastka, a następnie całkowicie przestaje przyjmować kolejne dawki. Zaobserwowali to na podstawie moczu. Na początku kiedy są niedobory, ciało wchłania wszystko, a kiedy już się nasyci, wydala wraz z moczem do 90% pobieranego jodu. Dozowanie powtarzano codziennie, aż do momentu gdy pacjenci przestawali przyswajać jod, co trwało z reguły kilka miesięcy. Na tej podstawie można też stwierdzić, że przedawkowanie go jest wręcz niemożliwe. Jeżeli przyjmiemy za dużo jodu, to wydalimy go w moczu. Niektórzy jednak mówią o zagrożeniu przedawkowania i nazywają to „zatruciem jodem". Podczas takiego „zatrucia" mamy nieprzyjemny metaliczny posmak, katar i przypominające trądzik defekty skóry. My jednak wierzymy, że jest to spowodowane przez brom, który jod wyciąga z tkanek. Symptomy ustępują przy niższej dawce jodu.

Tak więc przejdźmy do tego, skąd go wziąć? Oczywiście bez względu na ilości zawartego jodu, z powodu jego braków w glebie, powinniśmy spożywać pokarmy roślinne na surowo. Dość dużą zawartość tego mikroelementu mają np. borówki (0.4 mg/100 g), truskawki (0.015 mg/1 szklanka), czy kiełki fasoli (0.13 mg/pół szklanki). Oprócz pokarmów roślinnych jest też inny sposób na dostarczenie sobie jodu. A mówimy tu o płynie Lugola, który codziennie rano dodajemy w ilości od kilku do kilkunastu kropli do szklanki wody, którą wypijamy. Płyn Lugola jest to roztwór jodu w roztworze wodnym jodku potasu, nie zawiera też alkoholu dzięki czemu śmiało możemy podawać go również dzieciom.

Krzem

Krzem zaraz po tlenie jest najbardziej znanym pierwiastkiem na ziemi. Jednak nie istnieje w formie, którą moglibyśmy zjeść, by dostarczać jego odpowiednią ilość organizmowi. Najwięcej krzemu zawiera skrzyp, bo aż 60%, następnie pokrzywa, podbiał, kozieradka i rdest ptasi. W naszym pożywieniu jest go natomiast o wiele za mało jak na nasze potrzeby, a jeszcze mało kto korzysta z nieograniczonych zasobów jakie daje nam ziemia w postaci ziół i chwastów dziko rosnących, żeby te ubytki uzupełnić. Dodatkowo tylko niewielka ilość krzemu dostarczanego w pożywieniu, pozostaje w organizmie, ponieważ jest on słabo przyswajalny.

Ale po co nam krzem? Krzem spełnia w naszym organizmie dwie funkcje. Po pierwsze ma działanie synergistyczne, czyli umożliwia wchłanianie innych pierwiastków takich jak wapń, magnez, fosfor, miedź, cynk i siarka. Gdy brakuje krzemu możliwy jest niedobór tych pierwiastków z powodu zaburzonego ich wchłaniania. Po drugie wykazuje działanie antagonistyczne, czyli konkuruje z innymi pierwiastkami, a są nimi aluminium, rtęć, ołów, kadm, chrom, czy stront. Krzem nie lubi się ze szkodliwymi dla nas metalami ciężkimi, a w dzisiejszym skażonym świecie jesteśmy narażeni na te zanieczyszczenia cały czas.

Te dwie funkcje krzemu występują też połączone jako synergistyczno-antagonistyczne w stosunku do takich pierwiastków jak wapń, magnez, czy fosfor. Więc krzem wspomaga ich wchłanianie, albo z nimi konkuruje, w zależności od ilości tych minerałów w organizmie. Bez krzemu np. wapń nie będzie się prawidłowo wchłaniał by wzmocnić nasze kości. Niedobór krzemu spowoduje niedobór wapnia, choćbyśmy nie wiem ile wapnia w siebie wpakowali.

Krzem jest nam przede wszystkim potrzebny do wytwarzania głównego białka tkanki łącznej, czyli kolagenu. Wbrew temu, co się słyszy na ten temat, same aminokwasy i witamina C do produkcji kolagenu nie wystarczą. Krzem jest obecny i potrzebny wszędzie tam, gdzie trwa wzrost lub regeneracja. Dlatego też proporcjonalnie więcej potrzebują go kobiety w ciąży, dzieci czy też osoby po najróżniejszych operacjach i urazach. Z wiekiem spada zawartość krzemu w naszym ciele i im mniejszym zapasem krzemu dysponujemy w naszych tkankach, tym bardziej efektywność produkcji kolagenu maleje. Zaczynamy się starzeć, pojawiają się zmarszczki, przedwcześnie siwieją i wypadają nam włosy. Wewnątrz nas kruszeją owładnięte osteoporozą kości, stawy robią się mniej elastyczne i zaczynają strzelać i strzykać, jak również wapnieją naczynia krwionośne.

Idealnym miernikiem niedoboru krzemu jest tkanka łączna, czyli skóra, paznokcie, włosy i dziąsła. Jeśli mamy problemy z wypadającymi, słabymi, cienkimi lub przedwcześnie siwiejącymi włosami, rozdwajającymi się końcówkami, z łamliwymi paznokciami, czy też krwawiącymi i osłabionymi dziąsłami, trądzikiem, łuszczycą, grzybicą skóry czy paznokci, łupieżem itd. można na pewno podejrzewać niedobór krzemu w organizmie.

Należy też tu zwrócić uwagę na to, że skóra, włosy i paznokcie są ostatnimi w kolejce organami otrzymującymi składniki odżywcze. Jeśli one nie są w dobrej kondycji, to możemy sobie wyobrazić jak bardzo w tym momencie wygłodzone są nasze narządy wewnętrzne!

Jednym z prostych sposobów na dostarczenie sobie krzemu, poza oczywiście spożywaniem warzyw i owoców na surowo, jest zrobienie sobie i picie regularnie wody krzemowej.

W naturze woda mineralna tworzy się w kontakcie wody ze skałami i to właśnie ze skał te minerały w siebie wchłania. Nie mając dostępu do wody źródlanej lub chociażby studziennej, możemy w warunkach domowych ten proces odtworzyć. Jednym z takich przykładów wody mineralizowanej kamieniami jest właśnie woda krzemowa, nazywana też wodą krzemionkową.

Krzemień to taki czarny lekko błyszczący kamień, którym kiedyś uczyliśmy się rozpalać ogień. Możemy je zbierać sami w parku, lesie czy nad morzem lub po prostu kupić przez internet.

Większe kamienie rozbijamy młotkiem, najlepiej na takie ok. 1 cm. Następnie dobrze je myjemy szczoteczką, kilkakrotnie płuczemy i zanurzamy w roztworze wody z solą, na ok. 1l wody dodajemy 4 łyżki soli. Mówimy tu oczywiście o dobrej soli morskiej lub kamiennej, nie tej spożywczej sypkiej, która nie ma nic wspólnego z solą. Dobrze też jest, te kamienie zanurzone w roztworze solnym w szklanym naczyniu postawić na parapecie, na słońcu na 24 h. Słońce ma również właściwości oczyszczające. Po tym czasie płuczemy kamienie pod bieżącą wodą i są już gotowe do użycia. Tak przygotowane zalewamy wodą, najlepiej w jakimś dużym słoiku lub dzbanku, najlepiej szklanym i pozostawiamy na ok 24 h do naciągnięcia. Jeśli chodzi o ilość kamieni, to wystarczy żeby to była ok. 2-3 cm warstwa na dnie. Najlepiej do tego jest użyć wody kranowej przefiltrowanej, ale jeśli nie masz filtra, to po prostu przegotowanej. Po tym czasie mamy gotową wodę krzemową. Nie zlewamy jej jednak do końca, zostawiamy jej na wysokość ok. 1 cm ponad kamieniami. W wodzie z krzemieniem tworzą się koloidy, które wchłaniają zanieczyszczenia i obcą mikroflorę. W ten sposób woda się oczyszcza, a szkodliwe substancje wytrącają się i opadają na dno. Po zlaniu czystej wody krzemowej, resztę wody z dna wraz z krzemieniami przelewamy przez sitko i kamienie kilkakrotnie płuczemy pod bieżącą wodą, zimną lub ciepłą, ale nie gorącą (kamieni nie wolno gotować!). Tak przepłukane kamienie można użyć ponownie zalewając świeżą wodą. Używamy tych samych krzemieni do pół roku regularnego stosowania. Woda krzemowa jest przejrzysta, smaczna i świeża jak woda źródlana. Długo się nie psuje. Działa oczyszczająco, ponieważ wiąże metale ciężkie, substancje radioaktywne i inne szkodliwe związki, wyprowadzając je z organizmu.

Miedź

Po co komu miedź? Miedź to pierwiastek, który w naszym ciele występuje tak samo jak magnez, czy żelazo. Nasz organizm potrzebuje go do prawidłowego funkcjonowania. Ale tak jak wszystkie inne pierwiastki metaliczne, nie jest ona produkowana przez organizm. Kiedyś miedź mogliśmy dostarczać sobie spożywając owoce i warzywa. Używaliśmy również naczyń i sztućców miedzianych. W dzisiejszych czasach z powodu zubożałej ziemi jest to trochę utrudnione. Jest jednak sposób i na to. Nie musimy mieć niedoborów miedzi, ponieważ miedź przyswaja się również przez skórę. Noszenie na co dzień miedzianej bransoletki uzupełnia te niedobory. Już w starożytności odkryto, że miedź chroni przed rozwojem zakażeń i działa przeciwgrzybiczo. Miedziane ozdoby chronić miały przed bólem, dlatego też w antycznej Grecji, czy też Rzymie, aby zmniejszyć ból, wojownicy nosili na swych rękach miedziane bransolety. Jedną z głównych ról miedzi w naszym ciele jest pomaganie przy wchłanianiu żelaza, które transportuje czerwone krwinki, niezbędna jest więc w leczeniu przewlekłych anemii. Miedź ma też właściwości bakteriobójcze, bakterie po zetknięciu z miedzią po prostu przestają oddychać. W Chinach uznaje się, że miedź wpływa pozytywnie na przepływ energii chi i działa oczyszczająco.

Podczas noszenia bransoletki zdarza się, że ręka zielenieje, zwłaszcza na początku, ale też i wtedy kiedy jesteśmy chorzy. To właśnie kwasy znajdujące się w pocie reagują z miedzią i miedź przenika do naszego ciała, gdzie oddziaływuje na niektóre bakterie. Jeżeli miedź przebarwia rękę, to dobrze, to znaczy, że działa i jest potrzebna i w tym momencie się wchłania. Wystarczy umyć rękę, a miedzianą bransoletkę wyczyścić pastą do zębów. Jeśli zaś nie mamy zielonych śladów, to nie oznacza, że ona nie działa. Możemy nosić ją cały czas, ponieważ, jeśli nawet będzie nadmiar miedzi, to organizm to wydali. Miedziane bransoletki są świetnym sposobem na złagodzenie reumatyzmu, lumbago, artretyzmu, urazów sportowych. Miedź pomaga przy zmęczeniu, stresie, zaburzeniach krążenia, kłopotach ze snem, żylakach czy osteoporozie.

Następną propozycją na dostarczenie sobie miedzi jest używanie naczyń miedzianych, w których przetrzymujemy wodę. Mówi się, że już po 4h miedź przeniknie do wody, a dodatkowo dzięki swoim cudownym właściwościom bakteriobójczym, dodatkowo usunie z tej wody wszystkie grzyby i bakterie, a także pleśń. Podobne rezultaty można też otrzymać używając srebrnych naczyń czy sztućców. My do tej pory nie zakupiliśmy sobie jeszcze takich naczyń, ale posiłkujemy się dużą łyżką miedzianą, która zawsze włożona jest do dzbanka z wodą.

Na szczęście zaczęto zauważać, że braki miedzi w glebie nie tylko źle wpływają na rozwój roślin, ale czynią je też bardziej podatnymi na choroby grzybiczne. Trafiliśmy ostatnio w internecie na świetną stronę poświęconą temu zagadnieniu, strona nazywa się miedziane.com. Oprócz zakupu narzędzi ogrodniczych wyrabianych z miedzi, można tam się też dowiedzieć jak drogocenne działanie wywierają one na glebę i uprawiane rośliny. I chociaż nie porównywaliśmy cen tych narzędzi, pewnie dlatego, że kompletnie się na tym nie znamy i nie uprawiamy jeszcze własnego ogródka, to podoba nam się ten pomysł i szczerze popieramy ideę.

Witamina C

Najbardziej znana, a jednocześnie nie zrozumiana, królowa witamin - witamina C. Od dziecka pamiętamy żółte drażetki, które tak fajnie się ssało. Ssaliśmy je za każdym razem w czasie, tzw. infekcji, często podawaną z antybiotykiem sprzedawanym nam przez farmaceutę.

Zastanówmy się najpierw co oznaczają słowa:
- Farmaceuta - ze starego greckiego słownika oznaczało - truciciel!
- Antybiotyk - anty oznacza przeciw, bio – życie, czyli - przeciwko życiu!

No i mamy cały zestaw. Truciciel podający nam składniki zabijające w nas życie!

I tak jest naprawdę. Ponieważ antybiotyk w naszym przewodzie pokarmowym robi spustoszenie. Wybija całe pokłady dobrej flory bakteryjnej rujnując równowagę niezbędną w jelitach, niszcząc i skracając nasze życie. Ale zostawmy to teraz, będzie to dobry temat na nasza następną książkę. Wracajmy więc do naszej witaminy C. Bierze ona udział w wielu szalenie ważnych procesach. Jest uważana za najważniejszą witaminę i nazywana jest witaminą uzdrawiającą. Posiada działania usuwające, począwszy od zmarszczek, a skończywszy na raku.

Niestety stres i nowoczesny styl życia zużywa witaminę C w zawrotnym tempie. Witamina C jak i każda inna nie jest produkowana w naszym ciele i jedynym sposobem jest pobranie jej z pokarmu.

Większość z nas tego nie robi. Dlaczego? Otóż daliśmy się niestety wkręcić w sztuczną witaminę C, nazwaną ascorbic acid - kwas askorbinowy. Jest co najmniej kilka powodów dlaczego tak ważne byłoby jak najszybciej pozbyć się tego białego proszku z domu.

Po pierwsze sztuczna witamina C jest dla nas szkodliwa. W większych ilościach staje się oksydantem, czyli szkodliwym związkiem w przeciwieństwie do jej naturalnej imienniczki, która jest antyoksydantem. Oksydacja to proces, jaki możesz zaobserwować np. na przekrojonym lub ugryzionym jabłku, po krótkim czasie, staje się brązowe, lub na metalowych rzeczach w postaci rdzy. Taka oksydacja powstaje również w naszym ciele i aby temu zapobiec, „abyśmy nie zardzewieli", witamina C wyłapuje te chore, zużyte komórki nazywane wolnymi rodnikami i je usuwa. Sztuczna substancja jest pozbawiona tej funkcji, a wręcz traktowana jak intruz i jej inwazyjne działanie na nasz organizm może doprowadzić do powstawania np. kamieni nerkowych. Zażywanie niewłaściwej witaminy C może prowadzić do wielu niepożądanych skutków, od wypadania włosów, do problemów z sercem włącznie.

No, ale zaraz, zaraz zapytasz. Ja zażywam kwas askorbinowy zawsze jesienią i od dwóch lat nie miałem grypy!? To może być prawdą, mogłeś nie dopuścić do naturalnych procesów oczyszczających, powstających w naszym ciele, poprzez zażycie kwasu. Tak, ten kwas może zatrzymać proces oczyszczania, który i tak wyjdzie po latach w innym miejscu. Może objawić się całą masą innych schorzeń z nowotworem włącznie. Po prostu oczyszczanie, błędnie rozumiane jako grypa lub przeziębienie, zostało zatrzymane. Na nieszczęście pojawia się jeszcze inna grupa problemów. Grupa, ponieważ witamina C powstaje w naturze w grupie witamin i pewnych związków. Należą do nich witaminy P, K, J oraz miedź. Niepełny skład dostarczany nam w formie wyprodukowanego gdzieś w Chinach proszku powoduje niedobory, dodatkowe choroby a my nic o tym nie wiemy.

Podsumowując, pragniemy zachęcić bardzo mocno do spożywania dużej ilości witaminy C tylko i wyłącznie w formie roślinnej, surowej, lub suszonej i sproszkowanej. Najbardziej napakowane naszą witaminką rośliny dostępne w Polsce to:
- igły sosny - zbieramy cały rok, na wiosnę młode pędy mają jej najwięcej. Suszymy i proszkujemy. Możemy z niej również zrobić herbatę z rozmarynem i lukrecją.
- owoce dzikiej róży - zbieramy jesienią, wypestkowujemy, suszymy i mielimy.
- natka pietruszki - najlepsza w świeżo wyciskanych sokach .
  porzeczka czerwona - surowa, bo w formie konfitury i dżemu nie zwiera witaminy C.
- brokuł, brukselka - wyciskane soki, lub szejki.
- zielona papryka „green belt" - soki, szejki, jak również do kanapek i w rękę.

W ciągu roku większość z tych roślin jest dostępna, jednak zachęcamy Cię również do tego, żeby zrobić sobie zapasy. Tak istotne owoce dzikiej róży w zasadzie dostępne są tylko jesienią. Warto więc zrobić zapas na pozostałą część roku.

Woda

No to co z tą wodą, pić ją czy nie pić? Opinie na ten temat są bardzo różne. Jedni twierdzą, że musimy wypić nawet 3 litry wody dziennie, inni zaś, że nie jesteśmy jak gąbka i nie potrafimy wchłonąć takiej ilości, a dodatkowo, że grozi to wypłukaniem cennych witamin i minerałów z naszego organizmu.

A jeśli pić to jaką wodę najlepiej? Tutaj opinii jest jeszcze więcej. Część twierdzi, że powinniśmy kupić maszyny za kilkanaście tys. zł, żeby mieć zdrową wodę, inni zaś, że trzeba pić destylowaną, a jeszcze inni, że wodę mineralną. Codziennie bombardowani jesteśmy z każdej strony reklamami z różnego rodzaju filtrami do wody, czy to podłączonymi bezpośrednio do kranu, w postaci dzbanków z filtrem, odwróconej osmozy, zmiękczacze do wody, czy też odżelaziacze. Więc jak widać, bardzo ciężko jest się na coś zdecydować. Często, to jaką wodę mamy w domu i jaką spożywamy zależało głównie od tego, jak dobre argumenty przedstawił nam sprzedawca.

No i mamy oczywiście wodę strukturalną. Wodę strukturalną, inaczej nazywaną strukturowaną, możemy spotkać w przyrodzie w warzywach i owocach. I jest to najlepsza dla nas woda, jaką możemy spożywać, ponieważ organizm przyswaja ją natychmiast bez zbędnego przetwarzania i tracenia na to energii, tylko dlatego, że jest to identyczna woda jak ta w naszym organizmie.

My jednak wierzymy w to, że najlepszą dla nas wodą, poza oczywiście strukturalną zawartą w surowych warzywach i owocach, jak wspomnieliśmy przed chwilą, jest woda źródlana lub głębinowa prosto ze studni. Jeszcze inną polecaną wodą jest woda z roztopionego lodu. I tutaj pomimo tego, że tłumaczy się, że możemy ją zrobić w domu sami, przegotowując wodę, następnie zamrażając i po rozmarznięciu otrzymujemy wodę strukturalną, taką jak w naszym organizmie, my jednak się do tego jakoś nie przekonaliśmy. I to pewnie ze względu na to, że w przepisie podaje się, żeby wodę taką zagotować, a w naturze, zanim powstanie z niej lodowiec, czy śnieg, to gotowana ona raczej nie jest.

Odkryto też, że woda posiada pamięć, czyli zapamiętuje wszystko z czym się styka, co widzi, a nawet słyszy. Dlatego właśnie tak wielu zwolenników zyskała woda rozmrażana, która to kasuje poprzez zamrożenie swoją pamięć i dzięki temu jest dziewiczo czysta. Idąc dalej tym śladem, woda taka potrzebuje określonego czasu na rozmrożenie, a skoro słyszy, czuje i widzi wszystko dookoła niej, to w trakcie tego rozmrażania nabiera właściwości garnka, czy dzbanka, w którym jest, widzi i słyszy wszystko co się dzieje w domu wokół niej.

Dlatego też bez względu na to jaką wodę akurat pijemy to chyba najważniejsza jest intencja. Jeśli ma nam zaszkodzić, to na pewno tak będzie, a jeśli uzdrowić, to na pewno też tak będzie.

OCZYSZCZANIE

Lewatywa

„Według mnie istnieje tylko jedna choroba: samozatrucie, czyli organizm zatruwający sam siebie. To toksyczne substancje rozprzestrzenione w naszym organizmie zabijają go; a zatem, jeśli nie będziecie oczyszczać waszej okrężnicy, nigdy nie będziecie cieszyć się dobrym zdrowiem. Jedynym miejscem, gdzie można zobaczyć zdrowe jelito grube, jest książka anatomii"

Victor Earl Irons

Czy potrafisz sobie wyobrazić 30, 40, czy 50 lat całkowicie bez mycia zębów? No może trochę rozpędziliśmy się, pewnie po 20 latach już nie byłoby co myć, taka prawdziwa i niekończąca się uczta dla bakterii. A smród pewnie rozchodziłby się na odległość 2 m. Tak samo jest w jelitach, które powinniśmy regularnie i dokładnie płukać. Przechowywanie gnijącego i fermentującego stolca, który jest doskonałym środowiskiem dla wylęgu bakterii gnilnych i fermentacyjnych, a także pasożytów jest dla naszego zdrowia bombą zegarową z opóźnionym zapłonem. Niejednokrotnie można to poznać po naszych bąkach, aż dziw bierze, że to nas jeszcze nie zabiło. I nawet jeśli wydaje nam się, że wszystko jest w porządku, że wypróżniamy się regularnie i nie dokuczają nam zaparcia, hemoroidy, czy rozwolnienia.

Jeżeli kiedykolwiek jadłeś przetworzone pokarmy, a mamy tu na myśli, smażenie, gotowanie, pieczenie, grillowanie itp. sposoby przetwarzania mięsa, ryb, nabiału, jajek, jak również warzyw i owoców, to z pewnością zalegają w Twoich jelitach resztki tego nieprzyswajalnego pokarmu, z którego ucztę mają groźne dla nas mikroby.

Jelito grube jest położone w dolnej części jamy brzusznej i sąsiaduje bezpośrednio z pozostałymi organami naszego ciała. Jego powiększenie, a nawet zdeformowanie przez niewydalone miesiącami resztki pokarmowe - głównie mięsa, bo ono najdłużej zalega w naszych jelitach, bezpośrednio wpływa na każdy organ i to nie tylko za pomocą krwi, ale także czysto fizycznie. Niektórzy z nas noszą codziennie ze sobą w jelitach, miesiącami zbierane i nieprzetworzone pożywienie w postaci kamieni kałowych. Rekordziści mają ich od 17 do 20 kg. Wyobraź sobie, jakby Ci ktoś kazał codziennie nosić ze sobą na plecach plecak dwudziestokilogramowy. Na pewno byś się zbuntował, byłoby Ci ciężko, czułbyś się zmęczony. To po co nosisz ten zbędny balast w jelitach? Czy nie lepiej się tego pozbyć, poczuć się lżej, nie zatruwać się dodatkowo odchodami?

Bo nie wiemy, czy zdajesz sobie sprawę z tego, że wszystkie toksyczne substancje powstałe wskutek zalegania w jelitach niestrawionego pokarmu wchłaniają się do krwi, z którą to są rozprowadzane po całym organizmie, jak również przez ściankę jelita zatruwają też organy sąsiadujące. Stąd też przykładowe występowanie częstego zapalenia pochwy czy pęcherza moczowego ze względu na to, że stykają się one z jelitem grubym. Jednak jest to tylko jeden z przykładów, gdyż wszystkie choroby mają swój początek w jelitach.

Zatruwanie własnego organizmu jest tylko jedną stroną medalu. Z drugiej zaś strony przyjrzyjmy się teraz bakteriom występującym w jelitach, po co one tam są? W czym nam pomagają lub szkodzą? Czy ważne jest czym je karmimy? Zanieczyszczenia jelita pogarszają pracę pożytecznych bakterii, co powoduje namnażanie tych niekorzystnych dla nas mikrobów, które oprócz wyrządzanych nam szkód, zatruwają nas dodatkowo swoimi toksycznymi odchodami. Stąd też, osoby mające oczyszczony organizm, odżywiające się surowymi pokarmami roślinnymi, mogą jeść znacznie mniej i wydawałoby się mniej urozmaiconych pokarmów przy jednoczesnym lepszym samopoczuciu i wyglądzie.

Dodatkowo praca pożytecznych bakterii, podobnie jak to się ma w kompoście, wytwarza ciepło, dzięki czemu jelito grube staje się naturalnym grzejnikiem naszego ciała. To właśnie surowa marchewka jak już wcześniej wspomnieliśmy lepiej Cię rozgrzeje zimą niż gorąca zupa, czy herbatka. Jak już wiemy, nasze bakterie jelitowe czerpią energię z naszego jedzenia. Jeżeli zjemy surową marchewkę, to nakarmimy nią te dobre bakterie, ponieważ one żywią się surowym błonnikiem, a te złe mikroby umrą z głodu i nie będą nam już dłużej dokuczać. Pod warunkiem oczywiście, że jelita są oczyszczone i nie zalegają tam żadne gnijące zapasy.

Ale po co nam te pożyteczne bakterie i co one robią oprócz ogrzewania nas? Otóż, bakterie, które znajdują się we florze jelitowej produkują wiele ważnych substancji np. w jelitach powstaje 90% serotoniny, nie w mózgu, jak nam często powtarzano. Inne syntetyzują witaminy, hamują rozwój drobnoustrojów, czy patogenów, usprawniają ruchy robaczkowe jelit, produkują naturalne przeciwciała, wpływają na utrzymanie odpowiedniej kwasowości jelita i wiele, wiele innych, których tu nie będziemy wymieniać. Zajmijmy się raczej tym, jak oczyścić nasze jelita, żeby te przyjazne dla nas bakterie mogły spełniać swoje role. I nie polecamy tu, żadnych środków przeczyszczających, takich jak tabletki, herbatki, czy czopki tylko zwykłą tradycyjną lewatywę.

Lewatywa polega na wlewaniu przez odbyt płynu do jelita grubego w celu usunięcia gromadzących się mas kałowych czy toksyn. Jeśli jesteś jedną z tych osób, które z obrzydzeniem podchodzą do lewatywy, to wyobraź sobie, że lekarze, którzy profesjonalnie zajmują się oczyszczaniem jelit specjalną metodą zwaną kolonohydroterapią, podają, że podczas takiego zabiegu wymywane są resztki tego, co pacjent zjadł nawet kilka lat wstecz. Całe szczęście, że maszyna do kolonohydroterapii jest zamkniętym urządzeniem i nie wydostają się z niej żadne zapachy, a raczej smrody. Myślisz, że lepiej to nosić w sobie i się zatruwać, czy lepiej się przemóc i zrobić tą pierwszą w życiu lewatywę. Na początku po cichu przed rodziną i znajomymi, a w miarę stosowania i poczucia zbawiennych działań tego potwora, już trochę odważniej. Po jakimś czasie już nawet nie będziesz chował głęboko do szafki zestawu do lewatywy, kiedy przyjdą znajomi, ale wręcz sam zachęcał ich do przetestowania jej.

Lewatywa to lecznicza metoda znana z czasów starożytnych. Egipcjanie poświęcali jej malowidła na ścianach i opisywali w papirusach. Ojciec medycyny Hipokrates aplikował ją na niemal każde schorzenie używając różnorodnych płynów. Od bardzo dawna również światowej sławy gwiazdy stosują lewatywy jako doskonały środek odtruwający, odmładzający i poprawiający samopoczucie. Może więc i Ty się do nas dołączysz, zaczniesz stosować i promować ten sposób oczyszczania? Sławne osoby mówią już o tym bez skrępowania. Nie taki diabeł straszny jak go malują.

No dobra, ale jak się do tego zabrać? Przede wszystkim zacznijmy od tego, że potrzebujemy lewatywy dwulitrowej. Czyli zbiornik, który pomieści 2 litry płynu, z rurką i kranikiem-zaworkiem. Można ją kupić przez internet, ponieważ w aptece poza tradycyjną gruszką raczej czegoś takiego nie znajdziesz. Zaleca się stosowanie lewatyw w następujących odstępach czasowych. I tak w pierwszym tygodniu – codziennie, w drugim tygodniu – co drugi dzień, w trzecim tygodniu – dwa razy, czyli co trzeci dzień. Po tym czasie powinno się robić lewatywę raz w tygodniu, no chyba, że oprócz oczyszczania jelit, chciałbyś też wspomóc wątrobę. Ale o tym później.

Zwykła Lewatywa Przeczyszczająca

Do 2 litrów przegotowanej wody, schłodzonej do temperatury 20-22°C, dodajemy 1 łyżkę soku z cytryny, przecedzonego przez gęste sitko i 1 łyżeczkę soli kamiennej najlepiej nieoczyszczonej. Upewniamy się, że sól się dobrze rozpuściła i że nie ma kawałków cytryny w wodzie. Zamiast soku z cytryny możemy użyć octu jabłkowego niepasteryzowanego. Do lewatywy nie wolno używać wody zbyt ciepłej, ponieważ rozpuści ona szybko masy kałowe, które zostaną wchłonięte przez śluzówkę do krwi. Wlej przygotowaną wodę do lewatywy, powieś na jakimś haczyku i pozbądź się powietrza w rurce. Możesz to zrobić podnosząc odkręconą końcówkę wężyka powyżej lewatywy. Wtedy całe powietrze z wężyka pójdzie do lewatywy, a następnie powoli opuszczaj końcówkę rurki, tak, żeby delikatnie wylać odrobinę i w tym czasie zakręcić zaworek. Teraz posmaruj końcówkę rurki olejem roślinnym zimnotłoczonym. Możemy do tych zabiegów przygotować sobie i trzymać w łazience, mały pojemnik z pompką, taki po jakimś mydle czy płynie, lub kupiony specjalnie do tego. Wlewamy do niego dobry, tłoczony na zimno olej lub oliwę, którą polewamy nad zlewem końcówkę rurki. Zawieszamy lewatywę na takiej wysokości, żeby koniec rurki prawie dotykał podłogi. Kładziemy ręcznik lub dywanik na podłogę i kładziemy się na nim na prawym boku.

Wprowadzamy końcówkę rurki w odbyt na głębokość 3-5 cm i odkręcamy zaworek. Jeśli poczujemy jakikolwiek ból lub ostre ukłucie, które mogą być skutkami wzdęcia lub ruchów robaczkowych jelit, zakręcamy zaworek zatrzymując na chwilę wlewanie wody do jelit. Głęboko oddychamy, ruszamy brzuchem w górę i w dół. Ból minie i nastąpi ulga. Wtedy odkręcmy ponownie zaworek i wypuszczamy pozostałą wodę. Wykonujemy tą czynność wielokrotnie, dopóki cała woda nie znajdzie się w jelitach.

Jeśli jelito jest mocno zanieczyszczone suchymi masami kałowymi, ich rozpuszczenie będzie wymagać większej ilości starań. Jelito nie będzie w stanie utrzymać wody i będzie się ona mimowolnie wylewała. Przerywamy wtedy wlewanie i wypróżniamy jelita. Powtarzamy te czynności 2-3 razy do czasu, aż zużyjemy całą wodę.

Wodę do płukania możemy przetrzymywać w środku 1-2 minuty. To w pełni wystarczający czas na wymycie jelita. Jeśli będzie to możliwe, a przy pierwszych razach nie koniecznie to wychodzi (za bardzo napiera nas na opróżnianie) możemy leżąc na prawym boku oprzeć się na zgiętej w łokciu ręce i unieść zgięte nogi w kolanach. Brzuch obwiśnie i woda intensywniej przejdzie do wschodzącego odcinka jelita grubego. Potem przekręcamy się na lewy bok i powtarzamy ćwiczenia. Następnie wstajemy, bierzemy głęboki wdech nosem, wstrzymujemy oddech i ruszamy brzuchem w górę i w dół.

Innym sposobem jest przyjęcie pozycji kolanowo-łokciowej, czyli tak zwanej na pieska. Polega ona na tym, że przyjmujemy pozycję na podłodze opierając się na kolanach i łokciach. Ale to już według uznania, która pozycja Ci bardziej odpowiada. Kiedy jelito zostanie oczyszczone, 2 litry płynu powinny wejść do środka łatwo i swobodnie w ciągu 30-40 sekund. Możemy też wykonywać dodatkowe pozycje po to, aby woda dostała się i wymyła wszystkie zakamarki tak długiego, bo aż dwumetrowego jelita. Po tym, jak już wlaliśmy cały płyn, kładziemy się z pozycji kolanowo-łokciowej na lewy bok, następnie przekręcamy się na plecy i wspomagając się ścianą, wędrujemy po niej nogami, podnosimy biodra lub jeśli jest to możliwe przechodzimy do pozycji tzw. świecy. W takiej pozycji przebywamy od 30 do 60 sekund. W tym czasie ruszamy brzuchem, aby pomóc się przedostawać wodzie. Dzięki temu płyn poprzez okrężnicę zstępującą przeniknie do okrężnicy poprzecznej. Potem ostrożnie trzymając nogi w górze, opierając je oczywiście o ścianę, przekręcamy ciało na prawy bok i delikatnie kładziemy się na tym boku. Teraz poruszając znowu brzuchem wstajemy delikatnie, zaczynając od prawego kolana i utrzymując pozycję prawego boku. Płyn z okrężnicy poprzecznej przedostaje się do trudno dostępnej części wstępującej i do ślepej kiszki. Prostujemy się, wykonujemy kilka podskoków i jednocześnie ruszamy brzuchem.

Następnie pochylamy ciało głową w dół, ruszając brzuchem z prawej strony, tak aby woda wróciła do górnej części jelita i tu możemy już usiąść na toaletę i zacząć się wypróżniać. W międzyczasie możemy pomóc przesuwać się wodzie w brzuchu poprzez masowanie i przepychanie rękoma brzucha. Zaczynamy od dolnego prawego odcinka jelita, rozmasowujemy i przepychamy wodę o ile ona tam jeszcze jest, w górę, potem wzdłuż brzucha, przepychając ją z lewej strony w dół, aż do wyjścia. Właśnie taka technika pozwala przemyć dokładnie całe jelito grube. Warto byłoby też wcześniej sprawdzić w internecie, lub książce jak dokładnie wygląda jelito grube, żeby móc sobie wyobrazić jak ta woda tam krąży i jak możemy jej pomóc wymyć każdy zakamarek.

Dobrym pomysłem jest też przetestowanie tych pozycji na sucho, zanim wlejemy w siebie wodę, ponieważ na początku trudno jest utrzymać dłużej wodę w jelitach.

Więc kiedy uporamy się z pierwszymi lewatywami i oczyścimy początkowy fragment jelita, można poprzez wyżej wymienione pozycje oczyścić też całą resztę. W przeciwnym razie zostanie oczyszczona tylko część jelita, pozostawiając zapalnik przyszłych chorób np. w ślepej kiszce. Sposoby te zostały przez nas przetestowane i działają najlepiej.

Zadajecie nam pytania, kiedy robić lewatywy rano, czy wieczorem. U nas lewatywy sprawdzają się najlepiej wykonywane wieczorem, ale to już pozostawiamy Tobie, kiedy ci jest wygodniej, kiedy masz więcej czasu i możliwości.

Dodatkowo warto właśnie w tym momencie wspomnieć o specjalnym stołeczku, podnóżku toaletowym, stawianym przy toalecie, po to aby unieść nogi jak byśmy byli w pozycji kucznej.

Siedząc na muszli klozetowej w tradycyjny sposób kąt pomiędzy nogami a tułowiem wynosi około 90 stopni. Wystarczy, że podstawimy pod nogi taki podnóżek a kąt zmniejszy się do mniej więcej 35 stopni co sprawi, że wypróżnianie się nie będzie wymagało dużego wysiłku, zmniejszy się ciśnienie w żyłach i rozluźnią się mięśnie odbytu i odbytnicy. Nagraliśmy do tego specjalny filmik na naszej stronie odmladzanienasurowo.com w zakładce Filmy.

Gazy w jelitach!

Często po oczyszczeniu jelit możemy zauważyć wzdęcia. Czemu się tak dzieje i jak temu zapobiec?

W wyrostku robaczkowym wytwarzają się gazy, bez względu na to czy jelita są czyste czy pozaklejane, to jest normalne. Wytwarza się ich nawet do 35 litrów, składają się z wodoru, tlenu, azotu i dwutlenku węgla. Ich zadaniem jest przenoszenie, a raczej przepychanie pożywienia z dolnego końca wschodzącego odcinka jelita grubego do odcinka zstępującego, a dokładniej z prawej dolnej części pod górę, wzdłuż górnego odcinka jelita grubego, w dół z lewej strony. Podczas tego przepychania większość tych gazów zostaje wchłonięta, natomiast część z nich towarzyszy nam aż do samego końca czyli wydalenia stolca.

Jeżeli w okolicach odbytu nie ma choroby hemoroidalnej, czy innych problemów z żyłami, gazy wychodzą bez dźwięków i oczywiście bez zapachu. Brzydko pachnące gazy, że tak je nazwiemy, bo do pachnących, to one raczej nie należą, mogą też świadczyć o tym, że w końcowym odcinku jelita są zastoje lub w dalszych częściach nadal poprzyklejane są gnijące odpady.

Jeżeli w końcowym odcinku jelita grubego występują jakiekolwiek zatory i skurcze to gazy wychodzą nam z godnymi podziwu dźwiękami. Dla niektórych jest to nawet powód do dumy.

I tak w najobrzydliwszych rekordach świata zapisany został najdłuższy pierd. Rekord pobity przez pewnego Londyńczyka, którego bąk trwał 2 min. i 42 sek. A w jednej z francuskich restauracji przeprowadzane są konkursy na najlepsze odgłosy odbytu. Jak dotąd nie pobitym przez nikogo zwycięzcą jest człowiek, który wypierdział Marsyliankę.

Dlatego też warto byłoby się zastanowić czy wziąć udział w tych konkursach, czy też może przyłożyć się porządnie do oczyszczenia i odżywienia naszych kiszek.

Odżywiająca lewatywa olejowa

Do wykonania takiej lewatywy potrzebujemy pół szklanki oleju sezamowego zimnotłoczonego. Potrzebujemy go podgrzać do temperatury naszego ciała. Najlepiej i najbezpieczniej użyć do tego dehydratora wstawiając szklankę czy miseczkę z olejem, ale można oczywiście podgrzać w jakimś małym garnuszku. I tu uwaga olej podgrzewa się bardzo szybko, a my nie chcemy go zagotować, żeby nie stracił swoich cennych właściwości.

Taką lewatywę wykonujemy po wcześniej wykonanej lewatywie wodnej, kiedy jelita mamy już opróżnione. Najłatwiej będzie nam ją zrobić w pozycji leżącej na prawym boku. Następnie jeśli mamy ochotę przewracamy się na drugi bok i leżymy. Tutaj także, jeśli możemy warto wykonać świecę, aby płyn przedostał się w dalsze rejony jelita grubego. Minimalny czas tej lewatywy to 30 minut, ale najlepiej jest ją wykonać wieczorem i zatrzymać w sobie na całą noc, czyli idziemy spać z olejem w środku. Ilość używanego oleju jest niewielka, więc możemy go utrzymać w sobie nawet do 24 godzin, ale jedna noc wystarczy. Ta lewatywa nie tylko pozwoli na oderwanie się niektórych złogów od fałd jelitowych, ale odżywi i natłuści nas od wewnątrz. Dlatego też nazywamy ją lewatywą odżywiającą.

Lewatywa z kawy

Zacznijmy od tego, że taką lewatywę z kawy możemy stosować dopiero wtedy, kiedy jesteśmy w stanie wlać jednorazowo 2 litry wody i utrzymać je przynajmniej przez 20 min. W innym przypadku, szkoda zachodu z gotowaniem kawy, skoro nie będziemy mogli wytrzymać z nią w środku minimum 20 min.

Ale przyjrzyjmy się teraz lewatywie z kawy, po co ją robić, w czym jest lepsza od innych i jak działa. Nasze ciało posiada ponad 10 kg tłuszczu budującego błony komórkowe, w których rozpuszczają się toksyny rozpuszczalne w tłuszczach a nierozpuszczalne w wodzie. Nasz organizm bardzo słabo radzi sobie z usuwaniem tych toksyn z komórek. W dzisiejszych zanieczyszczonych i skażonych czasach, gdzie każdego dnia dostarczamy następną ich dawkę, ciało nie nadąża z ich odprowadzaniem.

Jednym ze sposobów ich usuwania jest przerzucanie do wątroby i wydalanie z żółcią, która jest najpierw w postaci żółci rozcieńczonej, następnie wysyłana do pęcherzyka żółciowego gdzie jest zagęszczana. W ten sposób większa część tych toksyn ponownie wchłania się do układu krążenia. I tak w kółko, z komórek przechodzą do wątroby, potem do pęcherzyka żółciowego, część uda się usunąć, ale większość na nowo rozpuszcza się w błonach komórkowych i czeka na swoją kolej. Idąc dalej tym śladem, jeżeli wątroba razem z jelitem nie jest w stanie wydalić tych toksyn, to następnym układem oczyszczająco-wydalniczym jest nasza skóra i to ona robi wszystko aby nas wspomóc. Stąd też często na skórze pojawiają się stany zapalne takie jak egzema, trądzik czy łuszczyca.

A jak pomaga w tym lewatywa z kawy? Lewatywa taka trafia do wątroby, tam dzięki kofeinie zawartej w kawie, otwierają się przewody żółciowe i bez jej zagęszczania i wchłaniania toksyn z powrotem do krwi, żółć trafia bezpośrednio do jelita, a stamtąd wydalana jest do toalety. Dzięki temu odciąża i oczyszcza skórę, co można zauważyć już po kilku zastosowaniach kawy doodbytniczo.

W wyniku usuwania trucizn prosto z wątroby, zabieg ten redukuje obciążenie nerek toksycznymi substancjami. Dlatego też lewatywa z kawy jest uważana za najlepszą i najskuteczniejszą, można tu dodać nawet najprostszą metodę wspomagającą usuwanie toksyn rozpuszczalnych w tłuszczach czyli tzw. lipofilnych z organizmu. Jednak oczyszczanie z toksyn to nie jedyne zadanie lewatywy z kawy. Naukowcy twierdzą, że kawa wspomaga organizm poprzez dostarczanie mu pierwiastków mineralnych, których nigdy nie jest za wiele w naszym organizmie. Podają, że kawa posiada w sobie drogocenne dla nas minerały, takie jak cynk, selen, czy potas i to tylko dlatego, że jest ona podawana w formie lewatywy, pierwiastki te przyswajają się. Twierdzą, że podawane doustnie nie zawsze wchłaniają się zbyt dobrze.

Oczywiście można by było się przyczepić do tego, że kawa zawiera też niektóre metale ciężkie i toksyczne alkaloidy, a nawet może ulec stęchnięciu. Jednak zaobserwowano, że toksyny te nie są wchłaniane do organizmu doodbytniczo w takim stopniu jak w przypadku picia kawy. Oczyszczone jelito grube potrafi odfiltrować dobre dla nas składniki i wykorzystać je usuwając jednocześnie substancje toksyczne. Natomiast przy piciu kawy nie ma już takich możliwości, toksyny dostają się do środka a dobroczynne substancje z kawy nie mają szans się wchłonąć. Więc skoro mielibyśmy też dostarczyć minerałów, to może lepiej przestawić się na małą czarną w formie lewatywy?

Poszukiwane działanie kawy jest takie same przy piciu i wlewaniu z drugiej strony czyli pobudzenie ciała, czasami nawet z lekką euforią. Po co więc się truć, jeśli można połączyć przyjemne z pożytecznym.

Następne pytanie nasuwa się samo. Czy częste stosowanie lewatywy z kawy nie wypłucze nam flory bakteryjnej? Otóż nie, nawet codziennie stosowana, nie ma wpływu na florę bakteryjną w jelicie grubym, ponieważ zawiera małą ilość wody, a nawet wręcz przeciwnie poprawia stan tej flory. Mamy nadzieję, że rozwialiśmy już wszystkie Twoje wątpliwości i po oczyszczeniu jelit lewatywą oczyszczającą, będziesz też stosował lewatywę z kawy.

A teraz jak ją przygotować? Według naszych wieloletnich doświadczeń z tym związanych, lewatywę z kawy najlepiej robić wcześnie rano. Zaleca się w godzinach 5-7 rano, ponieważ wtedy to jelito grube zaczyna swój dzień pracy. Nie polecamy jednocześnie tak aplikowanej kawy wieczorem, no chyba, że masz chęć przetańczyć całą noc, bo o śnie to zapomnij.

Wróćmy więc do tego jak się przygotować. Dzień wcześniej wieczorem robimy lewatywę przeczyszczającą i przygotowujemy kawę na następny dzień. Czyli, potrzebujemy na jedną osobę 1 litr wody i 2 łyżki świeżo zmielonej kawy. W przepisach podawane jest 3 łyżki na litr wody, ale na początek nie polecamy takiego szatana. Później możemy zwiększyć dawkę jeśli będziemy mieli taką potrzebę, my jednak zawsze robimy z 2 łyżek. Wstawiamy tą wodę na palnik, zagotowujemy, zmniejszamy gaz i do wrzącej wody wsypujemy kawę. Możemy na chwilę zdjąć z palnika, bo kawa lubi wykipieć. Następnie przykrywamy, stawiamy z powrotem na najmniejszy płomień i gotujemy 20 min. Kawy nie trzeba mieszać, ale warto jest ustawić sobie jakiś budzik, żeby nie przekraczać 20 min. gotowania. Po tym czasie zdejmujemy kawę z palnika i zostawiamy na całą noc, pod przykryciem. Rano przecedzamy kawę przez sitko, na którym umieszczamy jeszcze jakąś gazę, płótno czy pieluchę i dolewamy gorącej przegotowanej wody. Najlepiej sprawdza się tu dzbanek. Kawa powinna być przyjemnie ciepła, nie gorąca. Można włożyć rękę do sprawdzenia. Tak przygotowaną w dzbanku lewatywę, przelewamy do zestawu do lewatywy. Polewamy końcówkę olejem i możemy zaczynać.

Lewatywę z kawy najwygodniej jest robić w łóżku, trzeba tylko wcześniej przygotować sobie haczyk gdzieś nad łóżkiem do zaczepienia zbiornika z lewatywą. Koniec rurki z zaworkiem powinien być trochę niżej niż poziom łóżka. Kładziemy jakiś kocyk czy ręcznik, żeby nie poplamić pościeli, układamy się na prawym boku z kolanami lekko podciągniętymi do brzucha i w tej pozycji możemy już wlać zawartość lewatywy. W razie dyskomfortu zamknąć kranik i odczekać aż przejdzie. Pomagają przy tym głębokie oddechy. Przykrywamy się kołdrą i leżymy cały czas na prawym boku bez jakiegokolwiek wstawania przez 20 do 30 min. Najlepiej jest w tym czasie słuchać relaksującej muzyki, hipnozy czy uzdrawiających afirmacji np. „Magiczne jezioro" Adama Bytof, które znajdziesz na YouTube. Warto też zapalić świeczkę i kadidełko, jeśli lubisz. To ma być czas relaksu i uzdrawiania dla Ciebie. Po 20-30 min. idziemy do toalety. Polecamy też wcześniej poskakać i pomasować brzuch przed wypróżnieniem.

Jeśli nie uda się nam wytrzymać tyle czasu, nic nie szkodzi. Przy kolejnych lewatywach będzie łatwiej. Na początku stosowania lewatyw z kawy żółć zawiera zwiększone ilości toksyn, co może powodować skurcze dwunastnicy i jelita cienkiego, przez co też może wystąpić niewielki refluks żółci do żołądka z objawami nudności a nawet wymiotami żółciowymi. Odczujemy jednak ulgę po wypiciu dużej ilości herbaty miętowej, która wypłucze żółć z żołądka.

Sauny

Sauna to drewniane, bądź zrobione z mozaiki pomieszczenie, w którym panuje wysoka temperatura oraz w zależności od rodzaju sauny wysoka lub niska wilgotność. Regularne przebywanie w takim pomieszczeniu to następny, doskonały wręcz, sposób na oczyszczanie skóry naszego ciała i nie tylko. Temperatura powierzchni skóry w saunie może osiągnąć nawet 41°C, dzięki czemu ciało zaczyna się bardziej pocić i wydalać toksyny. Jest to więc cudowny sposób, nie tylko ze względów zdrowotnych ale i kosmetycznych. Podczas przebywania w wysokiej temperaturze pory rozszerzają się, a skóra ulega rozpulchnieniu. Pobudzone krążenie sprawia, że jest ona bardziej dotleniona i przyjmuje ładny kolor. Skóra oczyszcza się z tłuszczu, łoju i martwych komórek. Po zabiegu jest znacznie gładsza i zaczyna lepiej oddychać.

Kąpiele w saunie szczególnie zaleca się na przemęczone po pracy czy po wzmożonym treningu ciało, ponieważ doskonale rozgrzewa zmęczone mięśnie, relaksuje i odpręża, a przy dodatkowym zastosowaniu olejków eterycznych jak np. eukaliptusowy, cedrowy, sosnowy, cyprysowy, czy różnego rodzaju olejków cytrusowych możemy dodatkowo odczuć wiele korzyści zdrowotnych. Olejki takie wchłaniają się przez skórę, dzięki czemu ona pięknie i świeżo pachnie, jak również przez drogi oddechowe wzmacniając układ odpornościowy czy oddechowy. Dodatkowo olejki eteryczne mają właściwości przeciwzapalne, przeciwbólowe, przeciwbakteryjne, rozgrzewające, a nawet przeciwwirusowe. Jest to więc jak widać godny polecenia dodatek podczas kąpieli w saunie. Po takim zabiegu doskonale zasypia się i przesypia jak dziecko całą noc.

Ze względu na temperaturę i stopień wilgotności powietrza w kabinie, wyróżniamy trzy rodzaje kąpieli w saunie.

Sauna sucha, zwana szwedzką, w której temperatura powietrza osiąga 90° C, a nawet 100° C, a wilgotność tylko do 10%.

Sauna mokra, zwana fińską, która rozpoczyna się od temperatury około 50⁰ C, a gdy ciało ndo niej przywyknie stopniowo podwyższa się ją do 90⁰ C. Pomieszczenie wypełnia gorąca para wodna powstająca w czasie polewania wodą kamieni ułożonych w górnej części pieca. Wilgotność powietrza w kabinie wynosi 25 - 40%.

Sauna parowa jest modyfikacją sauny fińskiej. Zazwyczaj pomieszczenie wyłożone jest mozaiką ,bądź kamieniami. Posiada najniższą temperaturę i nie przekracza 65⁰ C. Wyróżnia się znacznie wyższą wilgotnością powietrza, która wynosi od 40 do 65% i wytwarzana jest przez specjalny generator pary. Saunę parowo-ziołową otrzymujemy poprzez dodanie różnych ziół, które pod wpływem gorącej pary wydzielają przyjemny zapach.

Pobyt w saunie najlepiej podzielić na trzy etapy czyli nagrzewanie, schładzanie i odprężanie, które mogą być powtarzane tyle razy, na ile pozwala nam nasze samopoczucie, jest to sprawa indywidualna. Zawsze jednak powinniśmy zacząć od wzięcia prysznica i jak niektórzy polecają dokładnego osuszenia ciała włącznie z włosami, które będąc wilgotne mogą ulec zniszczeniu pod wpływem gorącego powietrza.

My jednak nie bardzo się do tego stosujemy, chociaż z tymi włosami ma to sens. Często za to nie mocząc wcześniej włosów nakładamy przeróżne olejki na nie, na czas przebywania w saunie. Czyli po prysznicu i osuszeniu lub nie, wchodzimy do sauny i siedzimy, lub leżymy tak długo ile jesteśmy w stanie wytrzymać. Następnie bierzemy chłodny prysznic i albo jeszcze raz idziemy do sauny, albo chwilę odpoczywamy na leżaku. Po 2 lub 3 krotnym powtórzeniu tych etapów, faza odpoczynku i odprężenia powinna wynosić min. 20 min. zanim opuścimy pomieszczenie z saunami.

Warto tu również dodać, że po takim wypoceniu przydałoby się uzupełnić płyny. Dlatego idąc na saunę, upewnij się, że masz ze sobą butelkę z wodą. Na drzwiach niektórych saun wisi tabliczka, dozwolone od lat 16, a czasami nawet 18. Naszym chłopcom jednak od kiedy pamiętamy, jakoś nigdy to nie przeszkadzało, zawsze udawało im się prześlizgnąć niezauważenie i korzystali z tych dobrodziejstw od maleńkości, według oczywiście ich możliwości wytrzymywania takiego ciepła czy pary. Naukowcy twierdzą, że już sześciomiesięczny maluszek jest w stanie dobrze znieść krótką wizytę w saunie. Dlatego też jeśli masz tylko taką możliwość, żeby zabrać ze sobą dziecko bez względu na wiek, to na pewno warto.

Oczyszczanie nosa i zatok

Co to takiego Neti Pot? Jest to specjalny dzbanuszek na wodę do oczyszczania jamy nosowej i zatok. W Polsce znany pod nazwą dzbanek do płukania nosa Jala Neti. W aptece go raczej nie znajdziecie, ale można go kupić przez internet, od 20 zł do 50 zł w zależności czy plastikowy czy ceramiczny. Jest on zaprojektowany w taki sposób, aby woda swobodnie przepłynęła z jednego nozdrza do drugiego tylko dzięki sile grawitacji.

Ale po co u licha płukać jeszcze nos, najpierw lewatywa a teraz jeszcze to! Przecież nos mam pusty, nie mam kataru, swobodnie mogę oddychać, więc po co mam go płukać? Otóż zastanówmy się jak zbudowany jest nos i po co on nam jest potrzebny, oprócz oczywiście oddychania? Jama nosowa wewnątrz wyścielona jest błoną śluzową wytwarzającą śluz, który na zasadzie lepu na muchy zbiera wszelkie zarazki, pyłki, kurz, a także wirusy i bakterie wdychane przez nos. Na powierzchni śluzówki znajdują się też rzęski, czyli takie małe szczoteczki wymiatające z nosa wszystkie te zanieczyszczenia, które nazbierała śluzówka. I tak większość tych nieczystości udaje się nam wyrzucić za pomocą porządnego kichnięcia lub wydmuchania nosa w chusteczkę. Jednak dzisiejsze skażone powietrze, szczególnie w okolicach dużych miast, zaburza sprawne funkcjonowanie oczyszczania nosa. Poza tym dym tytoniowy, toksyczne opary lub nadmierne pylenie w miejscach pracy, spaliny samochodowe, a także suche i przegrzane powietrze uszkadzają barierę jaką stanowi błona śluzowa uzbrojona w rzęski. Kiedy obrona śluzowo-rzęskowa zostaje osłabiona drobnoustroje i toksyny mogą się już spokojnie dostać w głąb ciała, gdzie mogą szaleć do woli. Wtedy właśnie organizm nasz wytwarza katar, a nawet zapalenie zatok, po to żeby rozrzedzić i umożliwić wydalenie tych zanieczyszczeń z nosa. Dlatego stosowanie popularnych i wszechstronnie reklamowanych środków na katar nie ma najmniejszego sensu. No może jak stosujemy jednorazowo, bo akurat potrzebujemy dobrze wyglądać na jakimś ważnym wydarzeniu, to nic się nie stanie. Krople do nosa w tym przypadku są skuteczne, ponieważ zatrzymują całkowicie katar. A przecież właśnie o to chodzi kiedy jesteśmy przeziębieni. Obkurczają one naczynia krwionośne w nosie i zatokach i dzięki temu możemy znowu swobodnie oddychać i już nie kapie z nosa. Zahamowany katar jednak i tak powróci, wcześniej czy później. Przecież jakoś musimy wyrzucić z siebie te śmieci. Ale teraz zastanówmy się po co pojawił się ten katar, ból głowy, czy stan podgorączkowy. Wszystko to wytworzyło nasze ciało jak już wcześniej pisaliśmy po to, żeby pozbyć się właśnie tych zanieczyszczeń. A my co, kupujemy następne krople do nosa i zahamowujemy cały proces, do tego jeszcze coś na zbicie gorączki i już następnego dnia silni i zdrowi znowu idziemy do pracy. Jednak zbyt długie stosowanie leków na katar i powtarzanie tego za każdym razem, kiedy ten katar się pojawia doprowadza do powstania nadmiernego rozkurczenia się naczyń krwionośnych. I to wydaje się logiczne, jeżeli ciągle wpływamy na to, żeby obkurczyć te naczynia to one w końcu nie wytrzymają i muszą puścić. Pojawia się wtedy wodnista wydzielina, która gromadzi się w nosie i zatokach i ponieważ nie możemy się jej pozbyć, bo znowu sztucznie udrażniamy sobie oddychanie, może dojść do nieodwracalnych zmian, takich jak uszkodzenia i obrzęk błony śluzowej oraz ograniczenia sprawności rzęsek, jak również może powstać zapalenie uszu czy oskrzeli. W konsekwencji rozwija się przewlekłe zapalenie oraz nieżyt nosa. Jest to szczególnie groźne u dzieci, ponieważ takie uszkodzenia zmniejszają możliwości obronne układu odpornościowego w walce z zakażeniami.

Dlatego też, żeby temu zapobiec wcześniej, a nie kiedy pojawi się katar i nawilżyć błonę śluzową oraz oczyścić pozaklejane rzęski polecamy właśnie Jala Neti, czyli przepłukiwanie jamy nosowej wraz z zatokami wodą. Płukanie takie to dobrze znana metoda stosowana przez joginów. Jala Neti przywraca naturalną wilgotność i zmniejsza obrzęk wywołujący niedrożność nosa. Działa stymulująco i relaksująco na obszar twarzy wokół oczu i na czole, co może redukować bóle głowy wywoływane napięciem nerwowym. Niektórzy nawet doświadczają poprawy widzenia lub wyostrzenia węchu. No więc jak to zrobić? Polecamy Wam dwie metody: woda z solą lub z żyworódką.

Woda z solą

W małym garnuszku zagotowujemy 500 ml wody, po zagotowaniu, najlepiej jest ustawić sobie jakiś budzik i gotujemy jeszcze 20 min. Po tym czasie zdejmujemy garnek z kuchenki i dodajemy do wody 1 płaską łyżeczkę soli morskiej, himalajskiej lub gorzkiej zwanej Epsom. Mieszamy aż do rozpuszczenia się soli i zostawiamy do wystygnięcia. Do naszego zabiegu potrzebujemy, żeby woda ta była letnia, przyjemna dla nosa. W międzyczasie dezynfekujemy nasz Neti Pot wrzątkiem. Kiedy woda ostygła już wystarczająco, wlewamy jej część do wyparzonego wcześniej dzbanuszka i zaczynamy zabieg. Pochylamy się nad zlewem lub wanną, oddychamy przez otwarte usta i przechylamy głowę na bok, tak aby można było wlewać dziubkiem dzbanuszka wodę do górnego nozdrza, a dolnym woda ta będzie się wylewać prosto do zlewu. Wlewamy cały dzbanuszek, wydmuchujemy nos i powtarzamy czynność z drugą dziurką. Woda pod ciśnieniem płucze nos i zatoki, a następnie wylatuje drugą dziurką. Najlepiej jest wypłukać na przemian, po dwa razy każdą dziurkę. Wbrew pozorom zabieg ten wcale nie jest tak nieprzyjemny na jaki wygląda. Przepłukanie zdrowego nosa zajmuje chwilę, natomiast zatkanego nawet kilkanaście minut. Kiedy mamy zatkany nos i woda nie chce wylecieć drugą dziurką, potrzebujemy odczekać w tej pozycji z dzbanuszkiem przyłożonym do nozdrza. Roztwór solny rozpuści zastoje w jamie nosowej i woda w końcu przeleci. Upewnij się jednak, że woda nie jest zbyt zimna, ponieważ to też może być przyczyną, że woda nie wylatuje. Jeżeli potrzebujesz zobaczyć jak to dokładnie wygląda, możesz obejrzeć filmik, który znajdziesz na naszej stronie *odmladzanienasurowo.com*.

Woda z żyworódką

Drugim sposobem na płukanie nosa jest użycie do tego wody z sokiem z żyworódki. Jeśli nie masz jeszcze takiej rośliny w doniczce, w domu, czy w ogródku to gorąco polecamy jej zakup. Dokładna nazwa to żyworódka pierzasta, pochodzi z Madagaskaru, rośnie między innymi w Azji, Australii i Ameryce Środkowej. Na szczęście jednak do Polski też dotarła i jest uprawiana jako roślina doniczkowa. Jej cudowne właściwości lecznicze i pielęgnacyjne dorównują, a nawet przewyższają działanie tak dobrze rozpowszechnionego już aloesu. Żyworódka w swoim składzie zawiera flawonoidy, dużą ilość witaminy C, a także wiele drogocennych dla nas mikroelementów jak: potas, cynk, krzem, glin, wapń, bor, magnez, selen, mangan, czy miedź. Zalecana jest do smarowania miejsc pokrytych trądzikiem, jak również trudno gojących się ran, oparzeń, odleżyn czy wrzodów. Sok z żyworódki wywołuje dobroczynne działanie przy problemach z przewodem pokarmowym a także oddechowym. Można ją więc stosować na różne możliwe sposoby, o czym może innym razem, a teraz skupmy się na zastosowaniu soku z żyworódki do oczyszczenia nosa i zatok.

Tak więc zaczynamy od zerwania ręcznie a nie nożem listka, umycia go i zmiażdżenia go w drewnianym moździerzu lub innym pojemniku. Zaleca się nie stosowania metalowych narzędzi do wyciskania soku, ponieważ mogłyby zajść niepożądane reakcje i wpłynąć negatywnie na właściwości soku. Po zmiażdżeniu listka dodajemy do niego 2-3 łyżki przegotowanej wody i jeszcze razem miażdżymy, tak aby puścił jak najwięcej soku. Taką miksturę przecedzamy przez gęste sitko lub gazę i dodajemy do wcześniej przygotowanej wody, tak jak w przypadku wody z solą tylko bez soli.

W małym garnuszku zagotowujemy 500 ml wody, po zagotowaniu, najlepiej jest ustawić sobie jakiś budzik i gotujemy jeszcze 20 min. Po tym czasie zdejmujemy garnek z kuchenki i zostawiamy do wystygnięcia. Do naszego zabiegu potrzebujemy, żeby woda ta była letnia, przyjemna dla nosa. Do właśnie tak przygotowanej wody wlewamy nasz sok z żyworódki i wszystko mieszamy, przypominamy niemetalową łyżką. Teraz, postępując tak samo jak z wodą z solą, przepłukujemy nos.

Oczyszczanie uszu

Oczyszczanie uszu specjalnymi świecami to zabieg, którego głównym celem jest usuwanie zanieczyszczeń z uszu. I nie chodzi nam o takie codzienne mycie uszu i oczyszczanie z nagromadzonego kurzu, lecz raczej o dokładniejsze przeczyszczenie całego przewodu słuchowego. Jest on stosowany z bardzo pozytywnymi wynikami, w przypadku najróżniejszych dolegliwości, zaczynając od szumów lub dzwonienia w uszach, poprzez niedosłyszenie a nawet zawroty i bóle głowy oraz nieustające migreny. Świetnie sprawdza się też w przypadku zapalenia zatok lub kataru, a nawet w przypadku kataru siennego. Zabiegi takie zalecane jest robić sobie przynajmniej raz na pół roku, natomiast ludzie przebywający w hałasie, kurzu lub w miejscach, gdzie się dużo pyli, a nawet osoby często latające samolotami powinny świecować uszy dużo częściej. Można to robić samemu w zaciszu domowym lub na początku w gabinecie medycyny naturalnej pod okiem specjalisty, jeżeli nie czujesz się pewnie w tego typu zabiegu. Warto jest kupować świece nasączane olejkami zapachowymi dlatego, że podczas takiego zabiegu opary tych olejków dostają się do ucha korzystnie wpływając na wszelkie podrażnienia.

Zapalona świeca działa na zasadzie komina, który pod wpływem ciśnienia wytworzonego w świecy wyciąga wszystkie zanieczyszczenia i nadmiar woskowiny z kanałów usznych aktywując i udrażniając przy tym węzły chłonne i przepychając limfę. Dodatkowo ciepło stymuluje punkty energetyczne ucha i powoduje przywrócenie prawidłowego obiegu energii. Świecowanie uszu to bardzo stara metoda stosowana od czasów starożytnych i jest bardzo prosta w wykonaniu, jednak nie możemy tego zrobić sobie sami. Potrzebujemy, żeby ktoś zrobił to dla nas, a my odwdzięczamy się później tym samych dla tej osoby.

Dodatkowo dobrze jest włączyć relaksującą muzykę lub hipnozę i zapalić pachnące świece lub kadzidełka, a po zabiegu już lepiej nigdzie nie wychodzić. Dlatego też warto robić ten zabieg wieczorem, kiedy możemy się zrelaksować i pójść spać zaraz po.

A więc jak to zrobić? Przede wszystkim potrzebujemy zakupić specjalne świece do uszu. Możemy to zrobić w specjalnych do tego sklepach lub po prostu przez internet. Nie jesteśmy pewni czy w aptekach coś takiego występuje. Kładziemy się na boku na jakiejś małej poduszce. Następnie przez kilka minut w małżowinę uszną wmasowujemy dobrej jakości olej, aby pobudzić krążenie. Nie ma to znaczenia czy będzie to olej kokosowy, z awokado, oliwa, czy jakikolwiek inny, który lubicie. Następnie wkładamy świecę w specjalną okrągłą podkładkę, która powinna być dołączona do zakupionych świec, na wysokości trochę poniżej kreski umieszczonej na świecy. Kreska ta jest oznaczeniem miejsca, do którego można spalić świecę. Tak przygotowaną świecę wkładamy pionowo do ucha upewniając się że, w środku szczelnie przylega. Druga osoba może teraz podpalić świecę i trzymać ją cały czas kontrolując spalanie do kreski, jak wcześniej wspomnieliśmy. My w tym czasie zamykamy oczy i relaksujemy się. Warto też mieć obok siebie przygotowaną szklankę z wodą, po to aby zgasić w niej po wypaleniu świecę i przejść szybko, bez zbędnego rozpraszania do zabiegu na drugim uchu. Po takim seansie nie tylko uszy będą czyste, ale i umysł, a my możemy pójść spać odprężeni i zrelaksowani jak nigdy.

Scruby i peelingi

Nasza skóra codziennie się złuszcza, przez co na jej powierzchni gromadzi się martwy naskórek. Naskórek ten nawarstwia się i niestety nie jesteśmy w stanie go usunąć podczas mycia się samym mydłem i wodą. Nieoczyszczona skóra może sprawiać wrażenie poszarzałej, mało sprężystej i pozbawionej blasku. Nadmiar takiego naskórka może nawet prowadzić do zatykania porów, przez co skóra nie może oddychać i pojawiają się na niej wypryski i plamy. Dlatego też trzeba jej czasami pomóc złuszczyć ten obumarły naskórek.

Świetnym sposobem na takie złuszczanie są naturalne, domowe scruby i peelingi. Możemy przygotować je sami w kuchni, używając do tego zimnotłoczonych olejów oraz np. zmielonej pestki awokado, goździków, całej gamy przypraw, których używamy w kuchni, a także suszonych ziół i chwastów.

Nasza skóra to największy organ wydalniczy naszego ciała. Cała skóra pokryta jest porami, przez które wydalane są wraz z potem toksyny, ale działa to też w drugą stronę, czyli skóra wchłania, a wręcz zjada wszystko co się na niej położy czy wsmaruje. Dlatego fajnie byłoby w stosunku do niej kierować się tą samą filozofią, którą kierujemy się w kuchni. Czyli nakładamy na skórę tylko to co możemy zjeść! Drobinki ścierające zawarte w takich scrubach usuwają w trakcie mycia martwy naskórek, co ujędrnia, wygładza i dodaje skórze blasku. Dzięki takim zabiegom wspomożemy proces regeneracji skóry, pozbędziemy się zaskórników, które pojawiają się nie tylko na twarzy, jak również pobudzimy krążenie, co przyczyni się do szybszego wydalania toksyn z organizmu i rozgrzeje nas jesienno-zimową porą. My stosujemy takie zabiegi codziennie pod prysznicem, wcześniej się tylko spłukujemy ciepłą wodą. Na mokre ciało nakładamy peeling i wmasowujemy go przez chwilę okrężnymi ruchami zaczynając od stóp i kończymy na twarzy. Używamy go do całego ciała oprócz części intymnych. Po chwili spłukujemy ciepłą wodą. Na koniec po osuszeniu smarujemy twarz tłoczonym na zimno olejem z awokado.

Peeling przed depilacją, goleniem i opalaniem

Depilacja będzie łatwiejsza i mniej bolesna, a włoski nie będą wrastały w skórę jeżeli zrobimy peeling przed zabiegiem. Peeling taki poruszy cebulki włosów, dzięki czemu łatwiej będzie je wyrwać. Regularnie stosowane scruby i peelingi, dzięki temu że wygładzają skórę i oczyszczają pory co powoduje oczywiście, że odrastające włosy nie wrastają w skórę, pomagają też przy goleniu. I mówimy tu zarówno o goleniu zarostu u mężczyzn, jak również o goleniu nóg czy innych części ciała u kobiet, które wybierają ten sposób pozbycia się niechcianego zarostu zamiast depilacji.

Dobroczynne działanie stosowania peelingów możemy też zauważyć na plaży. Zeskrobane i natłuszczone wcześniej peelingami ciało łatwiej i równomiernie się opala, a opalenizna zostaje na dłużej, ponieważ dostaje się do głębszych partii skóry. Propozycje na peeling, czy scrub stworzony przez nas umieściliśmy na stronie odmladzanienasurowo.com w zakładce "Dla Ciała".

Prysznic naprzemienny

Naprzemienny prysznic to jedna z przyjemniejszych metod oczyszczania i jednocześnie pobudzania organizmu. Polega na polewaniu ciała gorącą i bardzo zimną wodą na przemian. Wbrew temu co sobie teraz wyobrażasz: jak to zimny, a wręcz lodowaty prysznic może być przyjemny? Nic z tego, nie jestem masochistą!

Ten prysznic jest naprawdę świetny. Może go stosować każdy bez względu na wiek. Nie dość, że znakomicie poprawia krążenie krwi to hartuje nas i wzmacnia system immunologiczny. Po takim prysznicu mamy gładszą skórę, wyrównuje się jej koloryt, a cera wygląda na bardziej wypoczętą i promienną. Zabieg ten przyspiesza oczyszczanie organizmu z toksyn, zmniejsza cellulit i jest świetną profilaktyką na żylaki. Doskonale sprawdza się po treningach i wzmożonym wysiłku fizycznym, rozluźnia napięcie mięśniowe, zmniejsza ból związany z zakwasami i szybciej regeneruje zmęczone mięśnie. Zabiegi z wykorzystaniem różnych temperatur oddziaływują nawet na perystaltykę naszych jelit. Zimno skurcza nasze jelita, a ciepło je rozluźnia.

Po takim prysznicu możemy odczuć jak organizm naładował się energią i pojawił się dobry humor. Stosowany z samego rana świetnie pobudza i orzeźwia, dodając energii na cały nadchodzący dzień. Kawa jest już niepotrzebna! Naprzemienny prysznic polecamy stosować codziennie rano lub w ciągu dnia zamiast napoju energetycznego czy kawy, najlepiej na wcześniej złuszczoną i oczyszczoną skórę, natomiast nie zalecamy wykonywania go tuż przed snem, ponieważ może nam się już nie chcieć pójść spać.

Prysznic ten zaczynamy od polewania się gorącą wodą, która ma za zadanie rozgrzać całe ciało. Problemem dla wielu osób może być strach przed zimną wodą. Jednak jeśli rozpoczniemy naszą kąpiel od gorącej wody, zimna woda nie będzie stanowiła dla nas aż tak dużego problemu. Po chwili gdy organizm jest już rozgrzany, zaczynamy polewanie zimną wodą, wręcz lodowatą, zaczynając polewać od stóp w górę. I w tym momencie właśnie zapiera nam dech w piersiach, ale to dobrze, tak ma być. Zobaczysz, że to wcale nie jest nieprzyjemne. Kontynuujemy zimny prysznic przez około 30-40 sek. Następnie przestawiamy kurek na gorącą wodę i tym razem spryskujemy ciało w odwrotnej kolejności, od twarzy, a może i nawet głowy jeżeli akurat możesz i chcesz zamoczyć włosy, przez całe ciało aż do stóp. Powtarzamy wszystko na przemian ciepłą i zimną wodą 3-4 razy, kończąc zimnym strumieniem wody. Po wyjściu spod prysznica należy dokładnie osuszyć ciało i nałożyć ciepłe ubranie, no chyba, że akurat jest upał, albo sezon grzewczy w domu.

Oczyszczanie przez stopy

W naszych stopach znajduje się ok. 7 tysięcy zakończeń nerwowych, połączonych bezpośrednio z organami takimi jak mózg, żołądek, wątroba, jelita czy serce. Dlatego też wszystko co robimy na stopach jest odczuwane od razu we wszystkich częściach ciała. Poprzez stopy możemy stymulować narządy wewnętrzne. Tutaj jednak chcielibyśmy pokazać Wam, jak dzięki zabiegom na stopach można pomóc ciału oczyścić się z toksyn, jak również wzmocnić organizm. Nie będziemy tu rozpisywać się na temat masażu stóp, czy chodzeniu boso i hartowaniu, bo to poruszamy w innym rozdziale. Chodzi nam głównie o moczenie stóp w gorącej wodzie z dodatkami, jak również o przykładanie cebuli na stopy na noc.

Tak więc pierwszym sposobem, a może raczej pierwszym etapem oczyszczania stóp, ponieważ po tym można założyć cebulę na stopy, jest moczenie ich w gorącej wodzie. Mówimy tu tylko o stopach, gdyż nie każdy w domu ma wannę i może stosować kąpiele oczyszczające na całe ciało. Wróćmy zatem do miski wypełnionej gorącą wodą, do której według potrzeb i dolegliwości możemy dodać:
- Sodę oczyszczoną - usuwanie modzeli i nagniotków, grzybica, przykry zapach, nawilżanie.
- Epsom sól - gorzka, można ją kupić w aptece - dna moczanowa, pozbywanie się metali ciężkich.
- Ocet jabłkowy - grzybica.
- Napar z siemienia lnianego - zmiękczanie, nawilżanie.
- Napar z rumianku - obrzmiałe i obolałe stopy, zmęczone stopy.
- Napar z liści mięty lub kwiatów czarnego bzu - odparzenia.
- Napar z liści szałwii, kory dębu lub skrzypu polnego - poranione stopy.
- Napar z lawendy, szałwii, pokrzywy, tymianku, igieł sosny lub rozmarynu - nieprzyjemny zapach.
- Napar z goździków lub kory dębu - odmrożone stopy.
- Napar z kory dębu i rumianku - pękające pięty.

Moczenie stóp w gorącej wodzie oprócz dobroczynnego działania, poprzez dodanie ziół, ma też działanie relaksujące i odprężające. A jeśli pod koniec moczenia, kiedy woda już trochę ostygła, dodamy swój ulubiony olej tłoczony na zimno, to przy okazji natłuścimy stopy i nie będziemy potrzebowali robić tego po wysuszeniu. Na tym pewnie można by było zakończyć oczyszczanie i stymulowanie ciała przez stopy, ponieważ jeśli będziemy robić to regularnie, codziennie lub chociaż co drugi dzień przez 2-3 tygodnie, to i tak poczujemy dużą różnicę. Natomiast jeżeli chcielibyśmy wzmocnić to działanie i zobaczyć prawdziwą moc detoksykacji, zachęcamy do nałożenia na stopy plastrów z cebuli zaraz po wymoczeniu nóg.

Wróćmy więc do cebuli. Czy słyszałeś już o trzymaniu połówki lub plastrów cebuli w pomieszczeniu, aby oczyścić powietrze z bakterii i wirusów? Jeśli tak, to świetnie, jeśli zaś nie, to możemy tylko powiedzieć, że jest to jedno z bardzo wielu zastosowań cudownych właściwości cebuli i to bez różnicy czy będzie to biała, czy czerwona cebula. Ale tutaj chcielibyśmy zachęcić Cię do założenia plastrów cebuli na stopy na noc. Może sam zapach cebuli nie jest zbyt zachęcający do zabrania jej ze sobą do łóżka, ale przekonasz się sam, że warto! Żeby trochę złagodzić ten „czarujący" zapach można np. zapalić świecę zapachową lub kadzidełko i da się żyć. Zabieg taki możemy stosować raz w tygodniu jako sposób na odzyskanie energii po całym tygodniu pracy, lub powtarzać go codziennie przez jakiś czas dla poprawienia kondycji, detoksykacji, czy odciążeniu organizmu z toksyn podczas głodówek, zmianie sposobu odżywiania, a nawet po ciężkich przeżyciach emocjonalnych.

Po przykładaniu cebuli do stóp nie występują żadne skutki uboczne, wręcz przeciwnie płyną z tego same korzyści. Ponadto jest to tak bezpieczny zabieg, że można go stosować nawet u małych dzieci. Cebula posiada nadzwyczajne, oczyszczające właściwości. Przez stopy przyciąga ona do siebie jak magnes toksyny z całego organizmu, a następnie pomaga je usunąć, pomaga rozpuszczać zakrzepy we krwi, oczyszcza oskrzela z wydzieliny, a także wspomaga usuwanie obrzęków węzłów chłonnych. Poprzez umieszczenie kawałków cebuli na stopach, sprawiamy, że ciało nie tylko wydala toksyny, ale również wchłania lecznicze składniki z cebuli. Cebula jest bogatym źródłem witaminy E i C, które poprawiają kondycję naszego systemu odpornościowego, jak również działają przeciwutleniająco, dzięki czemu opóźniają procesy starzenia. Poza tym cebula składa się w 90% z wody, więc po takim zabiegu doskonale nawodnimy ciało.

Jak zrobić skarpetki z cebulą? Kroimy cebulę w plasterki i umieszczamy w zagłębieniach każdej stopy. Na cebulę kładziemy kawałek folii spożywczej i wszystko zawijamy dookoła stopy bandażem. Możemy zamiast bandaża owinąć tylko folią tak, żeby plastry nie przemieszczały się.

Na to zakładamy skarpetki i idziemy spać! Rano zdejmujemy skarpety z cebulą, cebulę wyrzucamy i myjemy nogi. Jak już wcześniej wspominaliśmy, najbardziej uciążliwym elementem tego zabiegu jest zapach, który też pozostaje na skórze. Ale i na to jest dobry sposób. Wystarczy pocierać skórę czymś wykonanym ze stali nierdzewnej lub plasterkiem cytryny.

Oczyszczanie z metali ciężkich

Co to są metale ciężkie? To przede wszystkim rtęć, kadm, ołów, aluminium, nikiel, mangan i arsen, no i oczywiście są one dla nas toksyczne. Metale ciężkie przez całe nasze życie dostają się do organizmu wraz z powietrzem, wodą, pożywieniem, jak również poprzez szczepionki i zażywane leki czy plomby dentystyczne i środki czystości lub kosmetyki, powodując zatruwanie organizmu. Metale ciężkie odpowiedzialne są za poważne problemy zdrowotne. Przyczyniają się do powstawania raka, choroby serca, uszkodzenia mózgu, zaburzeń emocjonalnych, choroby nerek, choroby płuc, przyczyniają się także do osłabiania kości. Niektóre z nich, jak ołów np. w odpowiednio wysokim stężeniu, jest w stanie przekroczyć barierę łożyska i uszkodzić rozwijający się płód. Rtęć natomiast grasuje w naszym układzie nerwowym i według naukowców jest odpowiedzialna za wywołanie autyzmu, choroby Alzheimera, czy stwardnienia rozsianego. Większość ludzi na świecie żyje w stanie chronicznego zatrucia, dlatego ciało się starzeje i ma zablokowany mechanizm samouzdrawiania

Prawidłowe funkcjonowanie i samouleczenie naszych organów w głównym stopniu zależy więc od stałego, sprawnego usuwania toksyn i metali ciężkich z naszego ciała. Niestety gromadzą się one szybciej niż jesteśmy w stanie je usuwać. Wydaje się więc prawie niemożliwe pozbycie się ich całkowicie z organizmu, a w szczególności metali ciężkich. Dziś wiemy już, że jest to możliwe, chociaż dla większości społeczeństwa nadal wydaje się to czarną magią stosowaną przez szarlatanów.

Pozbywanie się metali ciężkich nazywamy chelatacją. Chelatacja powoduje wiązanie metali ciążkich za pomocą substancji zwanych chelatorami i wydalenie ich przez nerki z organizmu wraz z moczem. Są już różne sposoby na to, żeby je systematycznie usuwać. My zaś podamy Wam dwa, sprawdzone przez nas sposoby. Jeden z nich polega na zakupieniu i zażywaniu w odpowiednich dawkach specyfiku, który występuje pod nazwą EDTA. Drugi zaś, to prosty domowy sposób do którego potrzeba kupić chlorellę w proszku. Ale o tym później.

EDTA to aminokwas stosowany już w latach 50-tych do leczenia zatruć ołowiem i rtęcią. Najłatwiej stosowany jest w postaci proszku lub tabletek pod nazwą chemiczną kwas etylenodwuaminoczterooctowy, wersenian dwusodowy lub kwas wersenowy. EDTA nie bierze bezpośrednio udziału w przemianie materii, nie tworzy żadnych toksycznych produktów ubocznych czy złogów. Wydalany jest w przeciągu kilku godzin z organizmu, a wraz z nim wydalane są metale ciężkie. Jeśli chodzi o zażywanie EDTA, to nie będziemy tutaj tego opisywać, ponieważ istnieją na rynku różne formy i wielkości tabletek. Każde z nich dokładnie opisane na opakowaniu. My kupiliśmy swoje na Allegro jakieś dwa lata temu i robiliśmy już dwie kuracje. Jedna trwała ponad miesiąc, czyli 5 dni tabletek, 9 dni przerwy, 5 dni tabletek, 9 dni przerwy i znowu 5 dni tabletek. Powtarzamy je później co pół roku. Czy są jakieś skutki uboczne? Otóż są, podczas zażywania EDTA, mieliśmy słabsze dni. Często mieliśmy nudności, brak odpowiedniej energii, lekkie łamanie w kościach jak przy grypie i różne plamy i krosty pojawiające się na ciele. Ale wiemy, że warto! Warto się pomęczyć przez 15 dni podczas brania tych tabletek, żeby później poczuć się lepiej.

Kolendra i Chlorella

Pomówmy teraz o drugim sposobie na pozbycie się metali ciężkich z organizmu, którym jest zastosowanie szejków ze świeżej kolendry i chlorelli. Kolendra jest jednym z najbardziej skutecznych detoksykantów metali ciężkich i innych toksycznych zanieczyszczeń. Świetnie usuwa z kości i centralnego układu nerwowego rtęć, kadm i ołów.

Skutecznie wyciąga rtęć zgromadzoną w przestrzeni międzykomórkowej oraz w jądrach komórek, a także inne metale ciężkie z komórek mózgowych. Jednak sama kolendra nie wystarczy, ponieważ przenosi ona jedynie toksyny do innych obszarów ciała. Tak więc, żeby ich się całkowicie pozbyć, musimy zażywać ją wraz z chlorellą, która pozwoli je związać i usunąć z organizmu. Chlorella to słodkowodna alga, która zawiera duże ilości witaminy B12. Pod względem zawartości chlorofilu żadna roślina zielona nie może się z nią równać. Chlorella poprawia odporność, a także ma działanie przeciwbakteryjne i przeciwwirusowe. W tym mikroskopijnym organizmie zamknięta jest niezwykła energia biologiczna. Ściana komórkowa chlorelli zawiera unikalną substancję sporopolleine. Metale ciężkie oraz toksyczne substancje są dzięki niej wiązane w sposób nieodwracalny i wydalane na zewnątrz.

A jak to zażywać? Najlepiej w postaci szejka.
- garść świeżej kolendry razem z gałązkami, myjemy i kroimy na drobno
- 1 łyżeczka sproszkowanej chlorelli
- 1 kiwi, obieramy ze skórki i kroimy na kawałki
- ½ dojrzałego mango, obieramy i kroimy na mniejsze kawałki
- ½ szklanki przegotowanej wody

Wszystko razem wrzucamy do blendera, blendujemy na gładko. Najlepiej jest pić taki napój codziennie rano na czczo przez co najmniej 40 dni. Pierwsze dwa łyki przetrzymujemy i mieszamy ze śliną przez ok. 30 sek. Następne możemy już pić normalnie. Można oczywiście zmieniać skład naszego szejka według uznania, pozostawiając zawsze dwa główne składniki, czyli kolendrę i chlorellę. Zamiast kiwi i mango, możemy np. dodać kawałki ananasa, banana, czy jakiegokolwiek ulubionego owocu. Na pierwszy rzut oka, mikstura ta może Ci się wydać nie do przełknięcia. Tak też i było z nami szczególnie, że nie znosiliśmy smaku ani zapachu świeżej kolendry. A teraz jeszcze w połączeniu z chlorellą, jak to wypić? I tu doznaliśmy miłego zaskoczenia, ponieważ pierwszego dnia, pomimo odrzucającego nas wstępnie zapachu, piło nam się całkiem przyjemnie. Natomiast już drugiego dnia rano tęskniliśmy za tym smakiem. To było jedno z dziwniejszych odczuć, jakie kiedykolwiek doświadczyliśmy. Jak z nielubienia czegoś tak bardzo, można tego tak bardzo chcieć już na drugi dzień? Zaczęliśmy się nawet zastanawiać, czy ta kolendra nie ma czasem jakiś składników uzależniających. A tak na serio, to zdarzyło nam się to w tym roku już po raz drugi. Pierwszy taki przypadek mieliśmy z oliwkami, których cała nasza rodzinka, po prostu nie znosiła. Testowaliśmy je kilka razy w swoim życiu, w różnych zakątkach świata, ale nic z tego. Po prostu nie wchodziły nam. No i przyszedł w końcu ten dzień, kiedy nasi synowie będący na drugim końcu świata, zadzwonili do nas z wiadomością, że jedli oliwki i wzięli je sobie nawet na drogę do samolotu, bo są pyszne. Zdziwieniu naszemu nie było końca do momentu, aż pewnego dnia wybraliśmy się na bazar po warzywa i kupiliśmy tam (jak myśleliśmy na początku) tylko dla naszych chłopców, (no bo przecież nie dla nas!) oliwki z czosnkiem i ziołami prosto z beczki. Wtedy właśnie odważyliśmy się dać sobie szansę jeszcze raz, na poznanie tego smaku. Zakochaliśmy się od razu i tak, cała rodzinka potrafi czasami zjeść kilogram oliwek za jednym podejściem.

Masaż

Jednym z pierwszych zwolenników masażu i namaszczania ciała olejkami w celach pielęgnacyjnych był Hipokrates, który zauważył, że pocieranie ciała zaczynając od kończyn w górę daje niesamowite efekty w leczeniu wielu chorób. Istnieją też dowody na to, że masaż był stosowany przez Chińczyków 3 tys. lat p.n.e., a niektórzy nawet twierdzą, że pewne metody ucisku czyli akupresury, znał już człowiek jaskiniowy 15 tys. lat temu ,wspomagając się kamyczkami i pałeczkami wypalanymi z gliny.

Skąd by to jednak nie pochodziło ważne, że jest i trzeba z tego korzystać, bez względu na to czy to masaż leczniczy, relaksujący czy kosmetyczny. Wszystkie z nich mają działanie lecznicze, bo czyż relaks i dobry nastrój po masażu relaksującym czy kosmetycznym nie wpływa leczniczo na nasze ciało? Większości z nas masaż kojarzy się właśnie z takim relaksem i odprężeniem, ale masaż to przede wszystkim ruch wywołujący ucisk na ciało. Ucisk ten to nie zawsze jest delikatne masowanie czy głaskanie, ale także wałkowanie, ugniatanie, wyciskanie, oklepywanie, rozcieranie i uderzanie, co wiąże się z tym, że czasami jest nawet bardzo bolesne. Bóle takie są wynikiem naciągania tkanek, rozluźniania zrostów, podrażnienia zakończeń nerwowych, rozmasowywania zakwasów i zastojów, a także przepychania zastałej limfy. Czasami nawet na drugi dzień czujemy się jak poobijani kijami, ale pobudzony układ krążenia i swobodny przepływ energii w ciele robi swoje i z dnia na dzień czujemy się coraz lepiej. Warto takie zabiegi stosować w miarę regularnie jeśli nasze ciało niedomaga tu czy tam, ale nawet i wtedy jeśli czujemy się dobrze i wydaje nam się, że masaż taki nie jest nam potrzebny.

Warto chociaż raz umówić się na masaż punktowy. Zabieg taki polega na uciskaniu i masowaniu punktów biologicznie aktywnych, które różnią się od pozostałych miejsc na ciele właściwościami cieplnymi, biochemicznymi i elektrycznymi i są dużo bardziej wrażliwe na ból. Dlatego też przy masowaniu czy uciskaniu takiego punktu na ciele możemy się dowiedzieć, który organ potrzebuje naszej pomocy. Ucisk, a czasami tylko delikatny dotyk w tym miejscu, jest bardzo bolesny i zanika wraz z ustąpieniem niedomagania danego narządu.

Innym rodzajem masażu jest masaż tajski, który polega na głębokim ucisku, podczas, którego mięśnie są rozmasowywane w sposób powolny i rytmiczny, aż do momentu, gdy ciało całkowicie się rozluźni. Żeby tego dokonać masażysta często wykorzystuje własne łokcie, kolana a nawet stopy, często przy tym powodując ból. Zabieg taki to doskonały detoks całego organizmu, jak również po kompletnym rozluźnieniu ciała, prawdziwe odprężenie i odpoczynek. Kiedy mamy spięte ciało, to nie damy rady odpocząć, stąd biorą się właśnie chroniczne przemęczenia, czasami nawet przeradzające się w depresję.

Oczyszczanie wątroby

Organem numer jeden w naszym organizmie jest wątroba. Nie dość, że jest największa ze wszystkich narządów wewnętrznych i ma najwięcej do zrobienia, to posiada też funkcje, które pozwalają jej samej się odbudować. Jeśli przeszliśmy operację lub uczestniczyliśmy w wypadku i straciliśmy jakąś jej część, wątroba zrobi wszystko, żeby jak najszybciej odbudować brakujący kawałek. Wątrobie przypisuje się ponad 30 podstawowych funkcji, które spełnia w całym tym procesie zwanym utrzymywaniem nas przy życiu, a niektóre publikacje naukowe podają, że jeszcze dodatkowo prawie 500 pomniejszych! Jest to więc prawdziwy" kierownik zakładu". Bez niego nie odbywa się praktycznie żadne wydarzenie. Czy nie powinniśmy w takim razie docenić i zadbać o niego? Może moglibyśmy zrobić coś dla niego, skoro on ma tyle pracy, że musi nawet brać nadgodziny, żeby uporać się z pracą.

Wątroba ma wbudowane setki schematów naprawczych, ale niestety lubi się zapychać. Jeśli jest zbyt dużo do zrobienia, a zwłaszcza z niewłaściwym odżywianiem i zatruciem organizmu, zaczyna niedomagać. Dlatego też fajnie by było, żebyśmy trochę odpuścili tej biednej, zapracowanej wątrobie i oprócz spożywania zdrowych, surowych produktów, moglibyśmy też wspomóc ją od czasu do czasu przy oczyszczaniu i odblokowywaniu pozapychanych kątów.

Możemy to zrobić na kilka sposobów. Jednym z nich jest lewatywa z kawy, o której już wcześniej wspominaliśmy w rozdziale o LEWATYWACH. Drugim natomiast jest spożywanie gorzkich roślin czy przypraw, ale o tym za chwilę. A jeszcze innym sposobem polecanym przez nas jest picie świeżo wyciskanych soków o czym była już mowa w rozdziale o SOKACH.

Wróćmy więc do gorzkiego smaku, którego wątroba potrzebuje jako sygnału do rozpoczęcia oczyszczania. Jeśli wprowadzimy do naszego jadłospisu takie pokarmy jak: grejpfrut, mniszek lekarski - najlepszy lekarz naszego organizmu, bazylię, tymianek, krwawnik, ziele angielskie, kakao, rukolę, sałatę rzymską, radicchio czyli czerwoną cykorię, czy endywię, nasza wątroba wychwyci gorzki smak i rozpocznie proces oczyszczania. I wcale nie musi być tego dużo. Czasami wystarczy, że zerwiemy listek mlecza lekarkiego gdzieś na polu i chwilę go pożujemy, i to już wystarczy. I żeby nie było nieścisłości, nie namawiamy tu wcale do picia gorzkiej kawy, piwa, czy gorzkiej żołądkowej. To się nie liczy. Chodzi nam o pokarmy, które są surowe i zdrowe, a przede wszystkim bezalkoholowe. Dodatkowo pokarmy gorzkie (czyli te wyżej wymienione, a nie te ostatnie!):
• działają odtruwająco,
• zwiększają napięcie skóry i mięśni,
• oczyszczają powierzchnię skóry,
• wspomagają oczyszczanie z toksyn,
• spalają nagromadzony tłuszcz.

I to by było na tyle jeśli chodzi o gorzki smak, tak potrzebny dla naszej wątroby. Proste, szybkie i łatwe, wystarczy codziennie zjeść coś gorzkiego i po bólu, a nasza wątroba nam się za to odwdzięczy.

Warto byłoby też tutaj wspomnieć o tym, jakie objawy oczyszczania wątroby mogą się u nas pojawiać. I tak np. kiedy wprowadzamy świeżo wyciskany sok marchwiowy do swojego życia, u dość dużej ilości osób pojawia się zabarwienie skóry na żółty lub pomarańczowy kolor. TO NIE JEST ŻÓŁTACZKA! To są po prostu rozpuszczone toksyny z wątroby. Kiedy toksyn jest zbyt dużo i ani nerki, ani jelita nie są w stanie udźwignąć takiej ich ilości, wtedy układ limfatyczny pomaga w ich usunięciu i wydala je przez skórę. Dogłębnie opisuje to dr Walker w swoich książkach z początku XX wieku i zapewnia, że wszystkie takie objawy ustępują po kilku tygodniach, pozostawiając u wielu osób wrażenie lekkiej opalenizny na skórze.

Często padają pytania o wszelkiego rodzaju zmiany na skórze, co jeść, jak zlikwidować. Otóż większość takich zmian zniknie, w momencie oczyszczenia wątroby i zakwaszenia żołądka. Takie niedogodności jak łuszczyca, egzema, zaczerwieniona skóra... itp. są objawami pochodzącymi z wątroby. Dlaczego jest to widoczne na skórze? Otóż skóra i wątroba są połączone ze sobą jak dwaj bracia syjamscy. To co na skórze - patrz wątroba. Skóra jest naszym największym organem wydalniczym, dlatego wątroba korzysta z tego, gdy tylko może. W momencie oczyszczenia wątroby praktycznie zawsze znikają zmiany na skórze, które przez lata wydawały się nieuleczalne.

Inną ciekawostką związaną z wątrobą jest fakt, że lubi ona rośliny kapustne, które usprawniają nie tylko proces oczyszczania wątroby, ale również jej funkcje. Jedną z nich jest to, jak wcześniej już wspomnieliśmy, zamiana toksyn rozpuszczalnych w tłuszczu na rozpuszczalne w wodzie, czyli jedyną formę w jakiej możemy je wydalić. Niesamowitą korzyścią, której dostarczają nam rośliny kapustne, jest pewien proces likwidujący świeżą dostawę komórek nowotworowych. Wiele badań wykazało, że może to wpływać na proces ozdrowieńczy. Najlepszym sposobem spożywania tych roślin jest wyciśnięcie z nich soków. Możemy używać do tego: brokułów, brukwi, jarmużu, kalafiora, kalarepy, kapusty brukselki, kapusty chińskiej bok choy, a także kapusty głowiastej.

Zobaczmy, które z tych warzyw będą bardziej dostępne i wprowadźmy je do swoich soków, szejków i sałatek.

Jeśli chodzi o wyciskanie soku, to upewnijmy się, że w 1 szklance soku nie będzie więcej niż ¼ soku z tych roślin, a resztę ¾ szklanki możemy uzupełnić np. sokiem z marchewki. Robimy tak, ponieważ rośliny te mają bardzo silne działanie oczyszczające i bez ich wcześniejszego rozcieńczenia mogą powodować uczucie zmęczenia, bólu mięśni lub objawy grypopodobne. W szejku, czy w sałatce nie ma tak dużej koncentracji ich mocy, dlatego możemy ich dodawać ile chcemy.

Oczyszczanie z pasożytów

Organizm robi co może, aby obronić nas przed pasożytami i zanieczyszczeniami tworząc kamienie, wydzieliny, obrzęki, stany zapalne i nowotwory łagodne. Powstają też niedobory i nieprawidłowości, aż w końcu dochodzi do trwałych uszkodzeń. Siwieją włosy, rozwija się zaćma, kręgosłup ulega zwyrodnieniu, obumierają mięśnie i nerwy. Organizm słabnie.

Wyobraź sobie, że zwala się do Ciebie na chatę cała gromada dalekich krewnych. Pierwszy, drugi, a może nawet trzeci dzień jest ok. Trochę ciasno, głośno i niewygodnie, ale da się przeżyć. Z tym, że jest mały problem, oni postanowili zostać na dłużej. Mają co jeść, mają gdzie spać, o nic nie muszą się martwić, za nic nie muszą płacić, no bo w końcu są gośćmi. Czego chcieć więcej? I tu pojawiają się schody... sterta brudnych ubrań porozrzucana gdzie się da, nieumyte naczynia piętrzą się w zlewie, zapchana toaleta, włosy w umywalce, pełno piasku na dywanie... a Ty co? Nie nadążasz ze sprzątaniem, robieniem zakupów, przygotowywaniem jedzenia, jesteś zmęczony, sfrustrowany i masz dość. Ile to jeszcze potrwa? Mogliby już pojechać.

Tak właśnie dzieje się w naszym ciele, jesteśmy w stanie gościć ponad 300 gatunków pasożytów. Zamieszkują one każdy zakamarek naszego organizmu, płuca, wątrobę, serce, mózg, rdzeń kręgowy, krew, trzustkę, skórę, oczy, nerki czy macicę. Zjadają nam nasze zapasy odżywcze i śmiecą przy tym tak, że nie nadążamy po nich posprzątać. Tak naprawdę oni nie chcą Cię zniszczyć, to nie byłoby w ich interesie, mają tu przecież wszystko, czego im do życia potrzeba. Na krótką metę tak można by było jakoś żyć, wystarczyłoby uzupełniać braki pożywienia i jakoś by to było. Ale co dalej? Nagromadzony bałagan i sterta śmieci powodują powolną awarię Twojego organizmu. Niektóre układy zaczynają szwankować, tworzą się zatory, układ wydalniczy kompletnie zablokowany. Pojawiają się pierwsze objawy na zewnątrz. Chroniczne zmęczenie, bóle głowy, zaparcia, wzdęcia, gazy, zatory w żyłach, wszystko to oznacza, że goście przedłużyli swój pobyt u Ciebie. Z biegiem czasu przeradza się to w poważne dolegliwości i tu trzeba zadać sobie pytanie: Albo ja, albo oni?

No cóż, sami nakłaniamy ludzi do niezabijania zwierząt, ale w tym przypadku, nie ma wyjścia, możesz sam stracić życie. A może by tak ich powoli podtruwać? Może się nie zorientują, będziemy mieli w końcu swój dom tylko dla siebie. Pamiętajmy o tym, że nawet wtedy kiedy już uśmiercimy naszych gości, będziemy musieli jeszcze posprzątać cały dom i pozbyć się ciał. To może spowodować, że możemy przez pewien czas poczuć się gorzej, ale to minie i w końcu poczujemy ulgę. A teraz mamy dla Ciebie kilka propozycji na ostatni posiłek dla Twoich gości.

Świeże pestki dyni

Pomagają zwalczyć tasiemca, a nawet glistę ludzką! Żeby pestki dyni zadziałały na naszych gości, powinniśmy zażywać świeżo obrane pestki, czyli prosto z dyni, a nie te, które były wcześniej suszone.
- 2 łyżki świeżo wyłuskanych pestek dyni, mocno rozdrobnionych
- 3 łyżki drobno potarkowanej marchewki
- 2 łyżki oleju tłoczonego na zimno

Wszystko razem mieszamy i zażywamy na czczo. Nic nie jemy przez 3 godziny. Po tym czasie wypijamy herbatkę przeczyszczającą, żeby wydalić martwe pasożyty z przewodu pokarmowego. Powtarzamy kurację po 2 dniach. Dzieciom podajemy odpowiednio do wieku mniejszą porcję. Dla przeczyszczenia podajemy 2 łyżeczki oliwy z oliwek.

Kiszonki

Regularne jedzenie kiszonek oraz picie soku z kiszonej kapusty, ogórków, buraków, czy innych warzyw, wzmacnia florę bakteryjną układu pokarmowego i dokarmia ciężko pracujące bakterie jelitowe. Ale nie tylko, jest to również doskonały sposób na pozbycie się pasożytów z jelit.

Kurka czyli pieprznik jadalny

Kurki to grzyby, którym natura dała wyjątkowe właściwości. Rosną dużo wcześniej, zanim jeszcze inne gatunki grzybów się pojawią i nigdy nie są robaczywe. Od niepamiętnych czasów były stosowane w medycynie ludowej jako środek, który polepsza pracę wątroby, narządu wzroku, łagodzi zapalenie spojówek, a także podwyższa odporność na choroby infekcyjne. Ale co najważniejsze kurki posiadają substancję, zwaną hitinmannozą, oraz kwas trametonolinowy, które zabijają wszystkie występujące w organizmie robaki ludzkie. Potrafią uszkodzić, a wręcz rozcieńczyć jajeczka pasożytów, których nawet sok żołądkowy nie jest w stanie rozpuścić. Przedostając się do ciała pasożytów hitinmannoza paraliżuje ich układ nerwowy, co prowadzi do ich śmierci.

No i powiesz, świetnie, przecież ja często jem: zupę grzybową z kurek, makaron z sosem kurkowym, naleśniki z kurkami, pierogi z kurkami, risotto z kurkami, jajecznicę z kurkami. To niestety tak nie działa. Substancje rozprawiające się z pasożytami, zawarte w kurkach niestety nie lubią wysokich temperatur. Dlatego też gotowanie, smażenie, pieczenie, czyli stosowanie temperatury powyżej 48^0 C, a nawet solenie niszczy te drogocenne dla nas substancje.

Najlepszym więc sposobem jest spożywanie ich na surowo po uprzednim wysuszeniu i sproszkowaniu. Kurki najlepiej suszyć na słońcu od 3 do 5 dni, dopóki nie zrobią się ciemne, wysuszone na wiór, na noc zaś chować do domu. Możemy też suszyć w dehydratorze w temperaturze 48^0 C. Po wysuszeniu zmielić w młynku i przechowywać w szczelnie zamkniętym, szklanym pojemniku, w ciemnym miejscu. Proszek kurkowy możemy dodawać do szejków warzywnych, posypywać kanapki z pastą, sałatkę lub po prostu jeść łyżeczką. Najlepiej nie przekraczać dawki 2 łyżeczek na dobę. Nam tak bardzo posmakowały suszone kurki, że część z nich zawsze zostawiamy jako całe i podjadamy same lub dodajemy do naszych surowych potraw, np. do spaghetti, pizzy czy na kanapkę.

Ssanie oleju kokosowego

W jamie ustnej gromadzą się miliony bakterii, wirusów, grzybów i pasożytów, które prowadzą do chorób dziąseł czy próchnicy zębów, a to wpływa na funkcjonowanie organów wewnętrznych, co w końcu doprowadza do wielu chorób całego organizmu.

Podczas zwykłego mycia zębów, część ich powierzchni jest oczyszczana, a jama ustna odkażona zostaje jedynie w 10%. Niektórzy z nas używają też irygatorów dentystycznych do czyszczenia przestrzeni międzyzębowych, czyli wymywają resztki pokarmów między zębami wodą lub płynem pod ciśnieniem. Ale i to nie daje takich rezultatów jak byśmy chcieli, ponieważ chodzi nam tu nie tylko o świeży oddech i czyste zęby, ale o to by przez jamę ustną wspomóc organizm do dodatkowego oczyszczenia. Dlatego też gorąco polecamy sposób, który oczyści nie tylko jamę ustną, ale także cały organizm. Mamy tu na myśli ssanie oleju kokosowego. Podczas płukania ust olejem, łączy się on ze śliną, aktywując enzymy odpowiedzialne za pochłanianie toksyn z krwi. Enzymy te wyciągają toksyny, bakterie, metale ciężkie a także inne szkodliwe związki, otaczając je oleistą membraną, od której one nie mogą się uwolnić. My dzięki temu, możemy je usunąć podczas wypluwania oleju. Spowoduje to odciążenie układu odpornościowego i przyczyni się do poprawy ogólnego stanu zdrowia. Jak widzisz, samą wodą podczas płukania zębów, nie osiągnęlibyśmy takiego działania.

Do niezwykłych efektów jakie daje ssanie oleju, oprócz oczywiście detoksykacji całego organizmu, możemy zaliczyć oczyszczenie zatok i gardła, gładką i elastyczną skórę, poprawienie pracy żołądka i jelit, a także wiele, wiele innych, których sami możecie doświadczyć. Zabieg ten przynosi niesamowite efekty dla naszego zdrowia, jeśli wykonywany jest regularnie. Wymyślił go ukraiński onkolog dr Karach, który przez 15 lat nie mógł się uporać z przewlekłą chorobą krwi i artretyzmem. Dzięki tej metodzie całkowicie wyleczył się z obu schorzeń. Do zabiegu tego używamy organicznego, nierafinowanego, tłoczonego na zimno oleju kokosowego. Można go oczywiście zastąpić olejem słonecznikowym lub sezamowym, ale ze względu na smak radzimy zostać przy kokosowym.

Jak to zrobić? Wystarczy rano, na czczo, jeszcze przed umyciem zębów, płukać jamę ustną 1 łyżką oleju kokosowego przez 15-20 minut. Olej kokosowy zazwyczaj ma stałą konsystencję, no chyba, że jest bardzo ciepło i rozpuścił się w słoiku. Jeżeli była to temperatura do 48⁰ C, to w porządku, nie stracił on swoich cudownych właściwości. Tak więc bierzemy 1 łyżkę oleju kokosowego (jeśli jest stały rozpuści się w buzi) i zaczynamy płukać. Olej powinien dostać się w każdy zakamarek naszych ust. Robimy to na zasadzie cedzenia oleju przez zęby. Pod żadnym pozorem nie można go połykać! Zbierane są w nim wszystkie szkodliwe substancje, jak bakterie, śluz czy ropa i tego właśnie chcemy się pozbyć. Trzeba je wypluć, a jamę ustną kilka razy wypłukać wodą i dopiero wtedy umyć zęby. Powinniśmy także dokładnie wyczyścić język, bo to właśnie na nim zbiera się najwięcej substancji i bakterii. Możemy to zrobić za pomocą szczoteczki do zębów lub specjalnego skrobaka dostępnego w drogeriach i aptekach.

Porady:
- Zawsze ssij olej na pusty żołądek, minimum 3 h po posiłku.
- Jeśli podczas ssania bolą Cię mięśnie twarzy oznacza to tylko, że robisz to za mocno, zbyt intensywnie.
- Jeżeli z jakiegoś powodu musisz przerwać ssanie wcześniej, a na początku tak może być, zanim się przyzwyczaisz, weź nową porcję oleju i kontynuuj do łącznego czasu ok. 20 min.

Jeśli po kilku próbach nadal masz odruch wymiotny i nie jesteś w stanie wykonać całej czynności przez 20 min, możesz zmienić rodzaj używanego oleju, to powinno pomóc. Przetestuj olej sezamowy lub słonecznikowy, ale pamiętaj musi to być olej tłoczony na zimno. Jednak tylko dzięki olejowi kokosowemu możemy dodatkowo uzyskać efekt wybielania zębów.

Kiedy dopadnie Cię ból gardła i masz zawalony nos, możesz wspomóc się metodą ssania oleju, która przyspieszy usuwanie nagromadzonego śluzu z gardła i zatok. Może na początek wystąpić nieprzyjemne uczucie zbierania się śluzu z tyłu gardła, ale minie, gdy nadmiar zostanie usunięty.

Przy regularnym stosowaniu ssania oleju najszybciej zauważysz świeższy oddech, ustąpienie krwawienia dziąseł, język i dziąsła nabierają zdrowego, różowego koloru, a kamień nazębny pomału się rozpuszcza lub po prostu odpada. Przy dłuższym stosowaniu można zauważyć poprawę stanu skóry, zmniejszenie bólów migrenowych, czy wyleczenie zapalenia oskrzeli. Jednak przewlekłe choroby wymagają nawet rocznej kuracji.

NAPRAWIANIE

Czy jest możliwe aby Twój samochód, zatankowany najlepszym paliwem, z uzupełnionym płynem w każdym zbiorniku, najlepszymi olejami i wypucowany jak na wesele pojechał, jeśli ma zepsutą skrzynię biegów? Nie pojedzie, prawda? Tak samo jest z naszym ciałem. Niektórzy wlewają w swoje ciało najlepsze suplementy świata, niestworzone odżywki, dodatki z najwyższej półki, używają najlepszych, odmładzających makijaży i odżywek na cerę i mimo wszystko nadal nie czują się dobrze. Są chorzy od środka, ich ciało cierpi i mimo tego, że byli w salonie spa, pedicure i manicure... cukrzyca, nadciśnienie, nowotwór, czy łuszczyca utrudniają im nadal życie. A nawet jeśli nie choroba, to otyłość. Czy wiesz ile osób dzisiaj pragnie zrzucić zbędne kilogramy, by poczuć się na nowo pełnymi energii i chęci do życia? A co z tymi, którzy nie znają swoich schorzeń, nie są otyli, ale mimo wszystko widzą w lustrze każdego dnia upływający czas? Jeśli należysz do którejś z tych grup, to z tego rozdziału dowiesz się, jak możesz to zmienić. Zainspiruje Cię on do szeregu zmian, gdyż efekty w wielu dziedzinach będą natychmiastowe. Dlaczego jesteśmy pewni, że to działa? Otóż po pierwsze i najważniejsze, przetestowaliśmy wszystko tu opisane na sobie. Każdy z elementów naprawczych najpierw zawitał w naszym domu i my, jak te króliki doświadczalne, poddaliśmy się tym testom. Wielu naszych słuchaczy, wielokrotnie podkreśla, że szanują nas właśnie za to, że nie opowiadamy im o teorii, natomiast o tym co przetestowaliśmy sami w praktyce. Zaoszczędzisz więc czasu w przeszukiwaniu całego rynku w celu znalezienia tego najlepszego, działającego środka do naprawy i odbudowy swojego ciała.

Dobrze, ale od czego zacząć zapytasz? Jeśli ktoś zadałby nam to pytanie, to jest tylko jedna odpowiedź i zawsze taka będzie - wyciskanie własnych soków warzywnych i owocowych. To jest to coś, co działa od razu i zaczyna dożywianie, oczyszczanie i naprawę. Jak tylko poczujesz moc świeżego soku z buraka, marchwi, jabłka, kapusty czerwonej, imbiru, ogórka, selera i ananasa, to jakbyś napił się eliksiru życia. Dokładny, natychmiastowy przypływ energii życiowej jest odczuwany przez niektórych z nas w parę minut od wypicia soku. Ta pierwsza kilkudniowa euforia może być nieco zachwiana, kiedy to rozluźnione i odżywione ciało postanowi zająć się procesami oczyszczania i napraw. Na szczęście praktycznie zawsze te osłabienia, gorączki, bóle mięśni itp. przechodzą i to szybko. Szybciej jeśli oczywiście zastosujesz lewatywy i sauny i mamy nadzieję, że jesteś już do tego przekonany.

A zatem czy sok naprawia? Można by podejść do tego oczywiście i w ten sposób, ponieważ sok warzywny dostarczy minerałów do odbudowania ciała, a sok owocowy posprząta komórki, które wymagają usunięcia. Jednak będzie to tylko częściowa naprawa, ponieważ tych najważniejszych napraw podejmie się główny mechanik! Czyli Twoje ciało. Idealna maszyna, która nie dość, że pracuje bez naszej ingerencji, to jeszcze potrafi dokonać swoich własnych napraw, przeglądów i wymiany części. Nasze ciało po otrzymaniu soku, nie będzie musiało zajmować się przetwarzaniem pokarmu na sok, wytwarzaniem niepotrzebnych enzymów trawiennych i przerzuci większość swoich mocy produkcyjnych na inne działy. Lewatywa jest tą niezbędną częścią tego procesu, który będzie nam na bieżąco sprzątać i przygotowywać miejsce na następne zużyte części i odpady przekazane z działów napraw.

Dobra, zakładamy, że odżywianie działa, mamy stałe dostawy pokarmów, sprzątanie też fajnie się zazębia, wszyscy zajęci, ale nie do końca widać aby coś ubywało, czy naprawiało się. Czy aby nasze plany realizują się? O co chodzi - mija zapał... czemu? Zabrakło dopalacza! Zabrakło jednego z czarodziejskich elementów do tej układanki. Ciało miało naprawdę zbyt wiele do zrobienia po kilkudziesięciu latach odkładania napraw i nie było zainteresowane, aby pozbywać się tłuszczu, odbudowywać skórę czy włosy... Co jest tym magicznym elementem, który nazwaliśmy dopalaczem?

Hormon wzrostu

A co jeśli powiedzielibyśmy Ci, że istnieje pigułka na wieczną młodość? I co jeśli nasze ciało jest w stanie wyprodukować samo własną pigułkę wiecznej młodości?! Zanim odłożysz książkę i powiesz co to jest, co to za bujdy?! Pozwól, że Ci wszystko wytłumaczymy.

Otóż nasze ciało ma pewien enzym o nazwie hormon wzrostu. Być może o nim słyszałeś, gdzieś przy okazji jakichś informacji związanych z hodowlą bydła czy w przypadku kulturystów, którzy sobie to wstrzykują, aby rosnąć bardzo szybko. Otóż nie chodzi tu o biedne krówki, ani o wstrzykiwanie sobie czegokolwiek. Nasze ciało potrafi produkować swój własny hormon wzrostu. Najwyraźniej to widać w okresie od urodzenia do końca drugiej dekady naszego życia, kiedy to jako dzieci rośniemy jak na drożdżach. Jak już osiągniemy swój wzrost, jak również właściwą budowę ciała, hormon ten jest odpowiedzialny za nieco inne sprawy w naszym ciele.

Hormon wzrostu jest produkowany w przysadce mózgowej i odpowiada za:
1. powstawanie nowych - lepszych komórek,
2. wymianę komórek,
3. naprawę komórek - po wypadkach, po przejściu stresowych sytuacji,
4. dystrybucję wapnia w naszym ciele,
5. czynności z pamięcią, odzyskiwanie pamięci i poprawianie,
6. odmładzanie lub zatrzymywanie procesów starzenia,
7. funkcję spalania tłuszczów.

Hormon wzrostu zabezpiecza nasze białko, czyli np. nie pozwala obwisać skórze, nie pozwala znikać kolagenowi w stawach, nie pozwala zużywać i zamieniać białka na cukier i energię, reguluje poziom cukru i spala tłuszcz. Niestety możliwości pojawiania się hormonu wzrostu zanikają również z wiekiem. Nawet już w wieku 35-40 lat jest notowany duży jego spadek, a w wieku 50-60 lat jest go naprawdę mało.

Natomiast my pragniemy zająć się tutaj pewnym „pracownikiem" tego hormonu, który jest produkowany w wątrobie i powstaje za przyzwoleniem i na sygnał hormonu wzrostu. Ten hormon nazywa się IGF-1. Możemy to sobie wyobrazić w ten sposób, że to co hormon wzrostu robi, IGF robi też, ale bez hormonu wzrostu IGF nie jest produkowany. IGF to jest angielska nazwa, a w zasadzie skrót, który w wolnym tłumaczeniu oznacza „hormon taki jak insulina". IGF jest jakby przeciwieństwem insuliny. Jest produkowany przez wątrobę, ale tylko wtedy jeśli trzustka nie produkuje insuliny. IGF i insulina działają naprzemiennie. Natomiast insulina zawsze ma pierwszeństwo. Jeśli jest insulina, IGF „siedzi w domu" i ma wolne. Te dwa hormony decydują jakiego paliwa będziemy używać do uzyskania energii. IGF nie ma w systemie jeśli pojawiła się insulina, a jest ona wprowadzana do procesów trawiennych wtedy kiedy jemy, bez względu na to co jemy. Kiedyś uważano, że tylko pokarmy z cukrem uruchamiają trzustkę do produkcji insuliny. Jednak okazało się, że każdy pokarm wpływa na ten proces. Insulina decyduje, że będziemy używać świeżej dostawy pokarmów do produkcji energii. Natomiast kiedy nic nie jemy, wątroba budzi naszego pracownika IGF, aby użyć innego paliwa, najczęściej tłuszczów do uzyskania energii. Być może ze względu na to, że potrzeba kogoś silnego do wytworzenia energii z tłuszczów, IGF jest 100 razy silniejszym hormonem niż insulina. Natomiast chora, przetłuszczona i zmęczona wątroba nie jest w stanie z biegiem czasu dobudzać IGF do działania. Dlatego też trzustka przejmuje funkcje dostawy energii i produkuje coraz więcej insuliny, co prowadzi do powstawania cukrzycowej sytuacji.

Co zatem obniża produkowanie IGF:
- insulina,
- stres,
- estrogeny – antykoncepcja, leki na menopauzę

Co może podnieść produkcję IGF?
- właściwa ilość białek pochodzenia roślinnego
- głodówki - Czasowa Głodówka (Intermittent Fasting)
- trening - Trening Interwałowy
- sen

Najważniejszym elementem całej układanki jest właściwie funkcjonująca wątroba, gdyż to ona odpowie za właściwą produkcję IGF w naszym ciele. Czyli raz jeszcze odsyłamy Cię do rozdziału, w którym omawialiśmy w jaki sposób należy oczyścić wątrobę, aby mogła swobodnie pełnić swoje funkcje.

Jeśli chodzi o białka, które są ważnym elementem do pobudzania IGF, to właśnie białka pochodzenia roślinnego najbardziej odpowiadają naszemu „pracownikowi". W przeciwieństwie do tego, co odpowiada oczywiście naszym przyzwyczajeniom. Nasze przyzwyczajenia, przez lata szukające białka zwierzęcego, nie potrafią się oprzeć pokusie smaku i zapachu przypraw lub sosów, które niektóre gospodynie doprowadziły do perfekcji. Bo to nie mięso nam smakuje!

Jeśli by tak było, wszyscy spożywalibyśmy mięso surowe bez żadnej obróbki termicznej, bez przypraw i tak jak robił to nasz pies, który potrafił ślinić się na widok surowej kości. Nie znamy natomiast nikogo, chyba, że Tobie udało się spotkać kogoś, kto śliniłby się na widok surowego mięsa.

Z naszym pracownikiem IGF jest tak samo, jemu ślinka ciekwnie na myśl o kiełkach lucerny, brokułach, awokado, czy jarmużu, a nie na myśl o surowej kości. Dlatego tak ważne jest wprowadzenie jak najszybciej dobrej jakości białek do naszego ciała, aby zaspokoić nie tylko przyzwyczajenia smakowe i żołądek ,ale też wszystkich mieszkańców i pracowników. Ciekawym natomiast zjawiskiem jest to, iż IGF nie otrzyma swojej porcji białek, jeśli przy stole siedzi insulina. Insulina musi skończyć i pójść spać, aby IGF mógł być nakarmiony.

Większość osób je od świtu do zmierzchu. Nieświadomie spożywa pokarmy, które nie powinny znaleźć się w ich żołądkach i o tym pisaliśmy przy okazji podziału pokarmów na grupy. Natomiast w tym rozdziale zajmiemy się tym, że nie dość, że niewłaściwe - to jemy cały czas. Ponieważ zostaliśmy w ten sposób zaprogramowani przez rodzinę, tradycję i środowisko. Dziś mało kto zastanawia się czy to jest właściwe czy nie? Mama jadła śniadanie zaraz jak wstała, bo babcia mówiła zjedz śniadanie, bo to jest najważniejszy posiłek. Kiedyś być może z braku stałej dostawy pokarmów, jak również niedokładnej znajomości fizjologii człowieka uważano, że jedyną energię jaką możemy posiadać otrzymujemy z pożywienia. Olbrzymia część społeczeństwa nadal żyje w tym przeświadczeniu, dlatego jedzą, jedzą i jedzą...

To tak jak słynna już opowieść o szynce ugotowanej na obiad.

> On: „Kochanie, szynka jest smaczna, ale wytłumacz mi,
> czemu Ty zawsze odkrajasz brzegi? "
> Ona: „Nie wiem, moja mama tak robiła, zapytam się jej
> - przepis dostałam od niej"
> Ona przez telefon: „Mamo, szynka jest naprawdę smaczna,
> ale powiedz mi dlaczego w przepisie jest odkroić dwa końce
> przed włożeniem do garnka?"
> Mama: „Kochanie nie wiem, moja mama tak robiła,
> zadzwoń do niej, może Ci powie?"
> Ona przez telefon: "Babciu, wiesz ten Twój przepis na szynkę
> jest naprawdę świetny, ale powiedz mi czemu służy
> odkrajanie końców przed włożeniem do garnka"
> Babcia: „Słoneczko, ja odkrajałam końce, bo miałam
> tylko taki mały garnek"

Mamy nadzieję, że Wiesz o co nam chodzi? My ludzie jesteśmy stworzeniami, które uczą się przez obserwację, nie zawsze zastanawiając się nad tym, czy to jest właściwe. Okazuje się, że łatwo jest też nami manipulować niezależnie od wieku, chociaż im jesteśmy młodsi tym łatwiej. Przekonali się o tym producenci, a w szczególności producenci jedzenia. Reklamy dla dzieci są pełne cukru, pokarmów, które są słodkie i cool. A z drugiej strony, kiedy zajdziesz do sklepu na ich opakowaniach jest mnóstwo postaci z bajek i filmów. Dziecko chce daną rzecz, bo myśli, że jej ulubieniec z ekranu to lubi i już programowanie się zamknęło. Mamy młodego, "świeżo upieczonego" cukrzyka. Pragniemy przez to powiedzieć i raz jeszcze zwrócić na to uwagę, iż nasi dziadkowie i ich dziadkowie mogli mieć zupełnie inne nawyki żywieniowe i sposoby przygotowywania pokarmów. Tak jak opisaliśmy to we wcześniejszych rozdziałach, mogli nawet jeść pokarmy pochodzenia zwierzęcego, ale na pewno nie w takiej postaci i przede wszystkim ilości.

Dzisiaj nie widać możliwości, aby odżywić IGF, bo prawie nikt nie wie, iż warzywa zawierają pełnowartościowe białko. Do tego nagonka, że warzywa nic nam nie dają, więc nasza wątroba i jej pracownicy umierają z głodu. Surowe warzywa i owoce są pełnowartościowym pokarmem! Jak już uporasz się z właściwymi białkami, następne kroki wydają się prostsze.

Głodówki i posty okresowe

Czasowa Głodówka (Intermittient Fasting) lub Czasowe Jedzenie

Kiedy w układzie jest insulina i nie ma miejsca na IGF to co zrobić? Otóż jest jeden szalenie interesujący i w 100% skuteczny sposób, aby pojawił się w naszym ciele hormon wzrostu i jego pracownik IGF. Wystarczy, że przez pewien czas w ciągu doby nie będziemy jeść. Badania wykazały, iż hormon wzrostu i IGF pojawiają się w naszych układach 4-5 godzin od ostatniego posiłku. Są w nim cały czas, aż do momentu kiedy pojawi się nowy posiłek i wtedy insulina znowu „wygrywa". Jeśli tylko udałoby się nam przedłużyć okres niejedzenia w ciągu doby do 16-18 godzin każdego dnia, zostałby zachowany cudowny balans pomiędzy insuliną i IGF. Ponieważ oba hormony będą miały wystarczająco czasu na swoje działanie, nasze ciało rozpocznie procesy naprawcze w przyśpieszonym tempie! Jeśli udałoby się nam rozpocząć jedzenie około godziny 11:00 czyli 4-5 godzin od przebudzenia i kończyć około godziny 18:00 czyli 4-5 godzin przed pójściem spać, natychmiast zaczęlibyśmy pozbywać się niepotrzebnych kilogramów.

Przesunięcie śniadania na 11:00 może na początku być trudne, jeśli jedliśmy zaraz po wstaniu, gdyż nasze ciało będzie domagać się jedzenia. Może nie od razu w pierwszy dzień, może drugi, ale na 3-4 dzień nagle powróci do Ciebie energia i mimo tego, że możesz być głodny, będziesz jednocześnie czuł się coraz lepiej. Nam przesunięcie śniadania i związane z tym ssanie w żołądku zajęło może do dwóch tygodni. Niektórym to uczucie w ogóle nie przeszkadza i od razu czują, że to od zawsze był właściwy sposób odżywiania.

Natomiast ostatni posiłek o 18:00 nie był dla nas tak wielkim problemem, ponieważ od dawna nie jedliśmy późno. Ale wiemy, że niektórzy mogą mieć taki schemat dnia, który zmusza ich do jedzenia późno kolacji. Dlatego to może być również malutkie wyzwanie, do którego jednak Cię bardzo mocno zachęcamy. Czasowa głodówka czy inaczej jedzenie czasowe zakłada, że spożywamy posiłki przez 6-7 godzin w ciągu doby, a następne 17-18 nic nie jemy. W ciągu tych 6-7 godzin na początku jemy dokładnie tyle samo co poprzednio. Śniadanie, obiad, kolację a nawet pomiędzy posiłkami jeśli tak to u Ciebie do tej pory wyglądało.

Chodzi o to, że nie zmniejszamy wcale ilości i wielkości posiłków. Nie jest to dieta, dlatego nie odstawiamy żadnych grup produktów, gdyż to jest po prostu styl życia.

Kiedyś stosowaliśmy różnego rodzaju diety, zawsze oparte o coś czego nie wolno jeść albo coś czego trzeba było jeść w nadmiarze. Takie diety wcale nie działają. Nie wiemy, czy kiedykolwiek stosowałeś jakąś dietę, ale większość osób przechodzi tzw. efekt jojo. Polega on na tym, że wracasz do takiej samej wagi jak przed dietą, a często jest nawet jeszcze gorzej!

Czasowa Głodówka to jest zupełnie co innego. Nawet jeśli nadal nie jesteś przekonany do tego co do tej pory przeczytałeś i nadal będziesz spożywał dawne posiłki, to ten sposób jedzenia będzie miał dla Ciebie niesamowite korzyści. Rezultaty pojawiają się u wszystkich bez wyjątku! A wiesz co jest najważniejsze, Ty w ogóle nie głodzisz swojego ciała. Jedyną rzecz którą zmieniłeś, to tyle, że Twoje śniadanie jest przesunięte w czasie i kolacja nie kończy się pół godziny przed pójściem spać.

Raz jeszcze. Zasada jest naprawdę prosta poprzednie 5 posiłków zjadasz w przedziale 6-7 godzin na dobę. 17-18 godzin nic nie jesz, pijesz tylko wodę, ewentualnie niesłodzone herbaty, jeśli czujesz pragnienie i to wszystko!

Do tej pory opisaliśmy co dzieje się z pozyskiwaniem energii. Teraz czas, na dodatkowe korzyści. Otóż podczas opisanego procesu, Twoje ciało będzie miało przede wszystkim czas na rozpoczęcie napraw. Z tym, że teraz dodatkowo z silnymi pomocnikami w postaci hormonu wzrostu i IGF. To tak jakbyś nagle zatrudnił do tych samych czynności, wykonywanych wcześniej przez jednego pracownika kolejnych 100. Czy jesteś w stanie sobie to wyobrazić jak to będzie działać? Stu dodatkowych ludzi do napraw Twojego ciała. Teraz dopiero mówimy o pigułce na wieczną młodość!

Co się może wydarzyć? Otóż już bardzo szybko zauważysz, że zmniejsza się obwód Twojego pasa, jeśli jesteś osobą, która potrzebuje chociaż lekko się zwęzić. Zacznie ubywać kilogramów, ponieważ to głównie tłuszcz dodawał Ci wagi, jak również poczujesz o ile lepsze jest uzyskiwanie energii ze spalania tłuszczu niż z cukrów, których dostarczałeś każdego dnia. Hormon wzrostu zajmie się w tym procesie naprawą białek. Białek, które wchodzą w skład Twojej skóry, włosów, paznokci, kolagenu, różnych organów Twojego ciała, a nawet kości. Podczas okresu niejedzenia Twoje ciało rozpocznie coś niesamowitego. Otóż zajmie się usunięciem, albo ponownym wykorzystaniem źle działających części. Dodatkowym niesamowitym procesem jest to, że ciało zacznie używać do uzyskania energii staroci, które walają się po kątach, czyli chociażby stare zużyte komórki. Twoje ciało zrobi naprawdę generalne porządki i usunie pozostałości wirusów, bakterii, pleśni i grzybów. Twój rozum i myśli oczyszczą się tak jakbyś nagle przetarł zaparowane szyby, a układ immunologiczny zacznie pracować poprawnie. Nie jesteśmy w stanie określić jak wielki procent osób w Polsce jest w tzw. chronicznym stanie zapalnym ciała z olbrzymią ilością bólu w różnych miejscach co doprowadza do tego, że chodzimy skuleni, przygarbieni i wieczne zmęczeni.

„Jeżeli 50 - letniego człowieka po przebudzeniu nic nie boli, to znaczy, że ten człowiek nie żyje"

przysłowie chińskie.

Proces naprawy naszego ciała rozluźni te wszystkie skurcze, bóle i zapalenia. Jeśli jesteś osobą, której wydaje się, że nie jest otyła, gdyż porównując się do wszystkich wokół wygląda dobrze, mamy dla Ciebie świetną wiadomość! Twoje ciało zadecyduje, gdzie i kiedy ma się zatrzymać, jeśli mimo wszystko na „czasowym jedzeniu" stracisz kilka dodatkowych kilogramów.

Dzięki ekstra mocy pochodzącej z hormonu wzrostu, kiedy zaczniesz regularnie ćwiczyć, dużo szybciej zobaczysz efekty swoich treningów! Ciało zajmuje się spalaniem niepotrzebnego tłuszczu, natomiast zacznie budować razem z Tobą mięśnie jeśli tego zechcesz. Najlepszym do tego sposobem i dodatkowym stymulantem do pobudzenia hormonu wzrostu są specjalne treningi opisane poniżej.

Treningi interwałowe

Nie każdy z nas jest taką osobą, która lubi wyczynowe treningi. My całe życie broniliśmy się przed tym rękoma i nogami. Co prawda Mariusz w dzieciństwie i młodych latach biegał długodystansowo i parę razy był po kilka miesięcy na szkolnej siłowni, to mimo wszystko nie należymy do osób, które były wysportowane. Natomiast dobrze przedstawione nam i zrozumiane korzyści płynące z treningów interwałowych, sprawiły, że zagościły one w naszym życiu na dobre.

Trening interwałowy jest to najlepszy rodzaj ćwiczeń dla osób, które chcą w maksymalnie krótkim czasie spalić tkankę tłuszczową. Skuteczność tego treningu jest 3 razy większa niż tzw. ćwiczenia kardio wykonywane w tym samym, jednostajnym tempie.

A jak to ćwiczyć? Jeśli nigdy wcześniej nie trenowałeś w ten sposób, zacznij od najprostszych aktywności – biegania lub jazdy na rowerze. Kolejny krok to wybranie odpowiedniego planu w zależności od swojego stopnia zaawansowania. Osoby początkujące mogą zacząć ćwiczyć według poniższego schematu:
1. Rozgrzewka (trucht, pajacyki, krążenia ramion, podskoki, wymachy itp.) – 7 minut.
2. Sprint na maksymalnym poziomie intensywności – 15 sekund.
3. Trucht na średnim poziomie intensywności – 45 sekund.

Punkty 2. i 3. powtórzyć 7 razy.
4. Lekki trucht w ramach schłodzenia – 10 minut.
5. Rozciąganie – 5 minut.

W miarę robienia postępów, można zwiększać liczbę interwałów. Całkowity czas trwania treningu nie powinien jednak przekraczać 40 minut. Dosłownie 3 razy w tygodniu nawet 10-20 minut w zależności od Twoich możliwości taki sposób treningu może sprawić cuda. O naszych treningach opowiemy jeszcze w dalszej części książki i mamy nadzieję, że zachęcimy Cię również i do tego.

A teraz o liczbach, dla osób które to lubią. Otóż jeśli mówimy o głodówce czasowej to naukowcy określili zwiększenie hormonu wzrostu nawet o 2000%! Natomiast trening interwałowy powoduje wzrost tego hormonu w przedziale od 450-700%. Jest to olbrzymi przyrost i na tym właśnie polega siła tych dwóch szalenie ważnych czynności, jakie już dzisiaj możesz wykonać, aby zacząć naprawiać i odmładzać swoje ciało.

No i na końcu, choć jest równie ważny, wymieniany jest sen. Prof. Tadeusz Kotarbiński powiedział:

„Sen jest to skracanie sobie życia w tym celu, aby je wydłużyć"

Sen

Dobrej jakości sen i w odpowiednim czasie to skarb. Naukowcy twierdzą, że powinniśmy spać ok. 7-8 godzin, ponieważ za krótki sen prowadził w badaniach do różnych problemów głównie z koncentracją, zmęczeniem i szybszą rezygnacją z wykonywania zadań, natomiast za długi powodował, o dziwo, rozlenienie i ogólnie trudny start w codzienne życie. Są też zgodni co do tego, że moment pójścia do łóżka może mieć ten decydujący czynnik. Otóż prawdopodobnie ze względu na tryb życia naszych przodków przed wynalezieniem żarówki, nasze ciało przygotowuje się do wykonania pewnych procesów już zaraz po zachodzie słońca. Najważniejsze procesy naprawcze i odmładzające następują podczas snu, gdy nasze ciało już odpoczywa w godzinach od 22.00 do 2.00 w nocy. Podczas snu hormon wzrostu wykonuje również niesamowitą liczbę zadań, którymi nie zajmuje się kiedy nie śpimy, dlatego wysokiej jakości sen okazał się kropką nad "i", w procesie pozyskiwania pigułki na wieczną młodość w naszym życiu.

Jednodniowa Głodówka

Procesy naprawcze w Twoim ciele przebiegają sprawniej z tygodnia na tydzień i czujesz się naprawdę coraz lepiej, dlatego każdego dnia zapragniesz coraz więcej. Następnym krokiem jaki mógłbyś postawić jest przeprowadzanie cotygodniowych przeglądów struktury DNA swojego ciała. Z pewnością już każdy z nas słyszał o DNA, układzie chromosomów w naszych komórkach. Nie jesteśmy nastawieni na wchodzenie głęboko w kanony tak zaawansowanej nauki jak genetyka, ale w skrócie: według ustaleń naukowców, nasze DNA jest nie tylko odpowiedzialne za budowę naszego ciała, ale również służy do przechowywania informacji i komunikację. Nasze DNA również ulega uszkodzeniu, przede wszystkim zakończenia kluczy DNA zwane „telomerami".

Telomer (według wikipedii) – fragment chromosomu, zlokalizowany na jego końcu, który zabezpiecza go przed uszkodzeniem podczas kopiowania. Telomer skraca się podczas każdego podziału komórki. Proces ten, będący „licznikiem podziałów", równocześnie z każdym skróceniem zwiększa ryzyko nowotworzenia oraz przekłada się na proces starzenia się. Czyli można by założyć, iż każdy z nas ma komórki, które mają tylko określoną liczbę podziałów i za każdym razem, czyli przy każdym podziale tak jakby się starzejemy. Telomery skracając się, postarzają komórki, przez co nasze ciało słabnie.

Fachowcy pracują nad ewentualnym zatrzymaniem skracania telomerów i w ten sposób przedłużenia życia. Natomiast naturopaci założyli, iż ważnym elementem tej układanki są jednodniowe, a nawet dłuższe głodówki.

Głodówki czyli posty, to przerwy od spożywania pokarmów z zewnątrz, aby przejść na tzw. „odżywianie wewnętrzne". To jakbyś chodził do baru każdego dnia i dostarczał sobie nowych posiłków, a Twoje zapasy są nienaruszone w domu. Pewnego dnia bar jest zamknięty, wracasz do domu i mówisz, dobrze czas wyciągnąć zapasy. Im dłużej bar jest zamknięty tym dłużej zjadasz zapasy. W przeciwieństwie do tego co pewnie zrobiłby każdy z nas, czyli najpierw pojadał to co najbardziej lubi, nasze ciało zaczyna od spożywania najpierw odpadów. „Zjada" wszelkie pozostałości z poprzednich posiłków, potem zaczyna zjadać grzyby, obumarłe bakterie, guzy i wszelkiego rodzaju elementy traktowane jako typowy odpad poprodukcyjny. Każdego dnia jest coraz czyściej a jednocześnie zachodzą dość ciekawe reakcje. Duża część „naszych pracowników" zaczyna zajmować się coraz bardziej skomplikowanymi naprawami i usprawnieniami. Tak jakby ciało całe życie czekało na naprawdę porządny przegląd. W tym czasie następuje również i przede wszystkim naprawa cząsteczek DNA. Sprawdzenie działania telomerów i upewnienie się, czy nie za mocno i za szybko starzeją się.

Jakich serwisów potrzebuje nasze ciało? Tak jak Twój samochód i tych mniejszych, i tych pełnych. Dokładnie tak jak to się dzieje z naszymi samochodami. Serwisy mniejsze są robione częściej, a te naprawdę pełne przy określonych dużo większych przebiegach. Jedyna różnica dotyczy częstotliwości. Samochód zazwyczaj przeglądamy raz na rok, co 15-20 tys. km, a nasze ciało ucieszyłoby się, gdybyś dał mu zrobić „przegląd" raz na tydzień, może chociaż raz na dwa tygodnie.

Na czym polega taki przegląd, a w zasadzie przyzwolenie z naszej strony? Otóż polega na tzw. jednodniowych głodówkach. Jeśli pozbawisz swoje ciało dopływu stałych posiłków na okres 24-36 godzin, raz na tydzień, pozwolisz mu na przeglądy. My wybraliśmy piątek, ale każdy z nas ma zupełnie inny tryb życia i może np. piątek nie być tym właściwym. Chociaż nasza książka nie ma w założeniu odniesień do żadnej z religii, mamy nadzieję, że wiesz, że w przeszłości wyznawcy wiary chrześcijańskiej odbywali cotygodniowe posty w piątki. W historii natomiast są również zapiski, iż dawni żydzi i chrześcijanie pościli nawet dwa dni w tygodniu w środy i w piątki.

Nie promując żadnej religijnej filozofii, zachęcamy Cię do wprowadzenia chociaż jednego dnia postu w tygodniu, tak jak robili to nasi przodkowie. Podczas 24-36 godzinnego postu, uda się tylko dokonać napraw podstawowych i tych najważniejszych, dlatego też warto byłoby się zastanowić nad tym, aby chociaż raz zrobić naprawdę długi post, żeby dokonać poważnych napraw i przeglądów.

I znów pragniemy się odnieść do naszej historii. Ze względów religijnych praktycznie każda religia świata zakłada pewien krótszy lub dłuższy rodzaj postu. Za każdym razem jest on robiony i interpretowany inaczej, ale np. wyznawcy islamu obchodzą ramadan, chrześcijanie obchodzili okresy postów przed świętami Bożego Narodzenia, jak również Wielkiej Nocy, a w biblii jest zapisane, że Jezus przeszedł 40-dniowy post na pustyni. Mogą to być tylko zmyślone opowieści naszych praprzodków, lub zapis tego jak oni w tamtych czasach podchodzili do rytuału jedzenia i niejedzenia. Pamiętamy jednak jak nasi dziadkowie przestrzegali piątkowych i przedświątecznych postów. Dopiero w ostatnich czasach zwyczaje te zanikają wraz z rozwojem cywilizacji i powstaniem konsumpcyjnego stylu życia. Niektórzy fachowcy w tej branży twierdzą, iż większość z nas po prostu zajada się na śmierć. Nie zdając sobie sprawy z tego ile potrzebujemy jedzenia, jakiej jakości i kiedy w ciągu dnia. Jemy cały czas od rana do nocy, niektórzy nawet wstają jeszcze w nocy i szukają czegoś w lodówce.

A jeśli zatrzymalibyśmy się na chwilkę i zrozumieli, ile tak naprawdę jedzenia potrzebuje nasze ciało i co robią z nami nadmiary, to może udałoby się uratować miliony bezsensownie zakończonych istnień ludzkich. Jakby na to nie patrzeć, post jednodniowy zawitał na stałe w naszym domu. Daje nam to olbrzymią satysfakcję, ponieważ wiemy po co to robimy i widzimy z tygodnia na tydzień, z miesiąca na miesiąc zmiany na lepsze w naszym wyglądzie, samopoczuciu a przede wszystkim zdrowiu, o których nie mieliśmy pojęcia, iż są możliwe! Mamy nadzieję, że Tobie również zamarzą się dodatkowe źródła energii, poprawy zdrowia i samopoczucia dzięki jednodniowym głodówkom.

Kiedy przymierzaliśmy się do naszych pierwszych postów, znaleźliśmy dwie szkoły tzw. głodówek na wodzie, jak również głodówkę na soku, ten sok to zawsze seler i jabłko, który omówiliśmy w poprzednich rozdziałach. Jeśli się temu uważnie przyjrzeć, to jednak sok to jest pokarm. Natomiast zwolennicy tej metody tłumaczą, że dodatkowa porcja selenu, fosforu i potasu dodaje naszemu ciału siły w czasie głodówki. My jesteśmy zwolennikami wodnych postów, natomiast dla wszystkich, którzy mogą się martwić, iż będą na początku zbyt głodni, polecamy tę drugą opcję - sokową.

Dodatkowo w tym okresie polecamy zrobienie dwóch lewatyw, jedną wieczorem przed głodówką, drugą wieczorem po zakończeniu głodówkowego dnia. Pozostałości w naszym grubym jelicie, które i tak już były gotowe do wydalenia, mogą niepotrzebnie wpłynąć na nasze samopoczucie w dniu postu i stąd ta lewatywa wieczorem przed postem. Natomiast oczywiście zawsze polecamy wszelkie naprawy i przestoje zakończyć posprzątaniem wszelkich odpadów wyprodukowanych w tym okresie. Lewatywy są oczywiście opcjonalne i nie musisz robić dokładnie tak jak my, podajemy to tylko do przemyślenia i ewentualnego zastosowania.

A teraz co z tym pójściem na 40 dni na pustynię? Powiemy ci tak, pewnie nie warto byłoby od razu z marszu udać się na 40 dni głodówki na pustynię. Dlatego, że przede wszystkim nie wiedziałbyś jak zachowa się Twoje ciało w tym ekstremalnym momencie, dlatego zachęcamy Cię do obserwowania swojego ciała zwiększając ilość dni na głodówkach.

7-dniowa głodówka

W naszym przypadku zaczęliśmy od głodówki 7-dniowej, aby sprawdzić jak to jest. Dopiero na 3-4 dobę ciało przechodzi na całościowy proces odżywiania wewnętrznego i chcieliśmy zobaczyć co to oznacza? Oznacza to ni mniej, ni więcej , że żołądek i wszelkie funkcje związane z trawieniem zostają wyłączone całkowicie, tak jakby kuchnia w barze została zamknięta i wszyscy kucharze poszli do domu, ponieważ odbędzie się remont baru. Ciało wówczas rozpoczyna remont generalny.

Od razu na początku musimy zaznaczyć, iż taki proces trwa nieco dłużej. Aby wszystko przebiegło dobrze, do większego remontu, nasi pracownicy powinni przystępować powoli. To znaczy, że nie warto, nie można i nie powinno się robić takiej 7-dniowej głodówki z marszu. Należy w nią wejść z zachowaniem pewnych dość prostych zaleceń.

Zaplanowanie głodówki 7-dniowej.

Zaplanuj głodówkę w okresie urlopowym, lub wolnym od pracy. Trudne jest bycie w pracy podczas pierwszych głodówek, ponieważ może być mnóstwo rzeczy, które się dzieją, możesz być bardzo zajęty, a Ty niekoniecznie w tych dniach temu podołasz. Podczas remontów generalnych Twojego ciała, szczególnie te pierwsze 3-4 dni są trudne, kiedy to ciało domaga się jedzenia z przyzwyczajenia i normalne są spadki energii, irytacja lub nawet gorączka.

Zaplanuj odpowiednio swoje posiłki. Otóż wejście w głodówkę to też jest proces. Załóżmy, że jest już ten dzień kiedy nie będziesz miał już nic w ustach. To będzie dzień pierwszy bez posiłku, ale Twoje wejście w ten stan powinno rozpocząć się 4-7 dni wcześniej. Najpierw zaczynasz odstawiać posiłki stałe, jedząc może 1-2 w ciągu dnia, następnego dnia już tylko jeden stały posiłek, potem przez 1-2 dni pijesz tylko szejki i soki, po to aby ostatnie 1-2 dni pić już tylko świeżo wyciśnięte soki.

Miej czas dla siebie. W tym czasie trudno będzie Ci zająć się wszystkimi sprawami tak jak robiłeś to do tej pory. Pragniemy podkreślić w tym miejscu, iż zupełnie inaczej wyglądają głodówki dłuższe, ale te 7-dniowe, zwłaszcza jeśli to będzie Twoja pierwsza są trudne. Dlatego upewnij się, że jest to czas gdy możesz się relaksować, brać dłuższe kąpiele, chodzić na spacery czy nawet leżeć i czytać książki.

Oczyszczanie przed i w trakcie. Dość dużo odpadów powstanie podczas remontu generalnego. Dlatego już 3-4 dni przed głodówką zacznij sprzątać. Lewatywa wystarczy raz dziennie, ale warto jest ją zrobić. Zaprzestanie jedzenia spowalnia pracę jelit. Resztki niestrawionego pokarmu pozostają w jelicie grubym jak również ten gumowaty śluz na ściankach i kamień kałowy. Brak dopływu nowych pokarmów nie przesuwa odpadów w tej części i nie mogą one zostać wydalone. Jest to dość niebezpieczne, ponieważ już po kilku dniach pozostała w jelitach substancja wysycha i możemy mieć duży problem z jej wypróżnieniem. Jeśli nie jesteś jeszcze przekonany do wykonywania lewatyw, to powróć do rozdziału, który mówi o jej wszystkich korzyściach. Czyli lewatywy przed i w trakcie, gdyż chociaż raz dziennie warto posprzątać i zdziwisz się co zacznie z Ciebie wypadać. No i na koniec głodówki, dzień po niej warto zrobić taką doczyszczającą wlewkę.

Wyjście z głodówki. Niesamowicie ważnym elementem, zbyt rzadko przestrzeganym przez wszystkich głodówkowiczów jest proces wyjścia z głodówki. Ma on wyglądać jak odbicie lustrzane procesu wejścia, czyli z głodówki wychodzimy pijąc najpierw świeżo wyciskane soki przez 1-2 dni, po to aby dojść do posiłków stałych dopiero po paru dniach.

Co pijemy podczas głodówki? Woda jest tym płynem, który jest jako jedyny dopuszczalny do picia. Nie mogą podczas głodówki pojawiać się jakiekolwiek herbaty czy inne napoje, gdyż mogą one nagle pobudzić proces trawienia i wszystko weźmie w łeb. Ile pić? Na ile będziesz mieć ochotę, tutaj nie ma żadnych norm ani zaostrzeń. Wodę pobierasz również podczas kąpieli jak również z lewatyw, dlatego cały czas jesteś nawadniany. Czasami mamy takie dni, że pić w ogóle się nie chce, czasami pijemy litrami. To ciało decyduje ile potrzebuje. Jedną rzecz którą możesz kontrolować, to podczas oddawania moczu sprawdzaj jego kolor. Jeśli jest biały - pijesz za dużo, jeśli jest ciemnobrązowy- napij się więcej.

Ćwiczenia fizyczne. To co jest naprawdę fajnym dodatkiem do każdej głodówki długoterminowej są regularne ćwiczenia. My nauczyliśmy się pewnych pozycji rozciągających, które wykonujemy praktycznie codziennie, dlatego podczas głodówki je robimy jak co dzień. Nie forsujemy ciała, jeśli się męczy, to przerywamy. Ale same ćwiczenia pomogą przesuwać się limfie, stąd te spacery i teraz ćwiczenia. Węzły chłonne przesuwają limfę gdy się ruszasz, dlatego leżenie plackiem przez 7 dni w tygodniu nie jest zalecane, gdyż możesz niepotrzebnie podtruć organizm tymi toksynami.

Korzyści związanych z głodówką, co najmniej 7-dniową jest wiele, ale na efekty potrzebujesz poczekać do zakończenia głodówki. Chociaż kiedy to już będzie Twoja głodówka 21 czy 42-dniowa pojawią się pewne rzeczy, o których nie byłeś w stanie sobie nawet pomyśleć. Dlatego warto przejść chociaż raz, może dwa razy w życiu te głodówki, które potrwają dużo dłużej.

21-dniowa głodówka

Już 3 miesiące po przeprowadzeniu pierwszej 7-dniowej głodówki przeprowadziliśmy swoją pierwszą 21-dniową głodówkę, która jak się później okazało nie była zrobiona prawidłowo. Straciliśmy dość dużo kilogramów, ale najgorszy był stan dość niskiej energii. Do 21-dniowej głodówki podeszliśmy z entuzjazmem, ale nie zachowaliśmy procesów wejścia w głodówkę jak trzeba. Podczas jej robienia, nie mieliśmy wystarczająco czasu dla siebie, zaniedbywaliśmy ćwiczenia i codzienne lewatywy. To było może 5 lat temu, nasze ciała wyglądały zupełnie inaczej, było jeszcze dość dużo do zrzucenia, dlatego pod koniec 21 dni czuliśmy się i wyglądaliśmy jak wygłodzeni więźniowie obozu koncentracyjnego.

Nie mogliśmy przestać myśleć o jedzeniu, gotowaliśmy dzieciom codziennie posiłki i nawet zapach potraw nie dawał nam spokoju. Odkładając na bok wszystkie niedogodności myślimy, że to był dla nas wspaniały okres zadumy nad swoim życiem, odbudowy naszego ciała i jesteśmy pewni, iż wówczas zostały zlikwidowane i usunięte jakiekolwiek istniejące stany zapalne z naszego ciała jak również zmiany nowotworowe.

W tym okresie ciało zjada guzki, torbiele, choroby i tłuszcz, a oczyszczenie jakiego doznaje mózg, jest wręcz nie do opisania. Dosłownie cały świat wokół się zmienia, zaczynasz zauważać wszystko jakby inaczej, lepiej, przyjaźniej. Trudno opisać to słowami, ale można porównać to do nowego narodzenia do życia.

Okres wejścia w taką głodówkę musi mieć zachowane już wyżej wymienione elementy, natomiast po pierwszych 3-5 dniach powraca energia i możesz prowadzić „normalne życie". Te pierwsze dni są u każdej osoby różne, lecz wszyscy potwierdzają powrót energii, kiedy praca układu pokarmowego ustaje i przechodzimy na odżywianie wewnętrzne.

Dzisiaj już wiemy jak znaczącą rolę odgrywa w tym procesie hormon wzrostu i IGF - 1. Działają cały czas, gdyż nie przeszkadza im insulina. Czyste szaleństwo napraw i głębokiego oczyszczania. Podczas tej pierwszej 21-dniowej głodówki straciliśmy bardzo dużo kilogramów, ale odzyskaliśmy je nie dłużej niż w 2-3 miesiące od zakończenia procesu. Ciało było cudowne i tak jakby nowe. Było warto!

Minęło pół roku, a może nieco więcej i Agnieszka zaproponowała 42-dniową głodówkę. Ja niestety nie byłem gotów. Postanowiliśmy, że skoro moje obowiązki służbowe, prowadzenie firmy budowlanej w Londynie, nie pozwolą mi zrobić tego prawidłowo, to Agnieszka zrobi to sama.

Jak było wspaniale patrzeć jak wznosi się na cudowne wyżyny pełnej 42-dniowej głodówki. Nie było to nic przypominającego nasze doświadczenia z poprzednią 21-dniową. Okres przejścia z jedzenia do odżywiania wewnętrznego przeszedł bezboleśnie, do tego stopnia, iż Agnieszka poczuła chęć nie spożywania również żadnej wody doustnie. Jedyne płyny jakie przyjmowała przez 42 dni to były kąpiele i lewatywy. Z każdym dniem otrzymywała coraz więcej energii, ćwiczyła i czuła się coraz lepiej i żeby nie decyzja, iż to właśnie wtedy kończy mogłaby pewnie trwać w tym stanie przez bardzo długi czas.

Podczas 42-dniowej głodówki Agnieszce ubyło maksymalnie 6 kg na wadze, co było dla nas niesamowitym doświadczeniem. Jak to się mogło stać i w jaki sposób ciało zachowało wszelkie wewnętrzne funkcje na wyśmienitym poziomie i czym żywiło się przez całe 42 dni? Nie szukaliśmy dalszych odpowiedzi, po obejrzeniu filmów na temat Breatharian - czyli ludzi żyjących latami bez spożywania żadnych posiłków.

Czy to możliwe, nie wiemy, nigdy nie spotkaliśmy nikogo takiego, a nauka poświęca temu niewiele miejsca.

Breatharianie twierdzą, iż nasze ciało może odżywiać się energią, która nas otacza, a sformułowanie breatharianin nie jest dokładnym wytłumaczeniem tego co robią, czyli „odżywiający się oddechem" i tutaj jedna z teorii na temat możliwości powstawania białek z azotu mogłaby się potwierdzać. Nie jest to natomiast tematem naszej książki. Pragnęliśmy jednak zwrócić Twoją uwagą, iż osoby nie spożywające pokarmów jednak żyją i mają się dobrze nie zwracając zupełnie uwagi na istniejący w przeważającej grupie społeczeństwa mit, iż potrzebujemy zjeść aby przeżyć.

Ze zdecydowaną pewnością pragniemy jednak oświadczyć, iż breatharianizm nie jest sposobem życia przedstawianym przez nas w tej książce i pragniemy, abyś w żaden sposób nie wiązał głodówek i postów z tą możliwością po przeczytaniu naszej pozycji. Nasza wiedza na ten temat jest bardzo nikła i nie moglibyśmy w żaden sposób zapobiec ewentualnej tragedii związanej z dłuższym niejedzeniem wykraczającym poza te obszary jakie sami przetestowaliśmy. Dodatkowo pragniemy dodać, iż opisywane powyżej wspaniałe techniki na zrzucenie zbędnych kilogramów, oczyszczenie i naprawę ciała wykraczające poza jednodniowe głodówki nie powinny być wykonywane przez osoby z następującymi zaburzeniami zdrowotnymi:
- Kachesja - znaczne wyniszczenie organizmu,
- Przewlekła niewydolność nerek i wątroby,
- Ciąża i okres karmienia piersią,
- Ostre stany, w których niezbędna jest natychmiastowa pomoc lekarska,
- Ostre choroby zakaźne,
- Rekonwalescenci po ciężkich operacjach,
- Osoby, które stale zażywają silne leki podtrzymujące ich przy życiu,
- Chorzy na nowotwory w okresie radioterapii i chemioterapii,
- Chorzy na nadczynność tarczycy,
- Osoby z niektórymi ciężkimi chorobami psychicznymi (anoreksja, bulimia, ostre psychozy urojeniowe).

Natomiast osoby z niżej wymienionych grup, powinny zachować szczególną ostrożność i ewentualnie skontaktować się ze swoim lekarzem, zanim zdecydują się na taki sposób oczyszczania:
- Hipoglikemia i cukrzyca insulinozależna (cukrzyca typu II nie jest przeciwwskazaniem).
- Dzieci w okresie dorastania mają górne granice postu.
- Brak zaufania pacjenta do proponowanej metody leczenia.
- Osoby w podeszłym wieku, a w szczególności po 70-ce w zależności od ogólnego stanu zdrowia i samopoczucia.

Dodatkowo pragniemy wyraźnie zaznaczyć, głodowanie przymusowe, a głodówka dobrowolna, to są dwie różne rzeczy. Przechodzi się przez te stany w zupełnie inny sposób, jak również skutki różnią się diametralnie. Dobrowolne odmówienie sobie jedzenia przez jakiś czas uzdrawia z chorób, dodaje energii życiowej, poprawia metabolizm, prowadzi do odnowy wewnątrzkomórkowej, której efektem może być:
- dużo zdrowszy, lepszy wygląd,
- bardziej gładka i napięta skóra,
- lśniące włosy,
- mocniejsze paznokcie,
- bielsze gałki oczne oraz szkliwo zębów.

Potwierdza to wielowiekowa historia i olbrzymia grupa ekspertów prowadzących swoich pacjentów w ten sposób do samouleczenia.

Osoby stosujące długookresowe posty potwierdziły i wyleczyły się z różnego rodzaju zaburzeń i objawów braku homeostazy organizmu, takich jak:
- nadciśnienie,
- miażdżyca,
- cukrzyca,
- zapalenie stawów,
- kamica nerkowa,
- kamica żółciowa,
- wrzody, anemia,
- astma i wiele alergii.

Leczący się w ten sposób potwierdzają pozbycie się objawu łuszczycy i wszelkich objawów zachwianej gospodarki hormonalnej naszego organizmu. Dlatego zastosowaliśmy długookresowe posty na sobie i możemy potwierdzić ich wspaniałe działania naprawcze.

Głodówka sokowa

Jeśli chciałbyś przeprowadzić chociażby jednodniowe głodówki, ale jest to na początku dla Ciebie zbyt trudne nic nie jeść tyle godzin, to mamy na to sposób. Głodówka niepełna, czyli pijemy sok, a nie tylko wodę. Jest to pewien proces oczyszczania organizmu, gdzie nie zostanie wykonana, aż taka skala napraw i przeglądów, natomiast pewne procesy mogą i będą się odbywać. Zwolennicy głodówki na tym jednym soku podkreślają, iż dzięki temu dużo więcej osób skorzysta z półpostów i będzie mogło sobie pomóc. To ma sens, bo lepiej zrobić chociaż tyle niż wcale. Okres głodówki na tym jednym soku nie powinien przekraczać 3-4 dni. Nie nastąpi tutaj pełne zahamowanie procesów trawiennych, dlatego ciało mogłoby zacząć się domagać dużo więcej niż tylko tego jednego soku każdego dnia. Inne są również sokoterapie polegające na wprowadzaniu tylko soków w pewnych okresach czasu, ale my w tej książce nie będziemy ich omawiać.

Sok składa się z 50% selera naciowego i 50% jabłka. Najważniejsze jest rozcieńczenie go z wodą dalej w stosunku 50% sok i 50% woda. Taki rozcieńczony sok można pić przez cały dzień z tym, że warto tu zaznaczyć, że to jest świeżo wyciśnięty sok, a nie sok zrobiony dzień wcześniej czy z rana na cały dzień.

Uziemianie

Uziemianie czyli najlepsze, najbezpieczniejsze i to całkowicie za darmo lekarstwo na wszystkie dolegliwości, którego nie da się w żaden sposób przedawkować. Wystarczy, że zdejmiemy buty i wyjdziemy na zewnątrz. Kiedy gołymi stopami dotykamy ziemi, łączymy się z nią i jej uzdrawiającą energią. Chodzić boso można po ziemi, piasku, kamieniach, betonie, trawie, czyli po każdej naturalnej powierzchni. Jednak najlepsze działanie odczuwamy kiedy powierzchnia jest mokra lub wilgotna, jak brzeg morza czy jeziora, poranna rosa na trawie, jak również podczas deszczu i gdy pada śnieg. Woda czyli wilgoć jest potrzebna żeby czerpać z elektrycznych zasobów ziemi, ponieważ to woda właśnie przewodzi elektrony.

Nasze ciało, tak samo jak ziemia składa się z płynów i minerałów. Dlatego też jeż świetnym przewodnikiem elektronów. Ziemia natomiast poprzez wyładowania elektryczne zachodzące podczas burz, a także dzięki promieniowaniu słonecznemu jest potężną baterią wypełnioną wolnymi elektronami. Jest to darmowy, zawsze w pełni naładowany bank energii!

Uziemienie to znany i sprawdzony środek leczniczy znany od pradawnych czasów. Starożytni indyjscy jogini zalecali, aby codziennie spacerować po porannej rosie. Z ich obserwacji wynikało, że taki poranny spacer wzmacnia ciało i ducha. Nasze stopy posiadają zakończenia nerwowe bezpośrednio połączone z innymi częściami naszego ciała, a także z organami wewnętrznymi. Tak więc chodzenie boso i pobudzanie końcówek nerwowych na stopach jest naturalnym masażem stóp, wpływającym korzystnie na pracę organów wewnętrznych. Dlatego też zaleca się chodzenie jak najczęściej boso po naturalnej powierzchni w przypadku złego krążenia, wychłodzenia organizmu, zaparć, bezsenności, różnego rodzaju bólów, rozdrażnienia, nerwic, chorób wieńcowych, niskiego poziomu energii, osłabienia, czy przewlekłego uczuciu zmęczenia.

A jak to działa? `No właśnie, to bardzo proste: ziemia jest naładowana ujemnie i podczas kontaktu z nią pobieramy te ujemne elektrony do swojego ciała, zupełnie tak, jakbyśmy dostarczali antyutleniaczy w pożywieniu czy w postaci suplementów. Te antyutleniacze czy inaczej ujemne elektrony neutralizują szkodliwe działanie wolnych rodników w naszym ciele. Zostało przeprowadzone doświadczenie jak oddziaływuje uziemienie na ludzką krew. A oto co zaobserwowano:

Prawidłowo, czerwone krwinki we krwi powinny odpychać się na zasadzie posiadania tego samego ujemnego potencjału elektrycznego. Tak dzieje się u zdrowego człowieka, każda krwinka pływa sobie oddzielnie. Wzięto, więc pod obserwację krew ludzi chorych, u których krwinki te straciły swój ujemny potencjał elektryczny, a zamiast odpychać się, zlepiają się ze sobą i wyglądają jak stos monet ułożonych jedna na drugiej. Dodatkowo krew taka jest ciemna, gęsta i z trudnością przeciska się przez naczynia. W warunkach takich krwinki nie mogą też wykonywać swoich zadań, czyli np. przenosić tlenu i odbierać dwutlenku węgla, może to zrobić jedynie pierwsza i ostatnia krwinka w ruloniku. Po zbadaniu krwi pod mikroskopem poproszono tych ludzi, aby poszli boso na spacer po trawie na ok. 40 min. Wyniki były szokujące, krwinki po takim uziemieniu odzyskały swój potencjał ujemny, porozklejały się, krew się rozrzedziła, a ludzie poczuli się lepiej.

Jeśli jednak chodzi o nasze doświadczenia z uziemieniem, to tak naprawdę bardzo ciężko nam jest to stwierdzić. Możemy powiedzieć tylko, że od 6 może 7 lat chodzimy boso gdzie tylko się da. Jeszcze pół roku temu mieliśmy psa - suczkę, (niestety już jej z nami nie ma) i dzięki niej wychodziliśmy na spacery dwa razy dziennie. A ponieważ mieszkaliśmy w Anglii i trawy tam pod dostatkiem, to poranną rosę zaliczaliśmy codziennie. Nawet zimą, po szronie, bo tam raczej śniegu nie uświadczysz, chodziliśmy boso. Jaki to miało i ma wpływ na nasze zdrowie, na pewno dobry, ale dla nas to codzienność i trudno powiedzieć w czym nam pomogło. Nie ma dnia, w którym nie chodzilibyśmy boso. Możemy powiedzieć na pewno, że nie należymy do cherlaków, co to się przez byle przeciąg rozchorowują, mamy zdrowe, silne i zahartowane ciała, a choroby się nas nie imają.

Od jakiegoś czasu śpimy też na prześcieradłach z uziemieniem i tu z ręką na sercu możemy powiedzieć, że różnica jest ogromna. Mamy porównanie, ponieważ często podróżujemy i nie mamy ze sobą naszego cudownego prześcieradła. Sen z uziemieniem jest głębszy i mocniejszy, wstajemy bardziej wypoczęci, z większą energią i z pewnością potrzebujemy mniej snu. Tak więc podsumowując, czy warto się uziemiać?

Oczywiście! Jeśli miałbyś wybrać z tej książki tylko część rzeczy, które miałbyś robić, żeby poprawić swoje zdrowie, to na pewno powinno to być codzienne uziemianie ciała. Uziemianie może być naszym kołem ratunkowym w dzisiejszych plastikowych, zatrutych czasach, z nieskończoną ilością toksyn, promieniowania, przetworzonej żywności i stresu jaki przeżywamy na co dzień.

Maseczki i oleje do skóry

Zdrowe odżywianie i prawidłowe wydalanie to podstawa zdrowej skóry. Dlatego kiedy to już mamy omówione, skupmy się na tym jak pomóc sobie z zewnątrz. Czyli jak odżywić swoja skórę, byśmy mogli nie tylko wyglądać młodziej, ale przede wszystkim czuć się lepiej. Czy zdajesz sobie sprawę z tego, że część kosmetyków i środków czystości jest wręcz trująca dla naszego organizmu? Czy czytałeś kiedyś skład szamponu, którym myjesz włosy i skórę głowy, a mydła, którym myjesz całe ciało, a może chociaż kremu, który nakładasz na twarz? Tak, zdajemy sobie sprawę z tego, że jeżeli nie wie się co oznaczają te dziwne nazwy i skróty, to ciężko stwierdzić na pierwszy rzut oka, że są dla nas niebezpieczne. Więc po co je czytać?

BHA, BHT, SLS, SLES, Benzalkonium Chloride, 1,4-dioxane Dioksan, AHA, Coco-betaine, Cocoyl Sarcosine, Oxybenzone, Laurylosiarczan amonu, Fenoksyetanol, DMDM Hydantoin & Urea Glydant, Styrene Monomer , produkty destylacji ropy naftowej: Mineral oil, Petrolatum, Paraffin Oil, Paraffinum liquidum. Te składniki to tylko wierzchołek góry lodowej i tysiące innych, z których powstają nasze kosmetyki, środki do higieny osobistej, środki czystości, a nawet środki, którymi pielęgnujemy nasze bobasy. I nawet kiedy nie widzisz po swojej skórze, to nie oznacza, że nic się nie dzieje! Małe dawki, powiesz? Arszenik w małych dawkach też nie szkodzi. Mają one nawet działanie uzależniające. A może sam kiedyś przekonałeś się na własnym przykładzie, że tylko to jedno mydło, czy szampon Ci odpowiada? Skóra przyzwyczaja się i domaga się tego samego. To tak jak z paleniem papierosów wiesz, że szkodzą i powoli Cię niszczą, a jednak ciało się domaga.

To wszystko o myciu raczej powinno być w części o scrubach i peelingach, ale poruszyliśmy ten temat tutaj, ze względu na to, że duża część społeczeństwa używa oprócz oczywiście środków do mycia ciała, także kremów, balsamów, dezodorantów, nie mówiąc już o makijażu. A wszystkie te produkty, które kupujemy w drogerii, czy w dziale kosmetyków zrobione są z tych samych, groźnych dla nas substancji niewiadomego pochodzenia.

Chcielibyśmy tutaj zaproponować Ci, żeby chociaż na początek odstawić krem do twarzy, balsam, u panów krem po goleniu i zastąpić go olejem zimnotłoczonym z awokado. Daj sobie miesiąc, a zobaczysz jak może poprawić się wygląd Twojej skóry. Niestety nie możemy się wypowiedzieć w kwestii jak sobie radzi taki olej pod makijażem, ponieważ nie stosujemy i nie polecamy makijażu. Jeżeli wcześniej zastosujesz peeling naturalny np. jeden z polecanych przez nas na naszej stronie, wzmocnisz działanie oleju, który będzie mógł się dostać do głębszych warstw skóry.

Innym sposobem na odżywienie i wzmocnienie skóry twarzy i dekoltu jest maseczka, którą można przygotować sobie samemu w domu. Zdajemy sobie sprawę z tego, że łatwiej i szybciej jest kupić tą zachwalaną w reklamie w radio, telewizji, czy kolorowej gazecie, która to niby ma zdziałać cuda już po jednym zastosowaniu. Nie dajcie się zwieść, to tak nie działa. To tak jak byśmy wypili jedną szklankę wyciśniętego przed chwilą soku i oczekiwali, że pozbędziemy się od razu wszystkich problemów i dolegliwości zdrowotnych nękających nas od lat.

Odważ się poeksperymentować w kuchni i przygotować sobie taką maseczkę samemu. Dla przykładu podajemy kilka składników wraz z ich zbawiennym działaniem, które to mogłyby się znaleźć w takiej maseczce. Pamiętajmy jednak o tym, żeby można było bez problemu ją nałożyć i posiedzieć, potrzebujemy użyć bazy zagęszczającej i sklejającej wszystkie składniki razem. Mamy tu na myśli np. siemię lniane, które zalewamy bardzo małą ilością dobrej wody i pozostawiamy na jakiś czas do puszczenia kleju. Po takim czasie kruszymy ziarenka w moździerzu i używamy ich razem z powstałym klejem, albo przecedzamy przez sitko i używamy tylko powstałego kleju do zrobienia maseczki, dodając do niego inne sproszkowane czy rozciśnięte składniki. Innym takim sklejaczem mogą być zmielone płatki owsiane górskie lub zmielony dziki ryż. Podobnie jak wcześniej zalewamy małą ilością wody i odstawiamy na trochę. Powstaje z nich papka, do której dodajemy inne składniki. Ale takie owoce jak banan, czy awokado po dokładnym rozgnieceniu np. widelcem nie potrzebują dodatkowo „sklejacza".

A co można dodać do takiej maseczki i jakie ma działanie?
- Siemię lniane - działa rewitalizująco, pomaga w pielęgnacji cery starzejącej się i zwiotczałej.

- Ogórek - zawiera witaminę C, E, witaminy z grupy B, potas, fosfor, wapń, magnez, żelazo oraz cynk. Odświeża, tonizuje oraz rozjaśnia przebarwienia skórne, świetny na pozbycie się cieni pod oczami,
- Płatki owsiane – na zaczerwienioną twarz, przywraca skórze naturalny kolor i nadaje delikatności skórze
- Awokado - na suchą i odwodnioną skórę, natłuszcza i nawilża skórę, zmniejsza widoczność zmarszczek, chroni przed wolnymi rodnikami oraz pobudza pracę kolagenu, zawiera witaminy A, B, E, H i K, żelazo, wapń, potas.
- Wysuszona i sproszkowana pestka awokado – zawiera więcej wartości odżywczych niż awokado, a połączone razem w maseczce zdziałają cuda.
- Śliwki - zawierają witaminy A,C,E i K, żelazo, potas i magnez, świetne na problemy z trądzikiem, ponieważ normalizują produkcję ropy.
- Banan - odżywia i oczyszcza skórę, zawiera witaminę C i E, witaminy z grupy B, magnez, potas, a także beta karoten i alfa karoten.
- Dziki ryż - działanie regeneracyjne, głęboko nawilża, odżywia i wygładza skórę, zawiera witaminy z grupy B oraz żelazo i potas, kwas foliowy, magnez i fosfor, cynk, mangan, produkt bezglutenowy można stosować zamiast płatków owsianych.
- Wysuszone i sproszkowane owoce dzikiej róży - nieograniczone źródło witaminy C, a także witaminy B, A, E, P i K, ma działanie nawilżające i wygładzające, zmniejszające stany zapalne przy trądziku.

Mamy nadzieję, że te produkty, które tutaj opisaliśmy, wejdą w skład Twojej ulubionej maseczki. Polecamy też dodanie niewielkiej ilości ulubionych olejków, czy ulubionych przypraw, nie tylko po to aby uzyskać wspaniały zapach, ale dla ich walorów leczniczych, których nie będziemy tu już wymieniać.

Warto też byłoby wspomnieć w tym rozdziale, jak już jesteśmy przy odstawianiu kupowanych kosmetyków, o zastosowaniu limonki zamiast antyperspirantów. Jest to najlepszy i sprawdzony przez nas w różnych warunkach, nawet tropikalnych, antyperspirant do naszego ciała. Antybakteryjne właściwości i cudowny zapach limonki świetnie się sprawdzają nawet na siłowni. Poza tym jest bardzo proste w zastosowaniu, wystarczy, że odkroimy plasterek limonki i posmarujemy świeżo umyte i wysuszone pachy, chwilę poczekamy aż wyschnie i gotowe. W upalne dni polecamy też przetestować w innych miejscach naszego ciała, gdzie najbardziej się pocimy, takich jak pachwiny, pod kolanami, w zgięciach łokci, a także przy dużym biuście pod piersiami.

Wódka na włosy

Niektórzy z Was, mogą teraz powiedzieć, że w końcu zaczęliśmy mówić o czymś męskim, a nie tylko o maseczkach i limonkach! Oczywiście żartujemy, nie jesteśmy w ogóle zwolennikami, a wręcz pragniemy ustrzec przed spożywaniem napojów alkoholowych. Są to przede wszystkim bardzo niedobre kalorie, wyniszczające organizm, a głównie mózg, jak również otępiające działanie alkoholu uszkadza większość czynności życiowych w naszym ciele. Według pewnych badań spożycie alkoholu niszczy tzw. szare komórki w naszym mózgu. Komórki te nie mogą być już nigdy ponownie odbudowane, dlatego można stwierdzić, że alkohol nas ogłupia.

Natomiast kiedy już mówimy o głowie, to zastanówmy się też nad włosami. Problem wypadających włosów i wczesnego łysienia dotyka głównie starszych mężczyzn, ale teraz w coraz to młodszym wieku. Nas ten problem też dopadł. Mariuszowi w wieku około 25 lat zaczęły odsłaniać się coraz większe zakola, a nim skończył 30 lat miał również siwiznę na skroniach. Wówczas podjęliśmy decyzję, iż będzie golił głowę, aby trochę zatuszować ten dość wstydliwy w tym wieku wygląd. Na tamtym etapie naszego życia nie mieliśmy w ogóle pojęcia co to oznacza, dlaczego się tak dzieje i czy możemy to w jakiś sposób powstrzymać czy odwrócić. Jak większość tłumaczyliśmy sobie ten stan genami przekazanymi nam przez rodziców i uznaliśmy, że tak ma być. Ponad 10 lat golenia głowy co 2-3 dni, razem z zarostem brody podczas kąpieli. Można było się przyzwyczaić, ale po co?

Kiedy w wieku 35-36 lat zaczęliśmy wchodzić w tematy zdrowszego odżywiania, od czasu do czasu szukaliśmy też jakiś sposobów na ewentualny odrost włosów. Próbowaliśmy różnych sposobów od głaskania i całowania (żartujemy), po afirmacje, namaszczanie, uciskanie, nakłuwanie itp. Ale nic nie pomogło, proces ten wzmagał się i powstało też miejsce na czubku głowy na przyklejenie jarmułki.

Wiele osób poleca różnego rodzaju odżywki, pasty i maści lecz większość ciągle powtarza, iż włosy są najmniej ważne w naszym organizmie. Nasz organizm najpierw zajmuje się naprawą wszystkich innych elementów pod kątem ważności, jak oczyszczanie, przetwarzanie pokarmów, gojenie ran, a włosy zostawia, jako mało istotną rzecz sobie na sam koniec. Więc czekaliśmy. Czekaliśmy rok, dwa, trzy w zasadzie nic z tym fantem nie robiąc, goląc nadal głowę, żeby nie było widać. Dopiero w 2016 roku doszliśmy do wniosku, a może zobaczymy jak te włosy wyglądają. Dawno ich tak naprawdę nie widzieliśmy. I co, szok! Było gorzej niż zakładaliśmy.

Wtedy też wpadliśmy na dość głupi pomysł, pofarbowania ich na blond, żeby zakryć chociaż oznaki siwizny. Ponieważ włos rośnie dość szybko, bo około centymetr na miesiąc, te farbowania musiały odbywać się dość często. Efekty były marne, a i tak widać było olbrzymią skalę problemu świecącej łysiny na czubku głowy z olbrzymimi zakolami z przodu. Dodatkowo po 3 miesiącach pojawił się niesamowity łupież, czy wysuszenie skóry i jak najszybciej postanowiliśmy powrócić do gołej glacy, żeby chociaż poprawić skórę głowy. Liczyliśmy w głębi duszy, że już niedługo nastąpi ta upragniona metamorfoza. Okazało się, że część z naszej rodziny polubiła Mariusza z włosami i nalegali, żeby zapuścił je na nowo, ale nie farbował na blond. I tak w styczniu 2017 zapadła decyzja - koniec z goleniem, hodujemy na nowo, lecz zdrowo. Jesteśmy już od roku czasu na surowych pokarmach, może to będzie ten rok, że zaczną się pojawiać nowe włosy. Zewsząd słyszeliśmy, zniszczone mieszki włosowe nie odbudowują się nigdy, może przeszczepy będą rozwiązaniem, ale nie chcieliśmy tego robić.

Nastąpiło rozpoczęcie projektu Odmładzanie Na Surowo, a Mariusz został dość szybko skrytykowany, jak ktoś z taką ilością siwych włosów i taką łysiną może mówić do nas o młodości. No właśnie, projekt Odmładzanie Na Surowo powstał abyśmy wszyscy razem mogli się odmłodzić! Nie poczekaliśmy na to, żebyśmy mogli odmłodzić się sami i wtedy zacząć się tym dzielić. Widzieliśmy olbrzymie zmiany naszego samopoczucia i poprawę na lepsze każdego dnia, chociaż nie zawsze było to widoczne na zewnątrz. Stąd decyzja, pomimo tego krytycznego spoliczkowania nas na samym początku, że kontynuujemy projekt, aby dzielić się ze światem, naszą zgromadzoną i sprawdzoną na własnej skórze wiedzą.

Jedną z najważniejszych rzeczy jakie szybko zaobserwowaliśmy był fakt, że Mariusz wcale nie tracił włosów, więc łysienie nie postępuje. Był to bardzo dobry znak i nadzieja na przyszłość. A ponieważ lubimy się uczyć i nie ma dnia, żebyśmy nie słuchali, czy oglądali nowych teorii, czy sprawdzonych sposobów na zdrowsze życie, trafiliśmy pewnego dnia na Jaya Kordicha, a dokładnie jego audiobooka w angielskiej wersji pod tytułem „The Juiceman's Power of Juicing" o mocy sokowania. I tam, ku naszemu zaskoczeniu i oczywiście z pewnym niedowierzaniem usłyszeliśmy o wódce na porost włosów. Wódka na włosy? - zapytaliśmy - jak to?! No, ale nie bylibyśmy sobą, gdybyśmy tak szybko odpuścili i nie przetestowali na sobie.

Decyzja była szybka, wyjazd do sklepu, zakup 375 ml butelki najlepszej rosyjskiej wódki i przygotowanie w domu mikstury na pobudzenie mieszków włosowych do produkcji włosa. Dokładnie tak! Znów nadzieja, znów radość i pytanie czy tym razem to będzie to?!

Potrzebujemy dwóch składników wódki i pieprzu cayenne. Odkręcamy butelkę z wódką i wsypujemy do niej 25 g pieprzu. Zamykamy butelkę, mocno potrząsamy do wymieszania składników, odkręcamy korek i kładziemy go delikatnie na butelce, nie zakręcamy. Całość pozostawiamy na pełne 4 tygodnie, aby się przegryzło. Mieszamy miksturę co 2 dni i pamiętamy, żeby odkręcić korek po wymieszaniu. Warto jest napisać datę zrobienia tego specyfiku na butelce.

Nadszedł dzień próby... po 4 tygodniach czekania, przelaliśmy miksturę przez sitko z gazą i wlaliśmy ją do butelki ze spryskiwaczem, żeby było łatwiej używać. I tuż po umyciu i wytarciu ręcznikiem głowy, spryskaliśmy miejsca największego przerzedzenia się włosów. Następnie za pomocą gumowej szczoteczki do masażu wmasowywaliśmy miksturę w tych miejscach. Na początku trochę piekło, no i ten gryzący zapach, nie dało się wytrzymać. Ale kichając i otwierając okna, dalej masowaliśmy i pozostawialiśmy miksturę na cały dzień lub noc, w zależności od pory wykonania zabiegu.

NAJWAŻNIEJSZE!

Upewnij się podczas aplikacji, że płyn nie dostał się nigdzie w okolice oczu, czy nosa. Skutki mogą być bardzo nieprzyjemne. Kiedy już będziesz myć głowę, najlepiej po kilkunastu godzinach, aby spłukać mieszankę, uważaj znowu na swoje oczy, aby nic tam się nie dostało. Jeżeli pozostawiasz wódkę na noc upewnij się, że zabezpieczyłeś pościel, gdyż może ją poplamić.

Na początku stosowaliśmy tak jak zalecił Jay. Na noc. Ale czasami też stosujemy na dzień i spłukujemy wieczorem. Robimy tak co drugi dzień. Książkę piszemy dokładnie w momencie gdy Mariusz jest w 2-3 tygodniu kuracji. Podjęliśmy decyzję, że ten rozdział pojawi się w naszej książce, jeśli zauważymy chociaż jakiekolwiek efekty.

I co? Eureka! Po 3 tygodniach na kompletnie błyszczącej łysinie, która świeciła od 12 lat pojawiły się nowe włosy! To cud! One się tam wysypały jak świeże grzybki pod deszczu. Potrzebujemy z pewnością jeszcze miesiąca, czy dwóch, aby efekt był naprawdę widoczny, ale są włosy, których tam wcześniej nie było.

Dlaczego to działa? Otóż część włosów z pewnością się nie pojawi, prawdopodobnie ich tam nie ma. Natomiast część jest zaklejona, zabudowana skórą i nie może się po prostu przebić i tak tłumaczy to Jay. Dopiero mieszanka wódki i pieprzu po pierwsze złuszcza miniaturowe tkanki blokujące włosy, jak również daje im impuls do wzrostu.

Jak długo należy stosować kurację? Jay mówi na swoim wykładzie o butelce 375 ml. Nie określił, czy możesz tuż zaraz zastosować następną, ale nie wydaje się mieć to jakiekolwiek skutki uboczne. Kiedy będziemy pisać „Surowe Zdrowie" część II, będziemy mieli dużo większą wiedzę na ten temat. Natomiast nie mogliśmy się doczekać, aby się z Tobą podzielić tym doświadczeniem już dzisiaj! Mamy nadzieję, że Ty też osiągniesz podobne lub jeszcze lepsze rezultaty, dlatego musiało się to znaleźć w rozdziale Naprawianie już teraz!

Słońce

Cudowne słońce, bez którego nie byłoby życia na ziemi. Słońce, które przez wieki uważane było za najważniejsze bóstwo, do którego modlili się nasi przodkowie i cieszyli na każdy nowy dzień, gdy znów je zobaczyli. Słońce, które szczególnie w ostatnich kilkunastu latach zostało sprowadzone do poziomu najgorszego wroga. Ilość informacji zalewających nas każdego dnia, jak to słońce nam szkodzi, powoduje raka skóry, jak powinniśmy nie przebywać długo na słońcu, używać kremów z filtrem, żeby się przed nim chronić itd!

TO WSZYSTKO BUJDA!

Daliśmy się złapać na następny propagandowy chłam telewizyjny. Wmówiono nam, że słońce powoduje RAKA! To nie słońce wywołuje ten stan, tylko śmieciowe jedzenie. Ludy żyjące w Afryce, wystawione na największe działanie słoneczne nie mają praktycznie nowotworów skóry. Owszem ich skóra jest ciemniejsza, aby ochronić ich w ciągu dnia przed większym nasłonecznieniem, ale tak zrobi też Twoja skóra, gdy wyjdziesz na słońce. Opalenizna powstaje właśnie po to, aby zabezpieczyć skórę przed nadmiernym działaniem słońca. Ale potrzebuje być tworzona systematycznie przez dłuższy okres czasu, a nie jednego dnia, czy na jednym urlopie, bo akurat wtedy mamy możliwość dorwania się do słońca.

Ci sami ludzie, którzy kiedyś przyjechali z Afryki, gdzie nie ma praktycznie raka skóry, stanowią w USA największy odsetek „chorych" z objawami raka skóry. To styl życia powoduje te zaburzenia, a nie słońce. Słońce tylko może wykazać problem zatrucia organizmu na skórze.

Słońce to życie, słońce to lekarstwo! Więc dlaczego zaczęliśmy się chować przed tym słońcem, jedynym źródłem życia na ziemi?!

Jeśli nie liczyć tych super gorących dni, kiedy to temperatura przekracza grubo ponad 35^0 C, każda pora dnia i roku jest idealna na złapanie chociaż lekkiej opalenizny. Przypominamy sobie, kiedy w młodych latach chodziliśmy na ryby spod lodu, gdzie przy temperaturze nawet grubo poniżej -10^0 C łapaliśmy przede wszystkim opaleniznę przy pięknym słońcu i każdy się dziwił „a co wy byliście na wczasach w ciepłych krajach?" Słońce opala cały rok i cały rok, kiedy to jest tylko możliwe pragnie zobaczyć nasze uśmiechnięte buzie. A szczególnie wiosną, latem i wczesną jesienią kiedy jest go najwięcej. Jednym z głównych powodów dlaczego zdecydowaliśmy się po ponad 14 latach mieszkania w UK przeprowadzić do Hiszpanii, było właśnie słońce, a raczej jego brak w Anglii. Czuliśmy, że popadamy w jakąś depresję z powodu jego niezbyt częstych wizyt. A tu w Hiszpanii mamy go pod dostatkiem, od początku maja, od kiedy przyjechaliśmy świeci prawie non stop aż do dziś, mamy listopad, a my nadal chodzimy na plażę się opalać. Naładowaliśmy się już tą życiodajną energią i uzupełniliśmy braki za te wszystkie pochmurne lata.

Ale wróćmy do naukowej strony słońca. Dlaczego nagle wszyscy mają za mało witaminy D? Najpierw sprzedano nam ściemę, że słońce nam szkodzi, do tego sprzedano nam kremy z filtrami, aby nas od tego słońca niby ochronić, a teraz sprzedaje nam się suplementy wit. D, ze względu na jej mniejszą ilość w naszym ciele! Można było w ten prosty sposób stworzyć wspaniały rynek nowej serii suplementów wit. D i ochrony przed słońcem. Nigdy nie zażywaliśmy nawet najmniejszej dawki wit. D, chyba, że w wieku najmłodszych lat, ponieważ kiedyś patrzono na wit. D tylko pod kątem dzieci i ich kości. Dlaczego nie przyjmujemy wit. D i nigdy nie będziemy przyjmować, dopóki mamy słońce?

Wit. D to jest MIT! Naukowcy najpierw określili dzienne zapotrzebowanie. Określono, że dorosły człowiek potrzebuje dzienną dawkę od 1200 IU do 2500 IU zażywaną w tabletkach (IU to specjalna miara dla substancji leczniczych). Ale ci fachowcy zapomnieli dodać kilka najważniejszych rzeczy, a mianowicie:
- 20 min przebywania na słońcu daje nam 30.000 - 40.000 IU wit. D!
- Wit. D to nie jest witamina! To jest hormon, który powstaje na naszej skórze dzięki słońcu działającemu na cholesterol w naszych komórkach. Hormon ten podróżuje do naszej wątroby i stamtąd jest wyprowadzany do ciała w formie sterydu. Nie ulatnia się, nie zużywa, można go magazynować i żyć wspaniale bez jego suplementowania!

TAK! Jeśli nie robilibyśmy tego co zalecają nam wysłannicy mafii chemicznej w telewizji i w przychodniach, a przez większą część roku wystawialibyśmy się na słońce, to nasze ciało pobierze i zmagazynuje wystarczającą ilość hormonu/sterydu/wit. D, wystarczającą na cały rok, a nawet i dłużej! Daliśmy się wkręcić w suplementację olejem, pochodzącym najczęściej z rybiej wątroby i myślimy, że robimy sobie dobrze! A kiedy dowiedzieliśmy się z czego, co niektórzy producenci wyrabiają swoje „lepsze" suplementy, to myśleliśmy że padniemy!

Lanolina?! Mówi Ci to coś? Owczy łój!

Jak w ogóle można pomyśleć, że może coś tak obrzydliwego nam się przysłużyć? No chyba już wszyscy zwariowaliśmy. Owca poci się, a człowiek sobie robi witaminkę, normalnie koń by się uśmiał i pewnie się śmieje jak to widzi.

A tu wystarczyłoby słońce bez żadnych kremów i wychodzenie z domu kiedy tylko można, aby zażyć słonecznych kąpieli. A co z poparzeniami od słońca latem? Oczywiście ciało schowane w ubraniach przez większą część roku, nagle wystawione na słońce na dłuższy okres czasu, w pełnym słońcu szybko może być poparzone. Dlatego opalać się trzeba stopniowo. Każdego dnia trochę dłużej i chować się w zacienionych miejscach. Lecz to pewnie wszyscy wiedzą, przynajmniej tak zakładamy. Natomiast w naszej książce pragniemy podzielić się z Tobą dwoma świetnymi sposobami na zabezpieczenie przed oparzeniami słonecznymi. Jak z pewnością wiesz w roślinach zielonych jest dużo chlorofilu. Chlorofil zabezpiecza rośliny przed silnym nasłonecznieniem, dzięki czemu są w stanie przetrwać najgorętsze lata. Dlatego jeśli zaczyna się lato i planujemy trochę czasu spędzić na plaży, albo wybieramy się na urlop do cieplejszych krajów, to warto byłoby się trochę wcześniej do tego przygotować. Weźmy więc przykład z zielonych roślin i użyjmy mocy chlorofilu w nich zawartego, żeby ochronić się przed poparzeniem słonecznym. Wyciśnijmy więc sobie sok z trawy pszenicznej, jarmużu, szpinaku, kapusty rzymskiej, lub zwykłej trawy w proporcji: 1/2 szklanki soku zielonego i 1/2 szklanki soku z marchwi. Zapytasz, po co więc tu marchewka? Sok z zielonych liści ma tak ogromną moc, że jeżeli wypilibyśmy go bez soku z marchewki, moglibyśmy mieć objawy podobne do stanów grypowych. Poza tym tak silnie oczyszczające działanie zielonego soku mogłoby nadwyrężyć pracę wątroby, natomiast marchew złagodzi działanie soku i wspomoże wątrobę. Ten eliksir zażywany codziennie na kilka dni przed urlopem doskonale zabezpieczy nas i będziemy mogli spędzić nieco więcej czasu na słońcu, a poza tym wrócimy ze wspaniałą opalenizną, a nie ze schodzącą skórą na nosie.

Drugim świetnym sposobem zamiast kremów z filtrem do opalania jest organiczny olej kokosowy tłoczony na zimno. Oprócz tego, że świetnie pachnie, da nam uczucie nawilżenia przez długi czas. Mieszając natomiast olej kokosowy z olejem z awokado, sezamu i oleju z orzecha włoskiego uzyskamy efekt przyciemnienia skóry, jak po balsamach brązujących. Smarujemy całe ciało przed pójściem na plażę i powtarzamy po 20-30 minutach na plaży, w zależności od stopnia opalenia. Im bardziej opalona skóra, tym dłużej możemy przebywać na słońcu.

Mamy nadzieję, że widzisz już jak to działa. Najpierw wynajduje się problem, potem ustala normy, następnie wprowadza się tzw. ekspertów, którzy piszą artykuły do gazet, w internecie, wypowiadają się w telewizji. Następnie udowadnia się, że wszyscy jesteśmy narażeni. Przedstawia się rozwiązanie w postaci zażywania suplementów lub danych leków i biznes się kręci. Suplementy i leki sprzedają się! Bo przecież nikt nie chce być chory.

Ale dlaczego słońce znalazło się w części NAPRAWIANIE? Otóż po to, aby naprawić sposób przyjmowania hormonu/wit. D i zrozumieć, że bez słońca nie ma życia. Mieliśmy trawę w ogródku, piszemy mieliśmy, bo już nie mamy, za długo nas nie było i kompletnie wyschła. Ale kiedy jeszcze była i podlewaliśmy ją codziennie, to tam gdzie nie było słońca nie rosła, była bardzo słaba, natomiast ta na słońcu miała się świetnie i była coraz ładniejsza.

„Trwaj tylko w słońcu, bo nic pięknego nie rośnie w ciemności"

Friedrich von Schiller

Okulary przeciwsłoneczne. Jak już mowa o słońcu i jego korzystnym działaniu na nasze zdrowie, nie można nie wspomnieć o okularach przeciwsłonecznych. Okularach, których używają praktycznie wszyscy. Jest to niezaprzeczalnie pewnego rodzaju wygoda. Wiele osób, które noszą okulary przeciwsłoneczne, odczuwa ciągle postępujący proces pogarszania się wzroku np. zwyrodnienie plamki żółtej czy zaćmę. Czy ma to ze sobą jakieś powiązania? Biorąc pod uwagę zdrowotne oddziaływanie fal promieni słońca, nie powinno to dziwić. Promienie UV pobierane ze słońca są w stanie przenikać nie tylko przez skórę, ale także wnikać w nasze ciała na poziomie kości i organów.

Istnieje na świecie nurt, zresztą szeroko już rozpowszechniony pod nazwą sun gazing, a dokładnie patrzenie w słońce i pobieranie życiodajnej energii słońca. I chociaż nie do końca podążamy tą ścieżką, to codziennie rano, czyli do godziny po wstaniu słońca patrzymy prosto w słońce. My robimy to tylko od 1 do 2 minut, zaczynaliśmy od 10 sekund i co jakiś czas zwiększaliśmy, ale tak jak wspomnieliśmy nie robimy tego tak, jak ci co to praktykują. Pozwólmy więc falom słońca zadziałać na niczym nie osłonięte oczy, a umożliwimy docieranie życiodajnych fal wgłąb swojego mózgu.

Bezpośrednie patrzenie w słońce jest możliwe tylko do godziny po wstaniu słońca i godzinę przed jego zachodem, przyzwyczajając oko codziennie, co 10 sekund zwiększając czas. Natomiast jeśli w dzień w pełnym słońcu chodzimy bez okularów, oko szybko się przyzwyczaja i korzysta z naturalnej osłony, którą są nasze rzęsy. A że jest to wystarczająca osłona możemy się przekonać obserwując znowu ludzi zamieszkujących ziemie afrykańskie, gdzie cywilizacja w postaci okularów przeciwsłonecznych jeszcze nie dotarła i mamy nadzieję, że nie dotrze i nie będą musieli psuć sobie wzroku.

Blokowanie słońca sprawia, że nasze oczy nie są w stanie regenerować się. Od wielu lat jesteśmy wielkimi przeciwnikami noszenia okularów przeciwsłonecznych, z wyjątkiem noszenia gogli narciarskich wysoko w górach, gdzie słońce odbijające się od śniegu jest zbyt jasne. Ale to też pewnie kwestia przyzwyczajenia.

Być może powiesz. Ale ja nie mogę tak bez okularów, bo mnie razi! To jest zrozumiałe i jasne jak słońce. Nasze oczy ciągle chronione przed promieniami, mogą się tak zachowywać. Wszystko potrzebuje czasu i przyzwyczajenia, a czasami znalezienia pewnych zamienników, czy wspomagaczy, że tak to nazwiemy. Dlatego też mieszkając w Hiszpanii, przy tym słońcu często nosimy czapkę z daszkiem lub kapelusz. Sprawdza się idealnie, naprawdę warto przetestować!

Zakładamy, że skoro czytasz tę książkę to pragniesz też zregenerować swoje ciało i naprawić szkody, jakie nieświadomie mogłeś wyrządzić. A zatem zachęcamy Cię do tego gorąco, zdejmij okulary przeciwsłoneczne, aby słońce mogło dokonać napraw w Twoim ciele. Słońce to życie, pozwól sobie żyć na nowo!

Zakwaszanie żołądka

Dlaczego specjalne miejsce w naszym systemie naprawczym zajmuje niepasteryzowany ocet jabłkowy. Otóż okazało się, że wbrew temu co się promuje od lat i temu w co większość niestety już uwierzyło, nasze ciało jest zbyt alkaliczne. Alkaliczne czyli ma odczyn zasadowy. Według prawa natury każda część ciała ma swój odczyn PH. Określa się tym mianem kwasowość, neutralność lub zasadowość naszych narządów. Naukowcy określili pewną skalę. Na tej skali od 1 do 6,99 określa się stan jako kwaśny. 7 - to stan neutralny, natomiast od 7,01 do 14 to stan alkaliczny. Różnica pomiędzy poszczególnymi stopniami jest wielka, pomiędzy 1 a 2, czy 3 i 4 itd. jest liczona razy 100.

Teraz, w zależności od zadań nasze ciało ma różne poziomy PH w różnych miejscach, np:
- skóra powinna mieć odczyn kwaśny - średnio od 4,7 do 5,6 PH
- żołądek powinien mieć odczyn super kwaśny - od 1 do 3 PH
- mocz powinien mieć odczyn lekko kwaśny - a przedział podaje się, aż od 4.6 do 7 PH
- część jelita grubego ma odczyn kwaśny
- pot ma swój odczyn również lekko kwaśny

Alkaliczne są natomiast:
- nasze łzy,
- płyn otaczający mózg,
- a przede wszystkim krew.

Krew jest „zawiadowcą" wszystkiego w naszym ciele i zawsze badając krew możemy określić czy nasze ciało zmierza w kierunku „kwaśne", czy „zasadowe" (alkaliczne). Ponieważ nie jest to książka naukowa, jak również nie została napisana w taki sposób, iż musiałbyś się udać na studia medyczne, aby to wszystko zrozumieć, również poziomy PH zostały omówione w najprostszy możliwy sposób. Najważniejszym elementem tej układanki jest to, że nasza krew zawsze dąży do utrzymania swojego poziomu PH. Ten poziom musi być zachowany w przedziale 7.34 do 7.45! Jeśli krew wypada z tego przedziału zapadamy na ciężkie choroby śmiertelne lub wręcz umieramy. Dlatego nasze inteligentne ciało robi cały czas wszystko, aby utrzymać się w tym dość wąskim przedziale i udaje mu się to zazwyczaj przed długi czas.

Niestety nasza świadomość do niedawna była naprawdę mała na ten temat, a nawet jeśli była, to zawierała dość dużo niejasności i przekłamań. Otóż zazwyczaj się uważa, że nowotwór w naszym ciele powstaje w środowisku kwaśnym. Założenie to było poparte nawet badaniami, za które to Otto Heinrich Warburg otrzymał w 1931 roku Nagrodę Nobla. Od 1931 roku upłynęło natomiast bardzo dużo czasu. Wiedza, ale przede wszystkim narzędzia i przyrządy do pomiarów zmieniły się diametralnie. Możesz sobie wyobrazić chociażby jakimi samochodami jeździł człowiek w 1931, a jakimi jeździmy dzisiaj. Dlatego na tamten czas i umiejętności naukowców, było to nie lada odkrycie.

Niestety nie zadano sobie wówczas pytania, lub nie posiadano przyrządów do stwierdzenia: co było pierwsze „jajko czy kura". Czyli czy najpierw powstał nowotwór, a potem powstało wokół niego kwaśne środowisko, czy najpierw powstało kwaśne środowisko, a potem powstał nowotwór. Przyjęto drugą wersję i zbudowano na tej podstawie dość duży model funkcjonowania świata.

Naukowcy dzisiaj już wiedzą. Nowotwór w swoim wnętrzu jest bardzo alkaliczny, tzn. posiada wysokie PH, a skoro jest w naszym ciele, nasza krew robi wszystko aby zbalansować tą sytuację i tworzy wokół niego otoczkę z dużo „kwaśniejszych komórek" niż gdzie indziej. Jest dużo mitów, które powstały wokół teorii „zakwaszonego ciała" i głównie na tym swoją uwagę skupia większość laików. Znów podkreślamy, nie jest to książka medyczna, ani nie ma za zadanie przedstawienie naukowej tezy. Jest to wiedza zebrana przez nas w celu wykazania pewnych niewłaściwych działań na szkodę człowieka, który nie jest w stanie wybrać tych najważniejszych dla siebie informacji w gąszczu wiadomości go otaczających. W wyniku teorii „zakwaszonego ciała", które to powoduje nowotwór, pojawiło się mnóstwo metod, które mają za zadanie zmieniać PH człowieka na alkaliczny!

My zawsze w takich sytuacjach pytamy, ale jakiej części ciała? Czy potrzebuję zmienić zakwaszenie żołądka, skóry, krwi, czy płynów wokół mózgu? Zazwyczaj niestety nie znajdujemy odpowiedzi. Sprowadza się ona zazwyczaj do stwierdzenia np. ale ludzie piją wodę alkaliczną i czują się lepiej, lub - przecież ten lekarz we włoszech leczy sodą oczyszczoną i ma tysiące wyleczonych pacjentów. Szczerze, też kiedyś w to uwierzyliśmy, zanim nie przyjrzeliśmy się tej sprawie dokładniej. Owszem jest pewna dość ryzykowna metoda na usunięcie guza, jest to metoda wstrząsu. Otóż wstrzykuje się pacjentom pewną dawkę sody oczyszczonej bezpośrednio w guza. Guz doznaje szoku i jest w stanie się skurczyć lub zniknąć z tego miejsca. Niestety nie podaje się tej informacji dokładnie i coraz więcej osób zdecydowało się na „prewencyjne" picie sody oczyszczonej rozrobionej w wodzie, aby uniknąć stanu powstania guza. Następny ewenement to picie wody, która została wprowadzona w stan alkaliczny, oczywiście po to, aby doprowadzić nasze ciało do stanu alkalicznego.

Obydwa opisane powyżej przypadki są działaniami co najmniej niewłaściwymi, aby to zrozumieć należałoby poznać chociaż troszkę anatomię człowieka. Krew zawsze będzie dążyć do balansu PH, a my zmieniając to PH ciała powodujemy zachwiania w dół lub w górę, co dokonuje ogromnych spustoszeń w naszym organizmie. Dlaczego tak się dzieje? Otóż krew nie mając innego wyjścia jak utrzymać nas przy życiu zaczyna pobierać brakujące odczyny PH z innych miejsc, aby doprowadzić do przetrwania. Czyli jeśli nasz odczyn krwi byłby zachwiany w stronę za kwaśny, ciało pójdzie w kierunku płynu wokół naszego mózgu, czy przestrzeni międzykomórkowych, aby pobrać stamtąd alkaliczność. Jeśli jesteśmy zbyt alkaliczni, szuka miejsca, gdzie może zbalansować w stronę kwaśną. Jeśli chcielibyśmy to wytłumaczyć obrazowo, to moglibyśmy porównać nasze ciało do lalki Wańki Wstańki. Była to lalka, którą można było rozchwiać w lewo i prawo, a ona i tak zawsze powracała do pozycji wyjściowej. I tak robi nasza krew. Niektórzy wyznawcy teorii zakwaszonego ciała, twierdzą, iż przebadana krew osób, które mają nowotwór jest bardzo kwaśna. I tu pojawiają się co najmniej dwie nieścisłości.

Czy aby na pewno jesteśmy w stanie zmierzyć w prostym badaniu PH naszej krwi? Oczywiście istnieje niesamowicie kosztowne badanie krwi, określające PH, ale musi być przeprowadzone w sterylnych, laboratoryjnych warunkach i nikt go nie robi. Natomiast zwykłe badania krwi nie jest w stanie pokazać faktycznego stanu PH krwi, ponieważ w momencie zetknięcia z otaczającym środowiskiem, krew zmienia to PH, dopasowując je do tego środowiska. Dlatego określenie PH krwi jest tak trudne i straszenie ludzi, że mają za kwaśne ciała jest MITEM.

Drugą nieścisłością jest fakt, iż badania, na które powołują się wielbiciele zakwaszonego ciała „nowotworowców" nie zakładają, że ciało podlega katastrofalnemu zakwaszeniu podczas chemioterapii. To ta podana chemia zakwasiła tak mocno krew, że ciało nie było w stanie zbalansować tego zakwaszenia na tak olbrzymią skalę. Większość pacjentów potraktowanych chemioterapią po prostu umiera z zakwaszenia organizmu.

Nowotwory powstają zarówno w środowisku kwaśnym jak również alkalicznym. Dla przykładu stres, czyli nastawienie naszego ciała na długotrwały stan ostrego zdenerwowania, podnosi PH w naszym ciele w kierunku alkalicznym. Olbrzymia liczba osób wytworzyła sobie właśnie nowotwór pozostając w ciągłym stresie! Z drugiej strony spożywanie pokarmów mięsnych, przetworzonych termicznie i wszystkich fast foodów, wytwarza w naszym ciele stan zakwaszenia i nie da się tego zbalansować wypiciem alkalicznej wody, czy wlaniem dawki sody oczyszczonej do żołądka.

Obydwa przypadki podawania sobie lub pacjentom płynów są niezrozumieniem zasady funkcjonowania naszego żołądka. Otóż żołądek jest zamkniętym organem wewnątrz człowieka, który powinien być kwaśny. Zakwaszenie powinno być tak silne, że jeśli udałoby Ci się włożyć tam palec, to po kilku sekundach zostałaby sama kość, jeśli w ogóle. W procesie trawienia nasz żołądek wytwarza swój kwas w zamkniętym środowisku. Jest to szalenie ważne, gdyż każde niefortunne wydostanie się kwasu czy w stronę jelit, czy w stronę przełyku przy PH mniejszym niż 3 mogłoby wypalić natychmiast wystawione na to działanie komórki. Każdy płyn, który dostaje się do żołądka wchodzi najpierw w reakcję z kwasem. Ta mieszanina niestety zmieni swoją kwasowość na mniejszą, czyli na skali PH ten związek będzie miał po prostu wyższe PH. W ten sposób zostają zachwiane funkcje trawienne naszego żołądka i nie może on wtedy spełniać następnych niezbędnych dla naszego życia funkcji jakimi są pobieranie witamin i minerałów, rozkładanie białek czy niszczenie ewentualnych drobnoustrojów, które wraz z pokarmem dostały się do środka.

Założenie, że po zażyciu sody oczyszczonej lub wody alkalicznej zmieni się odczyn naszego ciała na alkaliczny jest błędne. Niektórzy twierdzą, że wyleczyli sobie refluks żołądkowy pijąc wodę alkaliczną. Nic bardziej mylnego. Nie można wyleczyć refluksu żołądkowego podwyższając PH żołądka. Można jedynie tak osłabić kwasowość kwasu żołądkowego, że przestanie on dokuczać w momencie odbicia się w kierunku przełyku. Jeśli kwas w żołądku pozostałby na poziomie 1-3 PH żołądek sam domknąłby dolny zwieracz przełyku - miejsce tuż nad żołądkiem, żeby nie doprowadzić do samozagłady. Kwas o takim stężeniu może wywołać nieodwracalne skutki, dlatego jeśli uskarżasz się na zgagę lub problemy z refluksem, oznacza to tylko tyle, że masz za słaby kwas żołądkowy.

Jak możesz mu pomóc? Najlepszym sposobem na poprawienie trawienia i wzmocnienie kwasu żołądkowego jest niepasteryzowany ocet jabłkowy. Wystarczy spożywać go 10-15 min. przed każdym posiłkiem w proporcji: 1 łyżka stołowa octu na pół szklanki wody. Warunek jest taki, żeby żołądek był pusty, że nie było jakiegoś podjadania przed posiłkiem.

Nie ma natomiast w zasadzie żadnych przeciwwskazań do tego typu kuracji, oprócz osób, które muszą zaczynać od dużo mniejszych dawek, jeśli cierpią na wrzody żołądka, nadżerki lub przebyły jakieś operacje żołądka.

Ocet jabłkowy, nierozcieńczony ma swoją kwasowość na poziomie około 2.5 PH, dlatego też wspaniale dodaje mocy powstałej substancji trawiącej w żołądku. Istnieje wiele problemów związanych ze złym trawieniem z powodu słabego kwasu żołądkowego, a za pomocą tego octu można się ich szybko pozbyć.

ĆWICZENIA FIZYCZNE

*„Ruch jest w stanie zastąpić prawie każdy lek,
ale wszystkie leki razem wzięte nie zastąpią ruchu"*

Wojciech Oczko

Zawsze nas ciekawiło dlaczego nasz dziadek (89 lat) tak dobrze się trzyma. Nasza babcia zaś (86 lat) jest młodsza od dziadka, a coraz więcej narzeka na swoje zdrowie. Od lat bierze różnego rodzaju tabletki i jeździ od lekarza do lekarza. Jakieś 3-4 lata temu cudem uniknęła śmierci. Było z nią tak źle, że lekarze nie dawali jej szans. Leżała wtedy w szpitalu, a my przygotowywaliśmy się na jej śmierć. O ile do tego można się jakoś przygotować. Co było przyczyną? Oczywiście niewłaściwe leki lub ich dawka. Praktycznie pożegnała się z życiem przez tabletki. Po ostatnim namaszczeniu leżała jak warzywko w łóżku szpitalnym, pozostawiona bez żadnych działań ze strony lekarzy. Jedyne co jej wtedy podawali, to kroplówka. Nie chciała jeść, ani pić. Na szczęście była z nią cały czas mama, czyli jej córka, która dobrze się nią zajęła. Pamiętamy jak opowiadała, że myła babcię, potem masowała jej stopy, całe nogi i ręce. Zmuszała do prostych ruchów, jak podnoszenie rąk, czy nóg, oczywiście na początku z pomocą. Już wtedy wiedzieliśmy, że to jej pomoże. A kiedy zaczęła delikatnie odzyskiwać siły, mama zaczęła ją karmić surowymi papkami z jabłka i marchewki. I można powiedzieć, że w zasadzie te dwie rzeczy, jak masaż i pobudzanie limfy, a także dobroczynne działanie surowej marchewki i jabłka, szybko postawiły babcię na nogi. Jej głównym problemem zawsze były tabletki na sen, które łykała po prostu garściami. Dlatego po ich odstawieniu w szpitalu i dołożeniu tych dwóch rzeczy, czyli ruchu i surowych warzyw tak dobrze się poczuła i uniknęła śmierci.

A dziadek? Dziadek oprócz tych nieszczęsnych tabletek na nadciśnienie, które opisywaliśmy wcześniej, nie brał praktycznie nic i całe życie jest w świetnej kondycji. Jest dobrze umięśniony, bardzo sprawny jak na swój wiek i nie oszczędza się na co dzień, wykonując wszystkie obowiązki w domu i wokół niego. Nawet rąbanie drewna i przynoszenie go do domu nie sprawia mu kłopotu.

Dlatego kiedy zaczęliśmy się nad tym zastanawiać, dlaczego jest taka różnica w stanie zdrowia babci i dziadka, doszliśmy do wniosku, że dziadek oprócz tego, że nigdy nie miał czasu by chorować, to ciągle był w ruchu. Babci natomiast nie zostawało tak wiele obowiązków w domu i z roku na rok, z braku zajęcia i małej ilości ruchu, rozpoczęły się poważne procesy starzenia. I to się często potwierdza. Ludzie starsi, nawet pomimo tego, że czasami może i jedzą mięso i ziemniaki, to dożywają 90-tki, ciągle pracując i czując się sprawnymi.

No właśnie – ruch! Nasze ciało natomiast, jest zaprogramowane tak, że może spokojnie dożyć wieku 140-150 lat! Dlatego tym sprawnym staruszkom pomimo tego, że są w ciągłym ruchu brakuje jednak kilku elementów, aby udało się przeżyć następne 50-60 lat, a jednym z nich jest oczywiście odpowiednie odżywianie. Świetnie, że przez ponad ¾ swojego życia mieli brak, lub bardzo ograniczony dostęp do pokarmów mięsnych, a w ich młodych latach to było wręcz odświętne wydarzenie. I to się w zasadzie mało u nich zmieniło, bo jest to pokolenie, które nie spożywa tak dużej ilości mięsa w przeciwieństwie do młodszych. Ich lepiej zbudowane ciała na pokarmach głównie roślinnych są w stanie łatwiej poradzić sobie również z tym obciążeniem. I jeśli by tylko wiedzieli, że całkowicie bezmięsny i oparty o surowe pokarmy roślinne styl życia jest biletem do długowieczności, na pewno by z niego skorzystali.

Ruch to zdrowie. Oklepane hasło, któremu nie wiele osób przypisuje jakieś znaczenie. Nie przypisuje, bo nie wie jak to jest z tym ruchem i po co on tak naprawdę jest. Pokazywanie wysportowanych osób w wieku 60-ciu czy 80-ciu lat, wywołuje tylko złość i krytykę. A czemu? Z niewiedzy. Myślimy, że to jest zbędne a jednocześnie złościmy się, że tak nie wyglądamy. A poza tym, po co niepotrzebnie się męczyć i jeszcze ten pot. Nie lubimy być spoceni. Więc po co ćwiczyć? Po co w ogóle się ruszamy i jaki to ma wpływ na nasze ciało?

W naszym ciele płyną dwie główne rzeki. Rzeka krwi (układ krwionośny) i rzeka limfy (układ limfatyczny). Obydwie rzeki mają swój własny płyn (krew i limfę), własne koryta rzeki i rozgałęzienia, jak również własny system pompowania płynów. Serce jest cudownym narządem, który pompuje stale naszą krew. Działa bez naszej ingerencji i jeśli jest stale dożywiane, oczyszczane i naprawiane, może pompować krew dziesiątki lat bez żadnej pomocy z naszej strony. Przez większą część życia nawet nie zwracamy uwagi, że tam jest i ciągle pracuje. Pracuje i pompuje życiodajny płyn do najdalszej komóreczki naszego ciała. Serce bije średnio ponad 100.000 razy dziennie i jest naprawdę wspaniałym cudem natury.

Natomiast układ krwionośny z tą niesamowicie zaprogramowaną pompą jest aż czterokrotnie mniejszy od układu limfatycznego, który ma dużo bardziej rozbudowany system naczyń i układów odprowadzających. A poza tym pozbawiony jest działającej samoczynnie pompki. Układ limfatyczny nie ma pompującego serca, choć spełnia, tą drugą szalenie ważną funkcję po odżywianiu, jaką jest oczyszczanie naszego ciała. Według niektórych naukowców i lekarzy naturopatów, umieramy zaledwie z dwóch powodów: niedożywienie i zatrucie. Ale to i tak są tylko objawy. To co naprawdę doprowadza nas do śmierci, to ugotowane pożywienie, które nie dość, że nas nie odżywia, to jeszcze nas zatruwa. I nawet jeśli mamy sprawnie działające serce, które pompuje krew, to wrzucając nieprzyswajalne pokarmy w siebie, nie dość, że nie odżywiamy ciała, to przy nieprawidłowo działającym układzie limfatycznym, nie możemy się też tego pozbyć.

A jak funkcjonuje układ limfatyczny? Możemy porównać go do świetnie rozbudowanej kanalizacji w naszym domu. Układ ten odpowiada za odprowadzanie wszelkich odpadów jakie powstają podczas różnych procesów w naszych komórkach. Komórka odżywia się, pobiera tlen i płyny, a potem musi też wydalić. Tak, nasze komórki wydalają cały czas i tylko układ limfatyczny może nas oczyścić. Odpady nie mogą dostać się do układu krwionośnego, ponieważ mogłoby dojść do zatrucia. Układ limfatyczny jest dość wolny, czeka aż komórki wyrzucą z siebie odpady i na zasadzie „podmuchu" czy „podmycia" pobiera je do swoich rur kanalizacyjnych. Kiedy już odpady dostaną się do układu, ma on bardzo fajną funkcję, a mianowicie nie oddaje ich z powrotem. Wyobraź sobie zawór, w którym płyn może płynąć tylko w jednym kierunku. Tak to działa. Najtrudniejszym natomiast zadaniem jest przeprowadzenie tych odpadów z jednego miejsca w naszym ciele do drugiego. Dlaczego? A to dlatego, że pompki działają tylko wówczas kiedy wykonamy ruch. Są to pompki ruchowe, nazywane gruczołami chłonnymi. Często mamy problemy z tymi gruczołami, ponieważ zbierająca się tam zanieczyszczona limfa blokuje je tworząc różnego rodzaju stany zapalne. W każdej rurze kanalizacyjnej są jednokierunkowe zawory, które mogą być otwarte, aby przesunąć odpady w kierunku wydalenia, tylko podczas ruchu. Główne pompki, zarządzające całym układem, znajdują się w 6 głównych miejscach: pod pachami, w pachwinach i pod żuchwą. Jedynie ruch rękoma, nogami i szczęką powoduje pracę tych pompek i wówczas nasze ciało może radzić sobie ze ściekami.

Dlaczego zaczynamy bardziej chorować kiedy przestajemy być mniej aktywni fizycznie? Ponieważ coraz bardziej zatruwamy swój układ wydalniczy (limfatyczny) i powstaje zasada domina. Mniej się ruszamy, mniej jesteśmy w stanie się ruszać, wówczas ruszamy się jeszcze mniej i już prawie całkiem nie jesteśmy w stanie się ruszać, aż wreszcie nie ruszamy się wcale i umieramy. Dlatego tak często mówi się: dopóki robił coś wokół domu, to widać było, że żyje, jak tylko został w domu i przestał mieć zajęcia szybko odszedł. Najbliżsi nieświadomie robią krzywdę swoim rodzicom w podeszłym wieku, myśląc, że oni potrzebują odpocząć, odbierając im ciągle zadania, z którymi oni nadal sobie świetnie radzą. Nasz dziadek kiedy miał więcej zadań wokół domu czuł się jeszcze lepiej. Niestety z roku na rok tych zadań mu ubywa, gdyż nasi rodzice myślą, że tak trzeba i nie ma co dziadka męczyć na stare lata. Robiąc to, osłabiają go nieświadomie z dnia na dzień, z roku na rok. Wystarczy popatrzeć na zapiski o ludach Hunzów, o których wspominaliśmy już wcześniej. Jest mnóstwo informacji, iż pracują oni dość ciężko do końca swego życia. Nawet w wieku 120-tu czy 130-tu lat nadal chodzą po drzewo do lasu, przygotowują ogrody i dbają o domownikach.

RUCH TO ZDROWIE - To jest prawdziwy eliksir młodości.

Kiedy przestajemy się ruszać, to limfa przestaje płynąć. Może pobrać tylko określoną ilość odpadów do swoich rury kanalizacyjnych, a kiedy rury zostaną napełnione, więcej nie zmieszczą.. Nasze ciało musi wówczas wydalić te odpady i jeśli tego nie zrobi powstanie zatrucie organizmu. Leczy się to najbardziej wymyślnymi sposobami, a wystarczyłoby żeby pacjent zaczął się ruszać. Wystarczyłoby aby w szpitalach nad każdym łóżkiem znalazł się prosty przyrząd do podnoszenia i ćwiczenia rąk, plus zapewnienie chociaż prostego ruchu nogami, jak rowerek leżąc na łóżku.

Czemu tego nie robimy? Pewnie z niewiedzy! Przecież lekarze powinni takie proste rzeczy poznawać na studiach. Ale jak? Skoro studia medyczne ukierunkowane są na to, żeby nauczyć lekarzy, którzy przypisać lek na dane schorzenie, a nie jak naprawdę pomagać pacjentom, to czego możemy od nich wymagać? Pozostając w niewiedzy nie jesteśmy w stanie uniknąć, aż tylu bezsensownych przedwczesnych uśmierceń.

Ci wszyscy ludzie, którzy ze strachu przed śmiercią po otrzymaniu wyroku śmierci - MASZ RAKA, decydują się na chemię, zatruwają się tą obrzydliwą trucizną. Jak wcześniej wspominaliśmy ta trucizna jeszcze nikogo nie wyleczyła. Leżąc w łóżkach, czekając na śmierć, po prostu gnijemy w swoich truciznach, gdyż limfa nie pracuje i nie wydobywa toksyn z obiegu. Zatrucie ciała powstałe z bezruchu można porównać do zarastającego rzęsą stawu. Jeśli do stawu nie ma stałego dopływu wody lub się jej nie filtruje, staw się zamula, zarasta i w końcu dusi, zabijając całe życie w nim. W przeciwieństwie do stawu woda w strumieniu cały czas wymienia się i oczyszcza, dlatego nie zatruwany ściekami strumień ma zazwyczaj czystą, pachnącą wodę.

Jeśli masz kogoś tzw. obłożnie chorego i pragniesz, aby ta osoba mogła stanąć jeszcze na nogi, jak najszybciej pomóż jej zacząć się ruszać. Wzmocnij ją życiodajnymi sokami i upewnij się, że ma wystarczającą ilość ruchów każdego dnia. Zobaczysz, że też możesz czynić cuda.

Ale jak się zmusić po raz pierwszy do ćwiczeń? Wiemy jak ciężko może być zacząć osobom, które od lat nie robiły nic dla podtrzymania swojej sprawności fizycznej, dlatego przygotowaliśmy specjalny, najprostszy z możliwych zestaw ćwiczeń i ruchów, które zapewnią nam stały przepływ naszej kanalizacji.

Zaczniemy od tych 4 prostych ćwiczeń, które możemy zrobić w domu, choć wyjście na powietrze, może nam dodatkowo dotlenić organizm.

Zacznijmy od tego:
1. Kucnijmy, dotknijmy ziemi i podskoczmy wznosząc do góry ręce. Po prostu podskok z lądowaniem w przysiadzie. Pomoże nam to ruszyć wiele elementów w naszym ciele, co sprawi, że ruszy się limfa, jak również krew zacznie lepiej krążyć. Pamiętajmy o tym, aby przy każdym ćwiczeniu oddychać. Jeśli będzie to nasz pierwszy raz zróbmy maksymalnie 5 podskoków, ponieważ następnego dnia mogą boleć nas uda.

2. Następne ćwiczenie pomoże naszym nogom. Stańmy z jedną nogą wystawioną mocniej do przodu, druga zaś zostaje w tyle. I zróbmy taki ruch jakbyśmy chcieli klęknąć, lecz nie klękamy. Noga która została z tyłu prostuje się, a noga która jest z przodu zgina się pod kątem 90 stopni. Oprzyjmy ręce na kolanie i pogłębmy przysiad. Potem zamieńmy nogi i zróbmy to samo. Jeśli jesteśmy w domu, zacznijmy znowu od dosłownie kilku przysiadów, idąc np. wzdłuż pokoju. Jeśli przeforsujemy się w pierwszy dzień, trudno nam będzie zrobić te ćwiczenia dnia następnego!

3. Pompki. Aby rozruszać gruczoły pod pachami, zróbmy kilka pompek. Mogą to być na początek pompki, kiedy opieramy się o ścianę i dosłownie zginamy ręce w łokciach zbliżając swoje ciało do niej. Jeśli damy radę oprzyjmy się o stół i na nim zróbmy kilka pompek, a jeśli chcemy to zróbmy to od razu na ziemi. Możemy też zacząć od pompek na klęcząco na kolanach i zginając ręce do ziemi, a dla zaawansowanych oczywiście wyprostowane nogi, stajemy na palcach u stóp i zbliżamy swoje ciało do podłogi. Nie forsujmy się! Lepiej zróbmy tylko trzy, niż następnego dnia mielibyśmy nie zrobić ich ponownie.

4. Czwartym będzie coś co będzie przypominać trening interwałowy, coś co omawialiśmy przy okazji pojawiania się w naszym ciele hormonu wzrostu. Zacznijmy maszerować w miejscu dość szybkim krokiem, lecz nie za szybko. Machajmy przy okazji rękoma wzdłuż ciała tak jakbyśmy biegli. Idźmy takim marszem licząc w głowie do 30-tu. Jak dojdziemy do 30-tu zacznijmy iść dużo szybciej. Tak jakbyśmy spieszyli się na spotkanie, lub do pracy. Idźmy tak szybko, aż dostaniemy zadyszki przez

około 15-20 sekund. Następnie znów zwolnijmy, idźmy wolniejszym rytmem przez 30 sekund i znów przyspieszenie na jakieś 20 sekund.

Zacznijmy od 3 wolnych i 2 szybkich powtórzeń i skończmy! Zaliczyliśmy swoje ćwiczenia na dzisiaj! Możemy być z siebie dumni.

Każdego dnia zobaczmy czy możemy dołożyć po jednym lub dwa powtórzenia: więcej pompek, więcej przysiadów, podskoków czy powtórzeń szybkiego marszu. Natomiast te wszystkie ćwiczenia nie powinny zająć nam łącznie dłużej niż 30 minut. Czyli maksymalnie 15-20 min. wolnego i szybkiego chodzenia i po kilkanaście powtórzeń innych ćwiczeń. Nasze ciało nie lubi długiego wysiłku fizycznego. Jak już będziemy zadowoleni ze swoich osiągnięć, zobaczymy, że idzie nam coraz lepiej, następnym krokiem będzie wprowadzenie kolejnej serii ćwiczeń.

Pięć rytuałów tybetańskich

„Nie dla każdego jest ta cudownie prosta książka. Powinieneś ją przeczytać tylko wtedy, jeśli potrafisz zaakceptować absurdalny pogląd, że proces starzenia się jest odwracalny, jeśli masz odwagę uwierzyć, że źródło młodości naprawdę istnieje. Kto uparcie trzyma się utartej opinii i uważa takie rzeczy za niemożliwe, to czytając tę książkę, traci czas. Kto natomiast potrafi przyjąć, że niemożliwe leży w zasięgu jego możliwości, zostanie nagrodzony mnóstwem ciekawych odkryć."

Tak właśnie zaczyna się książka, na której punkcie zwariowaliśmy. Jest to książka „Źródło wiecznej młodości – pięć tybetańskich rytuałów przywracających zdrowie i witalność" Petera Keldera nazwana alfabetem długowieczności. Książka ta zawiera wspaniałą wiedzę, znaną od czasów starożytnych, a także praktyczne informacje jak rozpocząć proces uzdrawiania i odmładzania naszego ciała, bez względu na wiek w jakim teraz jesteśmy.

> *„Długowieczność nie jest celem, ale jest produktem ubocznym zdrowego, pełnego radości życia."*
>
> dr Bernie S. Siegel

W ciele każdego człowieka znajduje się siedem wirów energetycznych, które niektórzy nazywają czakrami. Nie wiemy czy spotkałeś się już z tym pojęciem, ale są to miejsca na ciele, a dokładnie położone są wokół siedmiu gruczołów dokrewnych, wzdłuż kręgosłupa, gdzie energia w postaci wiru reguluje wszystkie procesy życiowe. U zdrowego człowieka wszystkie siedem czakr wiruje z dużą i tą samą prędkością, rozprowadzając energię do wszystkich narządów i całego ciała, a nawet poza nie tworząc tzw. aurę. Jeżeli któryś z wirów zwalnia, wtedy przepływ energii życiowej zostaje zahamowany lub całkowicie zatrzymany, a to ostatecznie wywołuje osłabienie, choroby, a także starzenie. Istnieje wiele sposobów na to, aby pobudzić na nowo czakry i przywrócić równowagę w przepływie energii. Jednym z nich jest opisane w wyżej wymienionej książce, ćwiczenie pięciu tybetańskich rytuałów. Najlepiej jest wykonywać każdy rytuał codziennie po 3 razy w pierwszym tygodniu i zwiększać ilość powtórzeń o dwa w każdym następnym tygodniu, aż dojdziemy do 21 powtórzeń.

Rytuał 1
Stajemy, prostujemy sylwetkę, rozkładamy ręce równolegle do podłogi, dłońmi w dół. Obracamy się wokół własnej osi zgodnie z kierunkiem ruchu wskazówek zegara. Chcąc zakończyć obroty, stajemy na lekko rozstawionych nogach, składamy dłonie przed sobą jak do modlitwy, na wysokości mostka i patrzymy na złączone kciuki. Pomaga to odzyskać równowagę.

Rytuał 2
Kładziemy się płasko na plecach, wyprostowane ręce kładziemy wzdłuż ciała, dłońmi do podłogi. Potem podnosimy głowę i przyciągamy brodę do piersi. Jednocześnie podnosimy wyprostowane w kolanach nogi do pozycji pionowej. Następnie opuszczamy powoli na podłogę głowę i wyprostowane nogi. Rozluźniamy mięśnie, po czym powtarzamy kolejny raz. Przy każdym powtórzeniu trzymamy się określonego rytmu oddychania: głęboki wdech nosem przy podnoszeniu głowy i nóg, głęboki wydech ustami przy opuszczaniu.

Rytuał 3

Klękamy na podłodze, może być na czymś miękkim i prostujemy ciało. Podwijamy palce u stóp tak, aby się na nich opierać. Ręce układamy z tyłu na udach, tuż pod pośladkami. Skłaniamy głowę do przodu, brodę przyciągamy do piersi z jednoczesnym głębokim wydechem ustami. Następnie odchylamy głowę i całe ciało do tyłu, jak najdalej, wyginając kręgosłup w łuk z jednoczesnym głębokim wdechem przez nos.

Rytuał 4

Siadamy na podłodze z wyprostowanymi i lekko rozchylonymi nogami tak, żeby stopy były oddalone od siebie o ok. 25 cm. Trzymamy tułów prosto, dłonie kładziemy płasko na ziemi, przy pośladkach. Potem przyciągamy brodę do piersi, a następnie odchylamy ją jak najdalej do tyłu z jednoczesnym uniesieniem tułowia tak, żeby kolana były zgięte, a ręce pozostały wyprostowane, biorąc głęboki wdech nosem. Tułów powinien być w linii prostej z udami, równolegle do podłogi, ramiona i łydki natomiast - prostopadle do podłogi. W tej pozycji naprężamy wszystkie mięśnie. Potem rozluźniamy mięśnie i wracamy do pierwotnej pozycji siedzącej. Wydychamy powietrze ustami i opuszczamy głowę.

Rytuał 5

Kładziemy się na podłodze i podnosimy się tak, aby oprzeć się na wyprostowanych rękach i na samych palcach stóp. Kręgosłup w tym momencie tworzy łuk tak, że ciało zwisa nad ziemią. Jednocześnie głęboki wydech przez usta. Teraz jak najdalej odchylamy głowę do tyłu i zginając ciało na wysokości bioder, doprowadzamy je do pozycji przypominającej odwróconą literę „V", równocześnie przyciągając brodę do piersi i robiąc głęboki wdech nosem.

Te kilka prostych ćwiczeń, wykonywanych regularnie, nie tylko poprawia zdrowie i sprawność fizyczną, ale również zatrzymuje i odwraca procesy starzenia. Na początku wykonywania rytuałów, podobnie jak to się dzieje przy głodówkach, mogą odezwać się stare urazy i niezaleczone do końca choroby. Jest to bardzo dobry znak, ponieważ raz na zawsze możemy pozbyć się nie do końca wyleczonego schorzenia. Nie przerywamy jednak ćwiczeń i w miarę możliwości wykonujemy je dalej. Jeżeli wykonanie któregoś z rytuałów w tym momencie jest niemożliwe, pomijamy go i robimy inne. Energia i tak rozejdzie się po całym ciele i naprawi co się da.

Ćwiczenia oddechowe

Nie wiemy czy wiesz, ale można by było stwierdzić, iż większość ludzi jest cały czas na krawędzi śmierci i to nie z tych wszystkich powodów, jakie Ci przyjdą w tym momencie do głowy. Większość ludzi nie bierze po prostu wystarczająco głębokich oddechów. Jest jakby cały czas na krawędzi śmierci, gdyż oddech jest tak płytki, jakby miał być to ten ostatni. Niestety ani edukacja szkolna, ani media, ani nikt wokół nas o tym nie mówi, bo nie wie. W badaniach prowadzonych przez ponad 30 lat na ponad 5200 pacjentach okazało się, że nasza wydolność płuc ma decydujące znaczenie dla naszej długości życia. Osoby badane różniły się od siebie nie tylko płcią, czy wiekiem, pochodziły też z różnych rodzin, wykonywały różne zawody, jak również miały różny poziom codziennego stresu.

Co zatem badano? Badano wydajność ich płuc. Po ogłoszeniu wyników świat naukowy na chwilę stanął. Okazało się, że dzięki tak prostemu badaniu jak wydolność płuc naukowcy są dzisiaj w stanie określić witalność i ogólny stan zdrowia, a co najważniejsze czy dana osoba będzie żyła kolejne 5, 10 czy 20-30 lat. Po prostu im większa wydajność płuc, tym ciało zostaje lepiej dotlenione i dana osoba może korzystać dłużej z podarowanego jej życia. Coś niesamowitego i nadal nieznanego dla 99% społeczności w Polsce.

Już dzisiaj, dzięki informacjom zawartym w tej książce sami możemy zadecydować jak długo będziemy żyć i cieszyć się życiem! Czy to nie jest wspaniałe?! Wydolność płuc, jak również wydolność mięśni czy pracy całego naszego ciała możemy poprawiać sami! TAK, możemy wykonywać 3 proste ćwiczenia, każdego dnia i nasze płuca zaczną nabierać coraz to więcej i więcej przy każdym oddechu. Potrzebujemy się tego nauczyć na nowo. Mamy zatem dla Ciebie te 3 proste ćwiczenia:

1. Na początek możemy położyć się na ziemi, na jakiejś macie, lub kocu. Połóżmy jedną rękę na brzuchu, na wysokości pępka. Drugą zaś na klatce piersiowej. Ćwiczenie to nazywa się „ćwiczeniem na dwa baloniki". Wyobraźmy sobie, że połknęliśmy dwa baloniki, jeden jest w brzuchu, drugi zaś w klatce piersiowej. Teraz przez nos robimy pierwszy wdech. Polega on na tym, że wypełniamy najpierw balonik w brzuchu. Jak będziemy to robić, tylko ręka, która znajduje się na brzuchu wędruje w górę. Kiedy już ten balonik jest pełny i nie możemy dobrać już więcej, dobieramy nadal nosem powietrze do balonika w klatce piersiowej. Przy tym dobieraniu powietrza ramiona też pójdą w górę w kierunku głowy. Dobieramy powietrza do pełna. Tak napełnieni w brzuchu i w klatce piersiowej pozostajemy przez 5-10 sekund. Następnie ustami zaczynamy wypuszczać powietrze bardzo malutkim strumieniem. Tak malutkim, że kiedy przysuniemy rękę 15 cm od swojej buzi, nie powinniśmy czuć podmuchu powietrza. Powtarzamy to ćwiczenie 3 razy na początek. Potem możemy zwiększać jeśli mamy czas i możliwości, oraz przenieść ćwiczenie najpierw do pozycji siedzącej, później nawet stojącej...

2. Następnym ćwiczeniem będzie ćwiczenie na poprawę mięśni przytrzymujących nasze organy w jamie brzusznej. Ćwiczenie to jest szczególnie zalecane kobietom, natomiast przyda się na pewno również i mężczyznom. Z wiekiem nasze organy zaczynają się obniżać w naszym ciele. Kobiety ze względu na macierzyństwo i noszenie ciąży, doznają dużo większych obciążeń, z wiekiem niestety mięśnie wiotczeją i wszystko opada. Ćwiczenie, które poznaliśmy dzięki naszej przyjaciółce Ani polega na wytworzeniu swoistego rodzaju próżni, która pozwoli na podniesienie organów ku górze, jak również wzmocnieniu utrzymujących je mięśni. Zaliczyliśmy to do ćwiczeń oddechowych, gdyż również oddech jest tu nieodzownym elementem.

Stańmy w lekkim rozkroku. Nabierzmy powietrza nosem do klatki piersiowej i unieśmy ją lekko ku górze, tak aby rozciągnąć brzuch. Obydwoma rękoma zacznijmy masować mięśnie górnej części brzucha rozciągając je, wciskając i przesuwając po nich ręką cały czas będąc na wdechu. Po paru sekundach zacznijmy ustami wypuszczać powietrze normalnym strumieniem, lecz przytrzymując w miarę możliwości żebra, aby się nie zamknęły. Kiedy wypuścimy całe powietrze do końca, nabierzmy go znów i powtórzmy masaże, potem wypuśćmy i nabierzmy trzeci raz. Po wymasowaniu zacznijmy znowu wypuszczać, przytrzymując lekko żebra, ale tym razem powinniśmy wypuścić wszystko, tworząc tak jakby próżnię w środku. Zamykamy usta i pozostajemy na wydechu. Możemy się wyprostować, a nawet podnieść brodę do góry pozostając w tej pozycji jak najdłużej. Jak już poczujemy, iż musimy nabrać powietrza, robimy głęboki i nagły wdech. Aby być pewnym, iż wykonaliśmy to ćwiczenie poprawnie, powinniśmy mieć naprawdę uczucie głębokiego i szybkiego wypełnienia płuc. Wiemy, że na początku nie jest to proste, gdyż może się okazać, że nie wypuściliśmy całego powietrza, lub nabierzemy je za wcześnie. To normalne, za którymś razem uda nam się na pewno!

Będziesz zachwycony rezultatami i reakcją Twojego ciała. Poprawienie mięśni brzucha, a głównie mięśni podtrzymujących organy wewnętrzne natychmiast poprawi krążenie w tej części ciała, jak również pozbawi Cię niekomfortowych sytuacji, o których z pewnością panie będą wiedziały dokładnie. Aby zwiększyć moc działania ćwiczenia, można je wykonać w pozycji tzw. „deski", jeśli jesteś osobą wysportowaną. Powodzenia!

3. Ostatnim ćwiczeniem oddechowym jakim pragniemy podzielić się w tej książce jest tzw. „ćwiczenie energetyczne". Ćwiczenie to można wykonać w każdej sytuacji, zalecane do powtarzania nawet 10 razy dziennie.

Opanuj swój stres w 10 sekund! Dzięki temu ćwiczeniu będziemy mogli to zrobić. Stańmy w lekkim rozkroku, złóżmy ręce przed sobą i połączmy przeplatając palce. W głowie zacznijmy powtarzać „jestem spokojny", „wszystko gra", „sytuacja opanowana" lub cokolwiek innego, ale nie więcej niż 2-3 wyrazy, które mogą nas dodatkowo uspokoić. Powtarzajmy te same sformułowania przez cały okres ćwiczenia. Teraz ustami zacznijmy oddychać najgłębiej jak potrafimy, najlepiej brzuchem, biorąc bardzo szybkie oddechy. Oddechy tak szybkie, że damy radę zrobić ich co najmniej 10 w 10 sekund! Najgłębiej jak możemy i szybko, szybko też wypuszczając. Dokonamy takiej jakby szybkiej hiperwentylacji naszego ciała. Startując z tym ćwiczeniem bądźmy niedaleko ściany, gdyż na pewno zakręci nam się w głowie.

My powtarzamy te ćwiczenia, kiedy robimy zestaw oddechowy i też 3 razy powtarzamy po 10 oddechów, ale jeśli jest to sytuacja w pracy, czy stresująca w domu, wystarczy, że zrobimy to raz i już powinno pomóc. Poprzez to ćwiczenie zapewnimy swemu ciału olbrzymią dawkę tlenu, dzięki czemu damy impuls dla swojego mózgu, że wszystko jest w porządku i nie ma czego się bać, ani stresować. Kiedy powstaje stres, oddechy są coraz płytsze, mogą być częstsze, ale bardzo płytkie. W momencie stresu nasz mózg podejmuje akcję ratunkową. Co jest największym zagrożeniem naszego życia, bez czego nie moglibyśmy przeżyć dłużej niż kilka minut? Oczywiście brak powietrza. Niemożliwość wzięcia oddechu jest najstraszniejszym dla naszego mózgu sygnałem, dlatego potrzebujemy mu pomóc zrozumieć, że wszystko jest w porządku i nie musi się bać. Olbrzymia ilość powietrza pokaże naszemu mózgowi, że powietrza jest pod dostatkiem i można wyłączyć panikę. Dodatkowe słowa „sytuacja opanowana" wprowadzą impuls, że wszystko gra i ciało zacznie natychmiastowe uspokojenie. Ćwiczenie jest genialne, musisz koniecznie przetestować, będziesz w szoku.

Na pewno ważnym elementem byłoby, dołączenie do tych ćwiczeń spaceru po lesie, czy nad wodą, ale to są oczywiście dodatkowe plusy, z których nie wszyscy mogą skorzystać. Natomiast myślimy, że nie trzeba nikogo przekonywać, iż wdychanie powietrza w lesie będzie miało dla nas dużo więcej korzyści, niż w miejscach gdzie brakuje nam zieleni. Dlatego w miarę możliwości zachęcamy Cię do jak najczęstszych wyjazdów, czy dłuższych spacerów w kierunku zadrzewionych skwerów i większych przestrzeni. Jeśli byśmy tylko wiedzieli o ile dłużej będziemy mogli żyć jak tylko nauczymy się głęboko oddychać, dotleniać całe ciało, nie tylko mózg, na pewno każdego dnia byśmy to ćwiczyli. Zachęcamy Cię do tego, aby zamiast przesiadywać przed telewizorem, pójść na spacer, nawet jeśli to miałoby potrwać tylko kilka minut.

Ćwiczenia rozciągające

Nieco zaskoczeni reakcją naszych słuchaczy podzieliliśmy się naszymi praktykami jogi, a w zasadzie ćwiczeń rozciągających. Nasze ćwiczenia, które opracowaliśmy już wiele lat temu, mają wiele podstaw i pozycji z jogi. Natomiast my nie możemy nazwać ich jogą, gdyż nie są wykonywane dokładnie tak samo, z zachowaniem wszelkich zasad, a przede wszystkim czasu utrzymywania każdej z pozycji.

Wielkim zaskoczeniem było dla nas kiedy kilka osób napisało nam, że joga w Polsce jest uważana za swego rodzaju „czarną magię", lub coś w tym rodzaju i nie powinniśmy tego pokazywać. Jak można tak w biały dzień manipulować ludźmi i przekazywać im tak kłamliwe informacje, aby tylko nie doprowadzić do ich wyzdrowienia i lepszego samopoczucia? Nie wiemy co o tym myśleć i jak reagować, ale rozciąganie ciała może mieć tylko i wyłącznie pozytywny wpływ na nas. Dlatego doszukiwanie się w tym czegoś innego niż zdrowie jest po prostu karygodne. Jeśli jesteś osobą, która spotkała się z tą dziwną interpretacją ćwiczeń rozciągających, zachęcamy Cię do jak najszybszego porzucenia tych myśli, gdyż są to bzdury wyssane z palca. Nasze ciało zastałe, zasiedziałe, pozostające dłuższy czas w bezruchu staje się mniej sprawne i zaczyna chorować. Tak jak już wcześniej wspominaliśmy, każde ćwiczenie może nam pomóc przesunąć limfę i dokończyć procesy wydalnicze.

Ćwiczenia rozciągające są rewelacyjnym sposobem pozbycia się wielu schorzeń ruchowych, zastojów i skurczy. Dlatego szczególnie osoby, które uskarżają się na różnego rodzaju bóle, powinny znaleźć czas na rozruszanie ciała, chociaż 3 razy w tygodniu. My nasze ćwiczenia rozciągające wykonujemy co drugi dzień naprzemiennie z ćwiczeniami siłowymi, aby dać ciału dużo większy zakres ruchu. Nie wymagają one jakichś szczególnych umiejętności, tylko poznania różnych technik. Jest mnóstwo filmów, jak również książek na ten temat, dlatego nie będziemy omawiać tutaj każdego ćwiczenia, ale to jedno zasługuje na szczególną uwagę i jest warte polecenia.

Jest to ćwiczenie, opracowane i opublikowane ponad 10 lat temu przez japońskiego lekarza dr. Toshiki Fukotsudzi. Osiągnął on niesamowite efekty dzięki temu ćwiczeniu u swoich pacjentów. Opisał on również tą metodę w swojej książce, która w bardzo krótkim czasie sprzedała się w ponad 6 mln. egzemplarzy tylko w samej Azji. Metoda jest dość prosta, natomiast wymaga systematyczności przez co najmniej 30 dni i opanowania wstępnych niedogodności podczas jej wykonywania. Efekty są wręcz niemożliwe do uwierzenia. Jeśli jesteś nawet osobą szczupłą, jesteś w stanie zobaczyć rezultaty po 5 minutach leżenia.

A jak to wygląda? Otóż będziesz potrzebował do tego ćwiczenia grubego ręcznika, jakiegoś sznurka lub gumek i twardego miejsca, aby się położyć. Aby zobaczyć szybkie rezultaty, zmierz się w pasie przed i po ćwiczeniu. Możesz być w szoku. Ręcznik należy zwinąć, tak aby powstał z niego wałek. Związać go na końcach lub zabezpieczyć gumkami, aby się nie rozwinął. Teraz połóż wałek z ręcznika za sobą i połóż się na nim na plecach. Wałek ma być pod Tobą na wysokości pępka. Następnie połącz ze sobą stopy w taki sposób, że zetkną się ze sobą tylko duże palce, a pięty zostaną oddalone od siebie około 20-25 cm. Połączone w ten sposób nogi leżą cały czas na ziemi, a Ty starasz się je prostować.

Drugą częścią rozciągania jest założenie rąk za sobą w ten szczególny sposób. Czyli patrząc na wewnętrzną część rąk, połącz je ze sobą tylko malutkimi palcami. Cały czas trzymając je złączone połóż je za głową na podłodze. Ważne jest aby dłonie cały czas były zwrócone w stronę podłogi i żeby stykały się ze sobą. Nie jest to proste za pierwszym razem. Dłonie będą chciały się cały czas odwracać i odrywać od ziemi, natomiast naszym zadaniem jest je przytrzymać i dociskać najlepiej jak potrafimy. Tak rozciągnięte ciało, leżące na wałku utrzymujemy w tej pozycji co najmniej 5 min. Dla lepszych i trwalszych efektów w późniejszym czasie sugerujemy wytrzymanie nawet do 10 min. Nie trzeba robić tego dłużej niż 10 min.

NAJWAŻNIEJSZE!

Najważniejsze natomiast jest zakończenie ćwiczenia i na to należy zwrócić szczególną uwagę. Otóż na początek wysuń ręcznik, czy wałek z pod pleców i poleż przez chwilę. Możesz nawet poruszać lekko ciałem na lewo i prawo, po to aby ułożyć wszystko z powrotem na miejsce. Ważne jest jak wstajemy po tym ćwiczeniu, dlatego aż tak mocno pragniemy zwrócić Twoją uwagę na ten element. Najpierw przekręcasz ciało na bok. Lekko zginasz nogi w kolanach i wstajesz w ten sposób zaczynając przekręcać się w stronę ziemi. Najpierw stajesz na kolanach, a potem dopiero podnosisz ciało. To jest szalenie ważne abyś zachował wszelkie kroki ostrożności przed powrotem do zwykłej pozycji, ponieważ przestrzenie międzykręgowe, a w zasadzie kręgi potrzebują powrotu na swoje miejsce. Aby niepotrzebnie nie stworzyć sobie bólu kończąc ćwiczenie. Uważaj żebyś wstawał powoli i tak jak opisaliśmy przekręcając się na bok.

Na co jest to ćwiczenie? Przede wszystkim na różne problemy i bóle w okolicach kręgosłupa. Dzięki temu ćwiczeniu będziesz mógł pozbyć się wielu schorzeń w okolicach krzyża, o których myślałeś, że nigdy nie znikną. Następną korzyścią jest to, że nasze organy wewnętrzne wracają na swoje miejsce, dzięki czemu obwód Twojego pasa zacznie się zmniejszać.

Zachęcamy Cię oczywiście do obejrzenia filmu instruktażowego na YouTube pod tytułem: „SCHUDNIJ 5 cm w pasie i WYLECZ kręgosłup w 5 minut - Prawda czy fałsz?"

Mamy nadzieję, że zmierzyłeś się w pasie tuż przed ćwiczeniem, a teraz tuż po jego zakończeniu? I co widzisz? Większość osób jest w stanie zaobserwować kilkucentymetrowe zmniejszenie obwodu w pasie w 5 minut! Nawet osoby szczupłe są w stanie zobaczyć 2-4 cm mniej na miarce, od razu się mierząc. Jest to natomiast zjawisko tylko chwilowe, jeśli wykonasz to tylko raz. Dla trwałych efektów twórca tej metody zaleca stosowanie tego ćwiczenia co najmniej przez 30 dni, wykonując je minimum 5 min. rano i 5 min. wieczorem. Dodatkową ciekawostką jest fakt, że ta metoda wydłuża również ciało i możesz być kilka centymetrów wyższy. Ćwiczenie to może być stosowane też w innej części pleców dla poprawienia wyglądu klatki piersiowej, głównie u kobiet. Połóż się na wałku, ale niech będzie on teraz tuż pod łopatkami, tak aby wypychał klatkę piersiową do przodu. Dokładnie tak samo składasz ręce i nogi i rozciągasz swoje ciało. Zachowaj oczywiście ostrożność przy wstawaniu po zakończeniu ćwiczenia, będziesz naprawdę zadowolona z rezultatów.

Każde, jakiekolwiek rozciąganie ciała pozwoli Ci zachować elastyczność, gibkość i sprawność fizyczną na zawsze, dlatego osoby ćwiczące rozciąganie, nawet w późnym wieku, są w stanie wydłużyć swoje życie o wiele lat. Takie ćwiczenia pomagają również naszej skórze, naciągają ją bez żadnych operacji plastycznych.

Ćwiczenia siłowe

Czy można zbudować masę mięśniową spożywając pokarmy tylko roślinne? A skąd wezmę białko? Czy nie zabraknie mi białka? I wiele innych pytań, takich jak to powraca do nas jak bumerang. Jest to zrozumiałe, gdyż od czasów Arnolda Schwarzeneggera i jego rozbudowanych na maxa mięśni wiele osób podąża wciąż jego dawną ścieżką. Otóż w czasach Arnolda, świadomość na temat białek była inna niż dzisiaj. 30 lat temu większość świata uważało, że skoro zwierzęta zbudowane są również z białka jak my, to możemy sobie pobrać to białko i wykorzystać do własnych celów. Przemysł spożywczy, albo tę wizję stworzył, lub po prostu wykorzystał sprytnie do swoich celów i sprzedał nam mit wysokobiałkowej diety. Mit ten trwa nadal i robi niesamowite spustoszenia wśród ludzi.

Otóż okazało się, że osoby spożywające duże ilości białka pochodzącego od innych zwierząt, niestety chorują najbardziej ze wszystkich. Jeśli nawet założyć, że w jakikolwiek sposób białko pochodzące z innej istoty mogłoby się jakoś przyswoić w naszym ciele, musiałoby być przede wszystkim surowe. Dlatego drapieżniki w naturze zjadają inne zwierzęta i są w stanie w jakiś sposób stworzyć dla siebie z tego energię i możliwość przetrwania. Niestety, albo stety, człowiek nie jest w stanie jeść surowego mięsa, z małymi wyjątkami oczywiście w postaci np. tatara. No bo przecież nikt z nas nie ugania się za zwierzęciem, a tym bardziej nie poluje własnymi rękoma czy zębami, a mit ciągle trwa i dziesiątkuje nieświadome społeczeństwo. Gdyby tylko ludzie znali kilka podstawowych informacji na temat swojego ciała, nikt nigdy nie zdecydowałby się na zjadanie padliny.

Założenie, że białko jest tak bardzo istotne w naszej diecie jest słuszne, ale ilości białka jakie spożywa przeciętny człowiek nie mieszczą się w żadnych normach i dlatego między innymi chorujemy, skracamy życie i umieramy w mękach.

Naukowcy zbadali mleko matek różnych zwierząt i okazało się, iż człowiek ma najmniejszy stosunek białka w mleku w porównaniu do wszystkich innych zwierząt! Skoro jesteśmy gatunkiem potrzebującym najmniejszej ilość białka ze wszystkich innych gatunków, to dlaczego wpycha się od maleńkości w nas to całe białko?! Oczywiście dla olbrzymich korzyści finansowych przemysłu mięsnego i mleczarskiego! Skoro natura dała karmiącej matce człowieka mleko z najmniejszą ilością białka na świecie, to czy nie powinno to nas powstrzymać przed tym białkowy szaleństwem?

Mało to znaczy ile? Tak jak już wcześniej wspominaliśmy, dzienna dawka białka dla dorosłego człowieka nie powinna przekraczać 50-60 gramów, ponieważ to nie spożywane białko buduje mięśnie kulturystom. Te szaleństwo białkowe osób chodzących na siłownię ich zabija. Spożywając niezliczone ilości białek w formie mięsa, jak również różnego rodzaju szejków i odżywek białkowych może dostarczyć jedynie zabójczej dawki „obcego" hormonu wzrostu. I to jest jedynym powodem rzekomo szybszej transformacji naszych mięśni. A taki hormon jest przecież już wytwarzany przez nasze ciało i możesz go sobie dostarczyć bardzo dużo dzięki „czasowej głodówce", ale również treningom interwałowym, które za moment omówimy.

Dlaczego, aż tyle informacji o białkach w tej części naszej książki? Pomyśleliśmy, że to jest właśnie najważniejsze niezrozumienie anatomii człowieka i bardzo często nasuwa dużo niepotrzebnych pytań kiedy zaczynamy rozmawiać o ćwiczeniach siłowych. Oczywiście temat jest dużo bardziej rozległy i z pewnością mogłaby powstać oddzielna książka o tym. Odpowiedź na odwieczne pytanie: A skąd Ty bierzesz białko? Jest prosta, z roślin gdzie jest go dużo więcej niż w padlinie! Oto 6 pokarmów roślinnych, które mają dużo więcej „właściwego białka" niż wołowina (podaje się, iż wołowina zawiera średnio 7 gramów białka w 28 gramach):
- Spirulina - 1 mała łyżeczka - aż 4 gramy białka!
- Bób - 20 gramów- ponad 10 gramów białka!
- Konopie - 2 małe łyżeczki - ponad 10 gramów białka!
- Szpinak - 1 kubek - 5 gramów białka!
- Brokuł - 30 gramów - 5 gramów białka!
- Migdały - 28 gramów - 8 gramów białka!

Najważniejszym atutem spożywania wyżej wymienionych pokarmów roślinnych, jest fakt, iż oprócz białka zawierają one niesamowite ilości witamin, minerałów i są kompletnym białkiem, czego nie można w ogóle powiedzieć o wołowinie! Mamy nadzieję, że uda się kiedyś obalić ten MIT spożywania dużej ilości mięsa przez kulturystów. Na całe szczęście Arnold Schwarzenegger bierze udział coraz częściej w tzw. wegańskim ruchu na świecie i zachęca do spożywania pokarmów roślinnych, a nie zwierzęcych.

Oj sporo o tych białkach i kulturystach, ale mamy nadzieję, że te informacje przydadzą się również Tobie. A teraz kilka powodów, dla których ćwiczenia fizyczne są ważne dla wszystkich, którzy pragną pozostać sprawni fizycznie przez resztę swojego życia. Nasze ciało składa się z tysięcy różnych mięśni, odpowiedzialnych za wszystko, a głównie za możliwość wykonywania najmniejszych nawet ruchów. Jeśli nasze mięśnie są słabe, niećwiczone - głównie w starszym wieku, nasze ciało zaczyna dużo gorzej funkcjonować i może mieć kłopoty nawet z prostymi czynnościami takimi jak poruszanie się. Jeśli Twoje mięśnie wiotczeją, całe ciało wiotczeje. A słabe ciało to słaba jakość. Jakie ćwiczenia mogłyby utrzymać naszą sprawność fizyczną na długie lata?
- Pompki - jak wcześniej wspominaliśmy, można wykonywać kiedy jesteś oparty wyprostowanymi rękoma o ścianę, na stole, albo na podłodze.
- Przysiady z podskokiem.
- Przysiady z jakimiś ciężarkami w rękach.
- Brzuszki - możesz je robić na początku leżąc na podłodze i podnosząc samą głowę. Potem zacząć podnosić nogi, a potem z czasem dołączyć głowę i nogi w tym samym czasie. itp. itd...

Ćwiczenia fizyczne stanowią ważny element zdrowego ciała i mamy nadzieję, że staną się równie ważnym elementem w Twoim życiu, jak np. mycie zębów. Przy okazji omawiania ćwiczeń fizycznych pragniemy podzielić się z Tobą szokującymi wynikami wieloletnich badań, przeprowadzonych na ponad 126.000 ludzi w latach 1992 do 2010. Wykazały one, że osoby, które siedzą więcej niż 6 godzin w ciągu dnia są narażone o 94% bardziej na wcześniejszą śmierć niż te, które siedzą mniej niż 3 godziny! Osoby długo siedzące umierają wcześniej! Dlaczego stało się to aż takim problemem? To nasz tryb życia wymusza na nas siedzenie. Wstajemy rano siadamy na toalecie, idziemy do kuchni siadamy do śniadania. Potem wsiadamy do samochodu i jedziemy do pracy. Coraz więcej osób pracuje na siedząco. Potem wsiadamy do samochodu żeby wrócić do domu. Część z nas zajeżdża na obiad do baru i znowu zasiada, potem powrót do domu, kolacja na siedząco przy stole i nasz ulubiony fotel z pilotem w ręku, i siedzenie, aż pójdziemy spać! I co się dzieje? Zwiększa się drastycznie nasze ryzyko zawału serca, chorób układu krążenia czy udarów. Aż o 94% częściej zapadamy na cukrzycę, nowotwory, problemy z ciśnieniem i wiele, wiele innych chorób.

Jak już się domyślasz nasze ciało nie podtrzymuje odpowiedniego krążenia obydwu płynów w naszych ciałach - krwi i limfy. Siedzenie nas zabija. Nogi zajmują 50% naszego ciała, wykorzystaj je! Zachęcamy Cię do ich używania! Używanie biurek, które wymagają od nas stania, a nie siedzenia, daje wspaniałe efekty. Dzięki temu nasze ciało również ćwiczy różne mięśnie, aby utrzymać stojącą pozycję. Jeśli nie masz takiej możliwości jak biurko, przy którym się stoi, zachęcamy Cię, abyś co pół godziny wstał chociaż na 5 minut i się poruszał, zrobił przysiady i chwilkę pochodził. Jeśli jesteś kierowcą zrób więcej postojów na trasie. Zatrzymaj się np. co 30 min i zrób kilka przysiadów i skłonów!

Ruszaj się więcej i odsuń od siebie te wszystkie ryzyka wcześniejszej śmierci, żyj w zdrowym, sprawnym ciele, nie umieraj jak inni!

Ćwiczenia interwałowe

Ćwiczenia interwałowe są taką „wisienką na torcie". Opisaliśmy jak to działa szczegółowo w rozdziale naprawianie. Teraz podamy Ci różne rodzaje tych ćwiczeń, a Ty wybierzesz te najbardziej Ci odpowiadające.

Dwa rodzaje spacerów w miejscu:
Zaczynamy najpierw marsz stałym tempem, wykonując nieco większe ruchy rękoma, jakbyśmy szybko maszerowali. W głowie liczymy sobie do 40. Następnie zaczynamy iść jakbyśmy się spieszyli na spotkanie lub do pracy. Naprawdę szybko maszerując w miejscu. Tak, aż nie damy rady złapać tchu - przez 20 sekund. Potem znowu zwalniamy do w miarę szybkiego marszu do 40 sekund i znów zwiększamy tempo

na 20 sekund. Robimy na początek 3-5 powtórzeń szybkiego marszu, a ćwiczenie wydłużamy maksymalnie do 20 min. Każde ćwiczenia nie powinny przekraczać 20 min. Nasze ciało też nie potrzebuje większego wysiłku niż ten, który Ci proponujemy.

Marsz i skakanka: nasze ulubione. Dlaczego? Dlatego, że dbają o dwa ważne aspekty w naszym organizmie: hormon wzrostu, jak również stawy. Kolagen, czyli główny budulec w naszych stawach wytwarza się w wyniku malutkiego wyładowania elektrycznego powstającego w momencie nawet lekkiego podskoku. Magnez, krzem i wapń łączą się wówczas tworząc kolagen. Dlatego skakanka jest wyśmienitym sposobem na odbudowywanie stawów, a w połączeniu z marszem wspaniałym treningiem interwałowym.

Najpierw zaczynamy iść szybko w miejscu przez 45 sekund, potem skaczemy na skakance na obie nogi jednocześnie 30 razy. Kładziemy skakankę i znów idziemy przez 45 sekund... itd. Ćwiczenie tego nie powinno wykraczać poza przedział czasowy 20 min.

Raz jeszcze tylko przypominamy, iż treningi interwałowe podnoszą ilość wytwarzanego hormonu wzrostu od 450-700% - wykonując je oczywiście z pustym żołądkiem. Jeśli wykonujesz jakiekolwiek ćwiczenia interwałowe po posiłku, nie mają one znaczącego wpływu na nasze ciało, gdyż w obiegu znajduje się wówczas insulina i hormon wzrostu po prostu nie zostanie wytworzony.

Inaczej się mają natomiast ćwiczenia siłowe. Dwie najlepsze pory takich ćwiczeń to czas pomiędzy 13:00 a 15:00 lub wieczór. Biegać natomiast by zrzucić jakiekolwiek kilogramy, powinniśmy rano ponieważ według naukowców takie treningi należałoby wykonywać 6 - 8 godzin od ostatniego posiłku, by ciało uzyskało energię z tłuszczu. Jeśli biegasz wieczorem, po całym dniu jedzenia, niestety ciało cały czas będzie „jechało" na tym co zjadłeś wcześniej.

Poszczególne efekty stosowania niektórych ćwiczeń są zauważalne dopiero po dłuższym stosowaniu. Natomiast jeśli podejmiesz decyzję, że pragniesz odzyskać siły, ćwiczenia fizyczne są nieodzownym elementem tego powrotu do życia. Sama dieta i oczyszczanie nie wystarczy, gdyż często w ciałach chorych po prostu woda zarosła jak stary staw i dopiero ćwiczenia mogą wymienić tą wodę.

Ćwiczenia oczu

Ćwiczenia oczu dały najszybsze i najwyraźniejsze rezultaty w historii naszej rodzinki. Nasz młodszy syn Błażej nosił niestety okulary od młodych lat z powodów słabego widzenia, ale i dlatego, że miał tak zwanego zeza. Na tamtym etapie świadomości, poszliśmy do okulisty, sprawiliśmy mu okulary i wydawałoby się – problem załatwiony. Ale ponieważ Błażejowi nie za bardzo udawało się uważanie na okulary, szczególnie podczas grania w piłkę, to okulary te często ulegały wypadkowi. Tak więc za każdym razem przy wyrabianiu nowej pary okulista sprawdzał wzrok i okazywało się, że zamiast coraz lepiej, jak obiecano, co pół roku wzrok mu się pogarszał. W zeszytach pisał wręcz leżąc na biurku z głową obok zeszytu, aby coś widzieć. To było bardzo uciążliwe, nie tylko dla 8-letniego wtedy chłopca, ale i dla nas jako rodziców, kiedy patrzyliśmy na to jak cierpi. Raz nosił okulary z zaklejonym jednym okiem, raz inne, ale to nic nie pomagało, a wręcz można powiedzieć szkodziło. Pewnego dnia trafiliśmy na książkę dr. Williama H. Bates „Naturalne leczenie wzroku bez okularów". Od tego czasu, pojawiła się jakaś nadzieja, że można inaczej, więc zaczęliśmy szukać więcej informacji. Nie mieliśmy nic do stracenia! Dodatkowo Błażej właśnie wrócił z podwórka, z piłki, z pobitymi okularami w ręku i ze łzami w oczach, że to kolejne już załatwione w tym roku. Wtedy to długo nie myśląc, poddaliśmy się impulsowi. Skoro tak się stało, to znaczy, że mamy żyć bez okularów. O tyle dobrze, że zbiegło się to wtedy z feriami i będąc w domu, bez konieczności odrabiania lekcji, mogliśmy ćwiczyć wzrok cały czas. I nie chodzi tu o to, że wykonywaliśmy ćwiczenia na okrągło, ale o to, że wysyłając wzrok bez okularów, pobudzamy oczy do działania. Oko, a dokładnie gałka oczna, to też mięsień jak każdy inny i nie ćwiczony ulega rozlenieniu i osłabieniu. Dosłownie z dnia na dzień, z tygodnia na tydzień wzrok był coraz lepszy, zez ustępował i pojawiał się już tylko w okresach naprawdę dużego zmęczenia. Dzisiaj nie jesteśmy w stanie określić czy zajęło nam to 3 miesiące czy rok. Najważniejsze było to, że w dość krótkim czasie, ćwicząc parę minut dziennie, nasz syn poprawił sobie wzrok do tego stopnia, że nie potrzebował już okularów, a uciekające do środka oczy pojawiały się sporadycznie, tylko w okresach wyczerpania, aż w końcu przestało go to nękać. I co? Po raz kolejny okazało się, że „medycyna akademicka" i ludzie reprezentujący ją, którzy chcieliby być szanowani za wykonywanie swoich zawodów, okazali się być bezużyteczni, a wręcz karygodnie nieskuteczni! Ale tak to działa, niestety! Okuliści, tak jak i lekarze od innych części ciała są tak uczeni na studiach. Wiedzą jak zbadać i co przepisać na taką przypadłość. Nie zarabiają na tym, żeby znaleźć inne rozwiązanie. A na takich okularach, szczególnie u małych dzieci można sporo zarobić. Jakoś to tak wychodzi, że łamią im się te okulary, czasami nawet cztery, pięć razy do roku.

Ale wróćmy do naszych ćwiczeń, my nie robiliśmy dokładnie wszystkich, jak podaje dr Bates, poza tym najwięcej czasu mieliśmy w drodze do i ze szkoły, woziliśmy wtedy naszych synów samochodem, mieliśmy więc od 20 do 30 min. w każdą stronę, rano i po południu. I właśnie wtedy najłatwiej było ćwiczyć. Oprócz ogrzewania i pocierania oczu, były to kółka, ósemki i iksy robione oczami, szybkie mruganie, patrzenie na przemian daleko i blisko, w górę i w dół, a także przybliżanie i oddalanie palca przed oczami.

Nie będziemy się tu rozpisywać jak zbudowane jest oko i jak dokładnie działa, bo nie o to tu chodzi. Najważniejszą informacją jest dla nas to, że mięsień gałki ocznej, jak każdy inny mięsień w naszym ciele, powinniśmy ćwiczyć, jeśli chcemy, żeby sprawnie działał. A okulary w tym przypadku można porównać, do takiego wózeczka, którym ludzie starsi i schorowani podpierają się, żeby chodzić. Założenie jest takie same, jeśli mięśnie w nogach nie są w stanie utrzymać nas w pionie, podpieramy się wózeczkiem, jeśli mięśnie w oku nie pozwalają widzieć wyraźnie, podpieramy się okularami. Według teorii dr. Batesa, jeżeli oko dostaje wsparcie w postaci okularów, żeby wyostrzyć sobie obraz, to po jaki grzyb miałoby się wysilać i ćwiczyć mięśnie potrzebne do tego. Wyobraźmy sobie, że mamusia, czy ukochana teściowa, żeby nas odciążyć, trzy razy dziennie podrzuca nam bardzo smaczne domowe posiłki. Czy nadal stalibyśmy w kuchni i przygotowywalibyśmy swoje, czy raczej korzystalibyśmy z radością z tych gotowych. Z czasem takie mięśnie wspomagane okularami jeszcze bardziej się osłabiają, stąd też pogłębiająca się wada z roku na rok, a nawet wiotczeją zupełnie i zanikają.

Nie będziemy tutaj opisywać ćwiczeń, polecanych do odzyskania lub naprawy wzroku, ponieważ wpisując na YouTube nazwisko dr. Bates lub Siergiej Litwinow, możemy znaleźć jak działają takie ćwiczenia i jak dokładnie je wykonywać. Jest jednak jedno ćwiczenie, które właśnie u Siergieja Litwinowa podglądnęliśmy parę lat temu i ćwiczymy je codziennie do dziś. A mianowicie jest to, jak on to nazywa wbijanie piętami gwoździ w podłogę, czyli ćwiczenie na dokrwienie oczu, a także na wytworzenie mikroimpulsów w stawach, jak już pisaliśmy przy ćwiczeniach interwałowych.

ZDROWIE PSYCHICZNE

*„Uśmiech jest najlepszym kosmetykiem do użytku zewnętrznego
i najlepszym lekarstwem do użytku wewnętrznego"*

Phil Bosmans

Czy słyszałeś kiedyś o czymś takim jak śmiechoterapia? Naukowcy sugerują, że codzienna dawka śmiechu, np. w postaci oglądania filmów komediowych, powinna być zalecana, tak samo jak odpowiednie odżywianie, czy ćwiczenia. Terapia śmiechem ma potwierdzone rezultaty, redukuje stres i wzmaga chęć do życia. Człowiek poprzez śmiech pobudza wydzielanie beta-endorfin, które korzystnie wpływają również na proces leczenia. Teraz pewnie powiesz, no przecież śmiechem nie wyleczę się z łuszczycy. I tu masz rację, samym śmiechem tego nie zrobisz, ale śmiech i stan umysłu po porządnym wyśmianiu się, pozwoli Ci się otworzyć na inne rozwiązania.

*„Śmiech jest to dobre samopoczucie całego ciała,
okazywane w jednym miejscu".*

Josh Billings

Chcielibyśmy w tym rozdziale przedstawić Ci inne podejście do występowania i leczenia chorób. Robimy to po to, żebyś mógł, tak jak my przestać się ich bać, a w szczególności raka, czy nowotworu, obojętnie jak chcesz to nazywać, którym straszą nas już wszędzie i bezustannie. Rób badania profilaktyczne, wczesne wykrycie raka, daje szansę na wyleczenie, zaszczep się, nie jedz tego, czy tamtego, bo powoduje raka, jedz to, to ustrzeżesz się przed rakiem i tak w kółko w radio, telewizji, internecie, prasie, na bilbordach i reklamach. Wszędzie nas straszą i ostrzegają. Powstają coraz to nowe organizacje nawołujące do walki z rakiem, cukrzycą, chorobami układu krążenia itd.

I co, większość założeń tych organizacji jest po to, żebyś się jeszcze bardziej bał, żeby Ci codziennie przypominać, że Ciebie to najprawdopodobniej też trafi, wcześniej, czy później. Na głównej stronie Światowej Organizacji Zdrowia czyli WHO jako piąta i w zasadzie jedna z ważniejszych zakładek, o zachowaniu zdrowia raczej nic tam nie znajdziesz, pod nazwą Światowe Dni obchodzone przez WHO, mamy wyszczególnione, kiedy i z czym mamy walczyć.

I tak dla przykładu kilka propozycji dni:
- 4 lutego – Światowy Dzień Walki z Rakiem
- 24 marca – Światowy Dzień Gruźlicy
- Ostatni tydzień kwietnia – Światowy Tydzień Szczepień
- 25 kwietnia – Światowy Dzień Walki z Malarią
- 28 lipca – Światowy Dzień Walki z Wirusowym Zapaleniem Wątroby
- 10 września – Światowy Dzień Zapobiegania Samobójstwom
- 12 listopada – Światowy Dzień Walki z Pneumonią
- 14 listopada – Światowy Dzień Walki z Cukrzycą
- 1 grudnia – Światowy Dzień AIDS

Jest ich jeszcze ze trzydzieści, tak więc średnio ze 3 razy w miesiącu, można podkręcać atmosferę, mówić nam jakie to straszne choroby na nas czyhają, ile ofiar już mamy, jak można się na to leczyć, gdzie się udać by się leczyć, jakie badania zrobić, itd. Organizowane są specjalne imprezy, na których możemy się tego wszystkiego dowiedzieć. Tylko dlaczego podczas takich wydarzeń nie dowiadujemy się o tym, że nie musimy zachorować i umrzeć na daną chorobę, ponieważ Twoja mama i babcia umarły, że wystarczy przestać się bać i wystarczy przestać dawać się zastraszać, odłączyć się od tych złowrogich informacji w mediach, które jak jakiś czar czy raczej klątwa wiszą nad nami i czekają kiedy nas zabić.

Mówi się nam, że zdrowie psychiczne jest równie ważne, żeby się relaksować, odpoczywać, wysypiać czy znaleźć czas na przyjemności. Ale jak w takim świecie, gdzie codziennie jesteśmy bombardowani nowymi doniesieniami o nowo odkrytych chorobach, wirusach, zakażeniach czy epidemiach, na które coraz więcej ludzi umiera mieć chęć, żeby się zrelaksować. Przecież jeżeli ja się będę relaksować, pojadę na wczasy i będę się dobrze bawił, a inni cierpią i umierają z powodu tych wszystkich chorób, to co będzie ze mną jak ja zachoruję, nikt mnie nie pożałuje, nie wesprze w bólu. Przecież tak nie można! Muszę razem z nimi cierpieć, być smutny, przygnębiony i nosić żałobę narodową. Ja ich pożałuję, to później oni mnie będą żałować. Trzeba się wspierać, słuchać nowinek na temat leków, wspierać akcje charytatywne do walki z rakiem, po prostu trzeba być na bieżąco, jakby to coś miało pomóc i ochronić Cię przed zachorowaniem.

Celem naszym było, żeby Ci pokazać, że nasze ciało leczy się samo i tylko Ty masz wpływ na to, czy zachorujesz, czy nie, czy się wyleczysz, czy nie. Jeżeli będziesz żył w ciągłym strachu przed chorobami, to w końcu zachorujesz.

„*Człowiek jest tym, o czym przez cały dzień myśli*".

Ralph Waldo Emerson

Prawo Przyciągania, z którym już się może spotkałeś np. w książce „Sekret" Rhonda Byrne lub filmikach tego typu głosi, że przyciągasz do swojego życia to na czym najczęściej skupiasz swoje myśli. Tak więc odpowiedz sobie sam. Czy warto przez większość swojego, szczególnie wolnego czasu być otoczonym chorobami, chorymi lub wiadomościami na temat chorób? I tu pewnie powiesz, no tak, ale mam chorą mamę czy babcię, którą muszę odwiedzać czy nawet opiekować się nią. Masz rację, w takim wypadku, trzeba. Ale może tak podejść do sprawy inaczej? Nie współczuć im i smucić się z nimi, ale powygłupiać się, pośmiać, obejrzeć zabawny filmik, może znaleźć inny sposób na ich chorobę lub poszukać przyczyny tej choroby.

Nowa Germańska Medycyna lub totalna biologia

„Jeśli mówimy o kimś, że zmarł na raka, to równie dobrze możemy mówić, że ktoś kto miał wypadek samochodowy i uderzył w drzewo, zmarł na drzewo".

Jest to nasz ulubiony fragment z książki pod tytułem „Zrozum swoje choroby" Patricka Obissier.

Uwielbiamy tę książkę, ponieważ w prosty i zrozumiały sposób opisuje, czym tak naprawdę jest to coś, co nazywamy chorobą. Autor na podstawie 5 Praw Natury opracowanych przez dr. Ryke Geerd Hamera, które zostały nazwane Germańską Nową Medycyną, przedstawia nam obraz świata prawie doskonałego. Pokazuje nam jak funkcjonuje nasze ciało, co to jest choroba i dlaczego powinniśmy być jej wdzięczni. Wdzięczni za chorobę, super pomysł i co jeszcze? Może mamy ją pokochać, kochać chorobę, która przysparza nam tyle bólu, niedogodności, która żeruje na nas i nas wykańcza? A i owszem. Kiedy zrozumiesz dlaczego ta, jak ją brzydko nazywasz choroba powstała w Twoim organizmie, co chce Ci pokazać, przed czym Cię uchronić, w czym Ci pomóc, to może zmienisz zdanie i przestaniesz być do niej tak wrogo nastawiony.

Faktycznie nauczyliśmy się nazywać wszystkie odstępstwa od zdrowia, czyli dobrego samopoczucia, chorobami. Sama nazwa byłaby jeszcze OK, gdyby nie fakt, że słowo choroba tak źle nam się kojarzy i boimy się zachorować, szczególnie na te poważne choroby, bo te zwykłe przeziębienia jakoś znosimy. My poznając Germańską Nową Medycynę, a później bardziej rozszerzoną Totalną Biologię, wiemy już dzisiaj, że nie ma się czego bać, a wręcz przeciwnie możemy rozpoznać po objawach w naszym ciele, co poszło nie tak, z czym trzeba się uporać, żeby to wyprostować. Możemy więc być wdzięczni naturze, że tak wspaniale to zostało rozwiązane. Nic w naszym ciele nie dzieje się przypadkowo. Zawsze jest to reakcja na świat zewnętrzny i próba adaptacji do pojawiających się warunków. Choroby, nowotwory, stany zapalne, infekcje nie są nigdy dziełem przypadku, lecz pojawiają się w konkretnym celu, w celu przetrwania.

Więc co Ty na to, że choroba jest procesem przystosowania danego narządu do problemu, którego ta osoba nie rozwiązała. Gwałtowny strach, niebezpieczeństwo powodują wydzielanie ogromnej ilości adrenaliny i innych podobnych związków. One natomiast, gdyby nie istniał żaden system odprowadzania mogłyby spowodować natychmiastową śmierć. Dlatego też nasz mózg odprowadza nadmiar tej energii do narządu, który, jak my to nazywamy, zachorowuje i dzięki temu możemy dalej żyć. Nie będziemy jednak więcej rozwijać tego tematu, chociaż jest dla nas szalenie interesujący. Naszym przesłaniem było, żeby pokazać Ci, że nie ma czego się bać. Nasz mózg czuwa nad wszystkim, nawet naszym zdrowiem. Nakłaniamy Cię jednocześnie do dbania o swoje ciało fizyczne, przez zdrowe odżywianie, ćwiczenia fizyczne i oddechowe, ale także i o stan emocjonalny.

„Pacjent, który odżywia się właściwie jest mniej podatny na przeżywanie biologicznych konfliktów. Jest to oczywiste. Tak samo jest w przypadku ludzi bogatych, którzy nie mają tak wielu raków jak ludzie biedni. Bogaci często rozwiązują konflikty po prostu wyciągając książeczkę czekową i wypisując czek".

dr Ryke Geerd Hamer

Medytacje, modlitwa

Kiedy mówimy o zdrowiu psychicznym, mentalnym, czy duchowym, bez różnicy jak to nazywamy, to nie możemy zapomnieć o naszym połączeniu z Bogiem, duszą, czy wyższą świadomością w zależności od tego kto w co wierzy. Pragniemy, aby każdy człowiek niezależnie od wiary lub jej braku, mógł skorzystać z naszych porad i odnalazł swoją drogę do długowieczności. Chcielibyśmy się tutaj z Tobą podzielić tym, co od wielu lat mocno nam pomaga w naszej drodze życiowej. Coś co zagościło w naszych sercach i stało się czymś w rodzaju relaksacji, naładowania pozytywną energią i sposobem na pokochanie wszystkich ludzi. Otóż praktycznie codziennie rano zatrzymujemy się na chwilę. Siadamy lub kładziemy i medytujemy. Jest to pewnego rodzaju modlitwa, natomiast nie jest ona powiązana z żadną regułą i religią. Jednego dnia słuchamy pozytywnych afirmacji czyli słów nagranych na płycie lub z YouTube, które to przekazują nam ciepło, miłość czy wdzięczność. Innego, zaś po prostu siedzimy na plaży i słuchamy szumu morza. Medytacje, afirmacje, czy pewnego rodzaju zaduma nad naszym życiem pozwoliły nam na zbudowanie w sobie pozytywnej siły i miłości.

Każdy z nas spotyka na swojej drodze różnie nastawionych do nas ludzi, natomiast my przez ten właśnie czas spędzany z samym sobą, przygotowujemy się na te czasami mniej przyjemne energie.

Moja profesor od psychologii na studiach była wspaniałym wykładowcą. Pokochałem psychologię dzięki niej. Kiedy opowiadała o zachowaniach człowieka, zawsze znajdowała świetne porównania i opowieści. Jedną z nich była opowieść o tym, jak to każdy z nas nosi balonik. Ten balonik, w zależności od tego kim jesteśmy, głównie z powodu różnych nawyków, jest wypełniony od rana albo złą, lub dobrą energią. Nasze kontakty z ludźmi polegają na wymianie tychże energii. Jeśli jesteś osobą pozytywną od rana uśmiechniętą, kochającą wszystkich wokół siebie, możesz uchronić się przed osobami z tą złą energią. Te osoby pragną od rana zrzucić z siebie ten ciężki - wredny balon energii. Są to osoby, które od samego rana, burczą na dzieci, czy żonę zaraz po wstaniu, niezadowoleni, że musieli wstać, dodatkowo spóźnieni na autobus do pracy, czy po prostu źli na pogodę, szukają tylko kogoś, aby zrzucić z siebie tą złą energię. Jeśli trafią na Ciebie, a Ty nie jesteś wystarczająco naładowany pozytywną energią, mogą Ci nawet zepsuć dzień, wypuszczając cały swój balonik na Ciebie. Ale jeśli znalazłeś czas dla siebie każdego dnia, chociaż na chwilę zadumy i relaksu, wówczas ich ataki nie zdołają Cię wyprowadzić z równowagi.

Medytacja, szczera modlitwa w zaciszu własnego domu towarzyszy nam, ludziom przez wieki. Dawała nam szczęście, siłę, dawała nam możliwość wybrania tej dobrej drogi, czego Ci z całego serca tutaj w tym miejscu życzymy.

Muzyka 432 Hz

Bardzo często zastanawialiśmy się jaka muzyka może być tą najlepszą dla pozostania jak najdłużej w cudownym stanie. Wiedzieliśmy z młodości, że muzyka rockowa, rap, czy techno wprawiała nas często w stan dobrej zabawy i radości. Niestety często potem wsłuchując się w słowa, jak również w muzykę zauważyliśmy, że nie do końca mogło to dobrze wpływać na stan naszego ducha. Kiedy później wpadliśmy na film „Niezwykła pamięć wody", doznaliśmy lekkiego szoku. Nigdy tak naprawdę do końca nie zagłębialiśmy się w ten temat, ale twórcy tego filmu twierdzą, że woda ma pamięć i słyszy co się do niej mówi.

Udało nam się natomiast zobaczyć na własne oczy jaki wpływ mają słowa na wodę. Kiedyś podczas jednego z kursów, byliśmy świadkami pewnego testu. Woda została umieszczona w 3 słojach. Na jednym z nich umieszczono serce i napisano „Kocham Cię", na innym „Jesteś mi obojętny" i twarz bez uśmiechu, a na trzecim twarz z olbrzymim grymasem niezadowolenia i napis „Nienawidzę Cię". Codziennie podchodziliśmy do tej wody i zwracaliśmy się tak, jak mieliśmy zaznaczone na słoikach. Po kilku dniach, woda w słoju „Nienawidzę Cię" zaczęła mętnieć i jakby się psuć, w tym obojętnym, też nie była za czysta, natomiast w słoju „Kocham Cię" pozostała cały czas czysta, bez żadnych zmian.

Od tamtego czasu bardziej zaczęliśmy zwracać uwagę na słowa jakich używamy, jak również jakich słuchamy. Doświadczenie to miało olbrzymi wpływ na muzykę, którą otaczamy się dzisiaj. A od kiedy trafiliśmy na opracowania w internecie sugerujące, że natura nadaje muzykę w tonacji 432Hz, jak najczęściej wybieramy muzykę z tej tonacji. Okazuje się, że cały nasz świat oparty jest na wibracjach o określonych częstotliwościach. Wszystko można by określić po prostu dźwiękiem. Ludzie, zwierzęta, przedmioty, słowa, czyny posiadają swoje unikalne wibracje. Wszystko nadaje na danej częstotliwości tak jak fale radiowe o różnych częstotliwościach. Wiadomo też nie od dziś, że dźwiękiem można ukoić, czy uleczyć, ale można też wykorzystywać go w niedobrych celach. Dlatego pragniemy wsłuchiwać się w muzykę dobra, piękna i natury do czego również i Ciebie zachęcamy.

Wybaczanie

Wybaczyć, nie znaczy zapomnieć. Wybaczyć znaczy już się nie gniewać.

Pewnego razu wydarzyła się dziwna historia. Odebrałem telefon od znajomego, którego nie widziałem, ani nie słyszałem od około 10 lat. Głos w słuchawce: „Mariusz, wiesz ta sprawa sprzed lat. Wiesz kiedy pożyczyłeś mi kasę, a ja zniknąłem. Chciałbym, żebyś mi wybaczył?" To było coś tak dziwnego, że nie jestem w stanie tego wytłumaczyć. To tak, jakby 5-kilowy ciężarek spadł z moich pleców i nagle poczułem się lżejszy! Uczucie było niesamowite, wręcz ciepłe, miłe i wszystko nagle nabrało innego kształtu. Poczułem od razu, że mu wybaczam. Ustaliliśmy kwotę i sposób spłaty zadłużenia i chociaż nigdy nie doszło do uregulowania długu, tamto wybaczenie zostało.

Następnym takim dobrym to tego przykładem może być moja relacja z ojcem. Kiedy po burzliwych młodych latach wydostałem się z domu, lekko zbuntowany, pragnąłem udowodnić ojcu, że jestem kimś lepszym, kimś wartościowym i wartym zauważenia. Po paru latach budowania swojego wizerunku dorosłego faceta, doszedłem do wniosku, że ta głupia walka z ojcem jest mi i tak naprawdę nigdy nie była, do niczego potrzebna. Postanowiłem poprosić o wybaczenie i sam otworzyłem się na to, żeby wybaczyć. Moje życie już nigdy nie było takie same. Nasze relacje wróciły na dobre tory i nawet jeśli dzisiaj nadal się z nim nie zgadzam w jakiejś kwestii, nie patrzę na niego jak na rywala, ale szukam drogi, żeby nasze poglądy się zbliżyły.

Wiele osób nosi w sobie urazę przez lata, a czasami przez całe życie, zamiast sobie ulżyć i wybaczyć drugiej osobie. Czasami są to nawet błahe sprawy, o których ta druga osoba już dawno zapomniała. A czasami nawet nie wie, że zrobiła coś złego i to może tylko nam się wydawało, że było to coś złego.

Podobnie jest w pewnej opowieści o mnichach niosących kobietę:

„Szło drogą dwóch mnichów. Jeden z nich dużo starszy, drugi całkiem nowy w zakonie. Obydwaj ślubowali, że nie dotkną w życiu kobiety, a tu

nagle dochodzą do strumienia, a na brzegu stoi kobieta i prosi o pomoc by dostać się na drugą stronę. Starszy mnich, bez dłuższego zastanowienia, wziął ją na ręce i przeniósł na drugi brzeg. Gdy ją postawił po drugiej stronie rzeki, poszli dalej. Mnisi idą więc dalej i nic do siebie nie mówią. W końcu po przejściu dobrej mili, młody mnich nie wytrzymał: przecież ślubowaliśmy, że nie będziemy dotykać kobiety. Jak mogłeś ją przenieść?

Starszy mnich, który przeniósł młodą kobietę przez potok, milczał przez chwilę. Ja zostawiłem ją po drugiej stronie rzeki jakąś godzinę temu - odezwał się w końcu - to czemu ty wciąż ją ze sobą niesiesz?"

Często nosimy coś w sercu i w głowie niepotrzebnie przez lata. Niepotrzebne zwady czy utarczki rodziców z dorastającymi dziećmi, przenoszone są w sercu dzieci w dorosłe życie.

Jeśli tylko byśmy mogli nauczyć się wybaczać. Wybaczać nie znaczy zapomnieć. Wybaczyć można komuś nawet się z tą osobą nie kontaktując. Tylko dla siebie, po to żeby już jej nie nosić tak jak młody mnich kobietę w opowieści. Zachęcamy Cię bardzo, abyś wybaczył wszystkim, którzy w jakiś sposób Cię skrzywdzili, oni nie cierpią, a Ty z pewnością tak, ciągle myśląc o tym jak to było źle, że tak wyszło. Takie wybaczenie jest dla Ciebie, nie dla nich. A jeśli zadzwonisz i zapytasz czy zechcą Ci wybaczyć, ponieważ Ty pragniesz im również wybaczyć, może się okazać, że oni tylko na to czekali i od tej pory może się wszystko zupełnie inaczej potoczyć. Oczyszczanie ciała, a także umysłu może mieć olbrzymie znaczenie w Twojej drodze do samouzdrawiania.

Pozytywne nastawienie

Nie chodzi nam tutaj o noszenie różowych okularów, czy widzenie wszystkiego w różowych barwach. Ale raczej o to, że każdy medal, jak to się zwykło mówić, ma dwie strony i nie możemy skupiać się tylko na tej jednej. W powiedzeniu tym chodzi o dobrą i złą stronę tego samego medalu. Na pewno nie raz spotkałeś na swojej drodze osoby, którym, jak to się mówi, uśmiech nie schodzi z twarzy. Może nawet masz kogoś takiego w swojej rodzinie, czy otoczeniu. Zastanawiałeś się czasami, o co tu chodzi, z czego oni się tak cieszą, wyglądają jakby nie mieli żadnych problemów. Niewątpliwie jest to bardzo przyjemny widok, taka uśmiechnięta twarz.

Czy myślisz, że ludzi tych los potraktował łagodniej, że mieli łatwiej niż Ty w życiu, że nie mieli tylu zmartwień i kłopotów co Ty. Oni mieli tak samo, czasami pod górkę w życiu, czasami przeżyli nawet prawdziwe tragedie, a mimo to mają uśmiech na twarzy, zawsze potrafią powiedzieć miłe słowo, komplement, zawsze skłonni do pocieszenia i niesienia pomocy, bez złości, zniechęcenia, czy zazdrości.

„Główny problem polega nie na tym, że zbytnio fascynujemy się nieodpowiednimi rzeczami, ale na tym, że niedostatecznie fascynujemy się rzeczami odpowiednimi."

Larry Crabb

Można, więc przeżyć kilkanaście lub kilkadziesiąt lat z rozżaleniem, że inni mają łatwiej, że nic nam w życiu nie wychodzi, albo spojrzeć na drugą stronę medalu i zacząć się cieszyć tym co mamy, że oprócz smutków i problemów w życiu, mamy też z czego się cieszyć. I nie mówimy tu o takim myśleniu:
- Życie jest do dupy!
- Nie mów tak, myśl pozytywnie!
- Hurra. Życie jest do dupy!

Tylko raczej w tę stronę:
A czego mam się bać? – pomyślał Czerwony Kapturek - Las znam, seks lubię...

Lub:
Trzeba spojrzeć na to z drugiej strony: Dobrze, że mamy tylko jeden poniedziałek w tygodniu.

A tak na serio, to na początku może wydać się to dość trudne, cieszyć się, ale z czego, kiedy nie mamy na następną ratę za mieszkanie, nasza babcia jest ciężko chora, zepsuł nam się samochód, albo po prostu przesoliliśmy obiad. Kiedyś trafiliśmy na taką myśl umieszczoną w internecie w formie żartu o pozytywnym nastawieniu:

„Nie wiem dlaczego tak się zdenerwowałem, gdy moja córka zrobiła sobie kolczyk w nosie - teraz łatwiej budzi mi się ją do szkoły."

Pozytywne nastawienie i wszystkie problemy znikają same. Może i Tobie uda się, choć przez chwilę na początek, każdego dnia zauważyć, co dobrego wykreowałeś w swoim życiu. Tak, wykreowałeś to dobre słowo, ponieważ to Ty sam, nie kto inny stworzyłeś to co masz, kim jesteś i jak się czujesz. W następnej części podpowiemy Ci, jak nauczyć się być wdzięcznym i szczęśliwym. A teraz pomyśl, kiedy czujesz się dobrze. I nie mówimy tu o jedzeniu, że skoro lubisz jeść, to jedz więcej i częściej, to będziesz szczęśliwy. Mówimy tu o tym, co lubisz robić, co sprawia Ci przyjemność. Jak już to znajdziesz, to rób tego więcej. My też kiedyś nie mieliśmy różowych okularów. Nie pochodzimy z bogatych rodzin, nie wyssaliśmy sukcesu z mlekiem matki.
- Nic w życiu nie ma za darmo.
- W życiu trzeba ciężko pracować.
- Życie to nie jest bajka.
- Pójdziesz na swoje, to dopiero poczujesz co to życie.
- Żeby być bogatym, trzeba umieć kraść.
- Pieniądze szczęścia nie dają.
- Ona jest taka nieśmiała, że wszystkich się boi.
- Musisz wygrać w totolotka, żeby być bogatym.
- Co ma być, to będzie, nie ma co tu zmieniać, wszystko jest zapisane u św. Piotra.

To tylko kilka przykładów „pozytywnego programowania", jakie otrzymaliśmy z domu. Jak widać nie było łatwo się odbić. Ale udało się. Potem nasze pierwsze "nieszczęśliwe małżeństwa" i rozwody, a mówimy tak, ponieważ nie ma tego złego, co by na dobre nie wyszło. Tak i w tym przypadku, dzięki tym małżeństwom, gdzie nie wszystko oczywiście było złe, były też dobre chwile, mamy naszych kochanych synów i sporo doświadczeń. Dzięki tym doświadczeniom chociażby, potrafiliśmy stworzyć wspaniałą rodzinę i cudowny związek partnerski. Nie stało się to jednak jednego dnia, pracowaliśmy nad sobą i wspieraliśmy się nawzajem w ciężkich momentach naszego wspólnego życia. Przeczytaliśmy tonę książek nie tylko o zdrowiu, ale również z zakresu rozwoju osobistego, wysłuchaliśmy wiele audiobuków i obejrzeliśmy mnóstwo filmów na YouTube. Już nie pamiętamy od czego się zaczęło, ale jedną z pierwszych książek w wersji audio, której słuchaliśmy bez przerwy była „Żyj lepiej niż dobrze" Zig Ziglar, którą oczywiście zalecamy jako jedną z najważniejszych do przeczytania, czy wysłuchania i to wielokrotnie. Drugą, godną polecenia jest pozycja „Jak przestać się martwić i zacząć żyć" Dale Carnegie.

Było ich dużo więcej, zresztą nadal jest, codziennie czegoś słuchamy, czytamy lub oglądamy. Mieszkając w Londynie mieliśmy okazję uczestniczyć w różnego rodzaju kursach i seminariach z tzw. „rozwoju osobistego". W pewnym momencie nawet sami zaczęliśmy nauczać. Przygotowywaliśmy i prowadziliśmy szkolenia, dzięki którym kiełkowało w nas uczucie, że chcemy pomagać ludziom. Chcemy podzielić się z jak największą liczbą osób, wiadomościami jak być zdrowym i szczęśliwym. Dlatego, kiedy sami na sobie przetestowaliśmy już chyba wszystko co możliwe z naturalnych sposobów oczywiście, żeby pozbyć się zbędnych kilogramów, chorób, odzyskać energię i cieszyć się życiem, szukaliśmy sposobów, żeby zacząć tym zarażać innych. I tak powstała ścianka Odmładzanie na Surowo na Facebooku potem YouTube, aż w końcu stworzyliśmy stronę internetową. Wiemy, że poprzez surowe, żywe pokarmy i cel w życiu jesteśmy w stanie żyć zdrowiej i dłużej niż podają statystyki.

Śpiewanie „Sto lat.." na urodzinach, czy życzenie komuś „Sto lat", kiedy kichnie jest już u nas w domu i najbliższym otoczeniu niewskazane, a wręcz niegrzeczne.

Wdzięczność

Następnym szalenie ważnym elementem w naszym życiu jest bycie wdzięcznym za to co już posiadamy. Wyobraźmy sobie, że jutro rano budzisz się, a tu zniknęły wszystkie rzeczy i osoby, za które nie jesteś wdzięczny, za które nigdy, chociaż po cichu samemu sobie, nie podziękowałeś, z których nie potrafisz się cieszyć i docenić. Jak wyglądałby Twój świat?
- Czy miałbyś dom, samochód, pracę, która jaka by nie była, daje Ci utrzymanie?
- Czy byłaby przy Tobie żona/mąż, dzieci, rodzina?

- Czy miałbyś się w co ubrać i co zjeść?
- Czy Twoje ciało potrafiłoby funkcjonować, bo może nie jesteś też wdzięczny za zdrowie, więc zniknie, tak jak cała reszta.

Pójdzie do tych, którzy są wdzięczni za posiadanie. Pomyśl przez chwilę co byś stracił i jak by to było, gdybyś stracił. Często dopiero po utracie kogoś, lub czegoś zauważamy te dobre strony, dopiero potrafimy być wdzięczni, że były w naszym życiu i ile do niego wniosły. Nie mamy czasu, żeby usiąść i zastanowić się jak wygląda nasze życie. Wolimy myśleć, że życie polega na pogoni za szczęściem, a nie na odczuwaniu szczęścia. A co jest tym naszym szczęściem?

„W codziennym życiu wyraźnie widać, że to nie szczęście czyni nas wdzięcznymi, lecz wdzięczność - szczęśliwymi".

David Steindl-Rast

Teraz przerwij na chwilę czytanie, weź kartkę i długopis i wypisz wszystkich i wszystko, za co jesteś wdzięczny. Za ten samochód, który właśnie się zepsuł też, bo może właśnie dzięki temu uniknąłeś wypadku. I tu przypomniał nam się kolejny audiobook, godny polecenia, „Autobus Energii" Jona Gordona, który opowiada jak zepsuty samochód odmienił całe życie.

Na pewno łatwiej jest być wdzięcznym kiedy wszystko idzie po naszej myśli, jednak warto jest potrenować trochę i szukać też pozytywnych stron w niezbyt dla nas korzystnych sytuacjach. Zamiast na przykład się złościć, że nam ciągle coś nie wychodzi, zadać sobie pytanie, czemu nam nie wychodzi, może nie powinniśmy się tego podejmować, może powinniśmy zrobić to inaczej. Świetnym sposobem na nauczenie się spojrzenia na daną sytuację z innej strony, a jednocześnie za bycie wdzięcznym za zaistniałą sytuację, jest umówienie się z kimś, z kim przebywamy najwięcej, lub kilkoma osobami, na to, żeby zwróciły nam uwagę zawsze kiedy zaczynamy narzekać. Naprawdę działa!

Odcięcie się od programowania

W rozdziale o zdrowiu psychicznym nie może zabraknąć mowy o odcięciu się od „Systemowego Programowania". Temat jest bardzo rozległy, natomiast tutaj pragniemy tylko zasugerować pewne możliwe powody złego samopoczucia lub stanu zdrowia.

W czasach kiedy komunikacja była trudniejsza, kiedy od wioski do wioski jechało się konno kilka lub kilkanaście godzin, kontrolowanie naszych umysłów nie miało takiej mocy. Wiedzieliśmy z grubsza co się dzieje w naszym państwie, a większość z nas żyła po prostu swoim życiem i życiem swoich najbliższych. To co stało się kiedy pojawił się samochód, a potem radio i telewizor jest prawdziwą rewolucją jeśli chodzi o nasze zachowania. Już w czasach przedwojennych rządzący zorientowali się, iż można łatwiej manipulować tzw. „opinią publiczną" i prowadzić tzw. politykę danego kraju. Nieświadomi ludzie potraktowali rozwój sieci telewizyjnych jako prawdziwy dar i coś co ułatwi im życie. Nagle stało się dla nas ważne to, co robią inni, oddaleni od nas nawet dziesiątki, setki czy tysiące kilometrów. Nasze życie stało się jakby bogatsze, ale czy na pewno?! Czy to nie jest tak, iż słowo rodzina stało się tylko nazwą urzędową? Czy to nie jest tak, że coraz trudniej jest być prawdziwą rodziną?

Nasze dzieci są nam bardzo bliskie, tak jak z pewnością większości rodzicom. Dzisiaj wkraczają w dorosłe życie, a my zastanawiamy się czy oby na pewno byliśmy dla nich dobrymi rodzicami. Czy wszystkie te momenty, kiedy chcieliśmy, żeby siedzieli przed telewizorem i oglądali bajki, czy później kiedy zaczęliśmy kupować im coraz to bardziej wymyślne konsole do gry i komputery, czy to były dla nich najlepsze momenty w życiu? Dzisiaj duża część rodziców narzeka na swoje dzieci, mówiąc: „Ten to ciągle siedzi tylko przy komputerze i nic nie robi!" Można by było się zastanowić kto jemu kupił ten komputer i pokazał jak grać?

Nasze umysły rozwijają się przez programowanie, to co zostanie wgrane na płytę, pozostaje podstawą do następnego programu, albo jest już gotowym wzorem jaki wykonujemy w życiu. Dzieci są tylko obserwatorami, widzą i uczą się. Dzisiaj wiemy, że nie ma dzieci „złych z natury" - te sformułowanie powinno być jak najszybciej wyrzucone z kanonów mowy. Dzieci mogą mieć tylko złych nauczycieli i wzory do naśladowania.

Skąd pochodzą takie wzory? Według naukowców w mózgu dziecka do 6-go roku życia istnieją tylko fale alfa, tzn. tak jakby dziecko było cały czas w stanie hipnozy. W tym stanie uczymy się najszybciej. Tę fazę później wykorzystują hipnoterapeuci, aby nam pomóc w rozwiązaniu problemów. Pomóc, aby oczyścić się z niewłaściwych programów włożonych, czy wgranych nam przez lata. Dziecko do wieku 6 lat nie wie jeszcze do końca co jest dobre, a co złe. Wie być może, że tego nie wolno zrobić, bo możliwa jest kara, ale ono nie wie, że to jest złe. Nie robi tego po prostu żeby nie dostać kary.

Z przykrością możemy stwierdzić, że my tej wiedzy jako młodzi rodzice nie mieliśmy i chcieliśmy od młodych lat traktować nasze dzieci jakby były dorosłe i musiały już wszystko rozumieć. Często chcieliśmy cofnąć czas, żeby mieć znowu tę szansę na lepsze programowanie umysłów naszych ukochanych synków. Na szczęście nasza świadomość cały czas się zmieniała i dorastaliśmy do tego, żeby być coraz lepszymi rodzicami.

Ale wróćmy do telewizji, radia i jak to mówią „środków masowego przekazu". Środki masowego przekazu, czyli „papka" służąca ekipom rządzącym do osiągnięcia swoich własnych celów. Firmom spożywczym do sprzedania nam swoich produktów i firmom farmaceutycznym do wmówienia nam nowych chorób i wciśnięcia nam na to swoich leków. Coś strasznego! Większość społeczeństwa zaczęła żyć życiem innych. Życiem polityka, gwiazdy ekranu, czy gwiazdy rocka. Większość ludzi spędza swój jedyny wolny czas siedząc i wpatrując się w programujące ich pudło, sprzedające im rzeczy, których nie potrzebują, wprowadzające ich w stan, w którym nie chcą być i szkolące ich jak mają myśleć. My wyłączyliśmy telewizor i radio z wiadomościami jakieś 7 lat temu i to co się dzieje w polityce, która gwiazda ma nowego partnera i czy jest jakaś wojna na Bliskim Wschodzie przestało nas zupełnie interesować. A co to nam dało? No cóż, przede wszystkim, odzyskaliśmy rodzinę. Zabraliśmy naszych synów ze szkoły w wieku 12, 13 lat. Mieszkaliśmy w Anglii i tam na szczęście nie ma obowiązku uczęszczania do szkoły. Nauczyliśmy się na nowo, co to znaczy rodzina. Zaczęliśmy spędzać mnóstwo czasu razem. Nasi synowie na nowo zaczęli być częścią naszego życia i dzisiaj widzimy tego najpiękniejsze plony.

Oprócz radia, telewizji czy gazet, w młodym wieku, programuje nas też podwórko i szkoła. Tak też było z nami, dlatego postanowiliśmy zaoszczędzić tego naszym synom. My będąc młodzi, często zbuntowani, podburzani przez znudzonych jak my rówieśników robiliśmy mnóstwo złych rzeczy, które mogłyby się dla nas skończyć co najmniej źle. Kiedy zorientowaliśmy się jak możemy nieświadomie zaprogramować naszych synów decyzja była szybka.

Jeśliby szkoła uczyła i dzieliła się z dziećmi takimi podstawowymi informacjami:
- jak założyć rodzinę i jak być dobry ojcem czy matką?
- jak zadbać o dom, jak przygotować jedzenie, czy jak zrobić zakupy?
- jak zadbać o finanse aby mieć na swoje wydatki i nie popadać w długi?
- co jeść aby nie chorować, jak ćwiczyć i po co?
- jak zadbać o swoje zdrowie i swoich najbliższych?
- jak wygląda anatomia człowieka i co zrobić gdy boli mnie głowa?

Nie byłoby sprawy, nasi chłopcy nadal by do niej chodzili. Moglibyśmy tak wymieniać w nieskończoność. My mamy już pewność, iż system pragnie nas wszystkich ubezwłasnowolnić, sprzedając nam papkę przez pudła TV i uczyć nas chociażby wielu bzdur w swoich szkołach. Jesteśmy niby wolni, a jednak nie. Nie posiadamy dzisiaj praktycznie nic, można powiedzieć, tylko swoje ciało, choć też nie wiadomo jak długo?!

W momencie kiedy piszemy tę książkę jest plan dalszego ograniczenia naszych praw. Zapytasz -ale jak to, ja nic nie wiem?

Nakaz wykonywania szczepionek na dzieciach już jest! Rodzice przestali decydować czy chcą, swe pociechy zaszczepić czy nie. Dziecko stało się po prostu własnością Państwa, a nie wolnym obywatelem w rękach swych ukochanych rodziców. Nakaz wykonywania szczepionek na dorosłych z kolei, jest już w Senacie! Za chwilę żaden obywatel nie będzie mógł zadecydować czy chce mieć szczepionkę czy nie. Czy to jest normalne?!!!

Czyli co nam pozostało, ucieczka w las i rozbicie szałasu? Może nie będzie jednak tak źle? Poza tym duża część społeczeństwa myśli zupełnie inaczej i nie da się ogłupić. Ale, czy oby na pewno? Czy wieloletnie programowanie może być jeszcze cofnięte?

Zdajemy sobie sprawę, iż słowa których tutaj użyliśmy mogą Cię zszokować, jeśli nigdy nie spojrzałeś na to w ten sposób. Ale niestety te słowa również musiały się tutaj znaleźć, gdyż jest to opis naszej drogi do odmładzania i długowieczności, oraz pomocą dla Ciebie, w podążaniu tą drogą. Czy będzie nam dane nadal głosić „dobrą nowinę" i pomagać ludziom czas pokaże, natomiast tutaj już pokazaliśmy „wierzchołek góry lodowej" i system programowania świadomego i nieświadomego prowadzonego na nas.

Na tę chwilę programowanie umysłów trwa i jeśli chociaż na chwilkę, czytając ten fragment książki, zgodziłeś się z tymi informacjami, zapraszamy Cię również do odstawienia programowania w swoim życiu. System nie wygra, jeśli uda nam się przestać wierzyć w to co nam sprzedają i wciskają każdego dnia. Nie powinno być dla nas ważne czy jakaś gwiazda się teraz rozwodzi, jeśli nasze małżeństwo jest w tarapatach. Nie powinniśmy patrzeć czy ci są źli, a tamci jeszcze gorsi, jeśli nasze dzieci nas nienawidzą. Możemy żyć inaczej. Odłącz wtyczkę, którą przypięto Cię do programowania. Zacznij żyć życiem swoim i swoich najbliższych, a gwarantujemy Ci, że Twoje życie się zmieni!

Przytulanie

"Przytulanie to taka witamina, której czasami potrzebuje każdy człowiek. Jej niedobór powoduje osamotnienie."

autor nieznany

Samotność nie jest stanem naturalnym i chociaż lubimy czasami pobyć sami i jak to się mówi, dobrze czujemy się w swoim towarzystwie, to bez bliskości drugiej osoby usychamy. Niedotykane i nieprzytulane ciało zaczyna cierpieć i popadać w depresję. Widać to dokładnie na przykładzie porzucanych dzieci, wychowywanych w sierocińcach bez miłości. Są one wychudzone, niedorozwinięte fizycznie, osowiałe, apatyczne, przygnębione oraz cierpiące na bezsenność. To czułość i przyjazny dotyk sprawiają, że dziecko żyje i rozwija się prawidłowo.

W XVIII wieku na rozkaz króla Fryderyka II Sycylijskiego wykonano okrutny eksperyment na nowo narodzonych dzieciach. Otóż po to, aby dowiedzieć się, który z języków: łaciński, grecki, hebrajski, czy arabski jest językiem pierwotnym, zabrano kilka noworodków matkom i oddano je pod opiekę obcym kobietom, które oprócz karmienia nie mogły nic mówić do dzieci, ani ich przytulać. Niestety eksperyment się nie udał, nie dość, że nie usłyszeli ani jednego słowa od dzieci, to większość tych nieprzytulanych, pozostawionych w całkowitej ciszy, bez miłości i czułości dzieci, zmarła jeszcze przed ukończeniem roku, a reszta nie doczekała drugich urodzin. Zapewnienie dzieciom pokarmu, bez miłości i dotyku matki nie wystarczy do tego, aby przeżyć.

Podczas przytulania wydziela się w naszym mózgu oksytocyna zwana hormonem miłości, dotyku i przywiązania, co powoduje obniżenie kortyzolu czyli hormonu stresu. Jak widać więc, przytulanie to samo zdrowie. Naukowcy stwierdzili, że ludzie zakochani i szczęśliwi żyją dłużej i cieszą się lepszym zdrowiem. Francuzi np. są bardziej skłonni do okazywania uczuć i przytulają się średnio trzy razy więcej niż Amerykanie. Dlatego też po odkryciu tych faktów w latach 80-tych za oceanem zapoczątkowano wspaniałą tradycję, która później rozeszła się na cały świat i obecnie 31-go stycznia obchodzimy Międzynarodowy Dzień Przytulania.

Kolejnym świetnym rozwiązaniem dla osób samotnych i nie tylko, okazały się spotkania organizowane w Nowym Jorku pod nazwą Przytulane Party. Jest to zabawa bez alkoholu i podtekstów seksualnych, tylko po to, aby nacieszyć się bliskością drugiej osoby. Uczestnicy takiego party przebierają się w nieerotyczną piżamę, przytulają się, głaszczą, czeszą sobie włosy, robią sobie masaże lub po prostu leżą obok siebie i rozmawiają. Podczas takich seansów uczą się reagować na dotyk i wyrażać swoje potrzeby bliskości. Powstaje też coraz więcej klinik i poradni, gdzie przytulanie jest stosowane jako środek terapeutyczny.

Kiedy czujemy przyjemny dotyk, nasz mózg automatycznie spowalnia oddech, obniża ciśnienie krwi, obniża poziom bólu, a także pobudza ośrodek nagrody w centralnym układzie nerwowym, który to odpowiada za nasz nastrój. Dzięki przytulaniu czujemy się bezpieczni i akceptowani. Przytulanie nazywane jest nawet krótkim okresem medytacji, ponieważ w czasie jego trwania jesteśmy w stanie skupić się na byciu tu i teraz. Czasami nawet krótkie przytulenie zdziała więcej niż najlepsze lekarstwo.

ZASTOSOWANIE

Skorzystaj ze strony: *www.odmladzanienasurowo.com/5sekretow* - znajdziesz tam najlepszy program na zrzucenie zbędnych kilogramów, jaki dla Ciebie opracowaliśmy. Zobacz co piszą do nas osoby, które już skorzystały z naszego programu:

Małgorzata Glińska
Dwa miesiące na surowej diecie 13 kg mniej to jest najlepsza, najprostsza dieta jaką znam i ostatnia

Katarzyna Andrzejewska
Brawo ja też po dwóch miesiącach prawie 15 kg

Joanna Kina
Małe podsumowanie. Udało mi się wprowadzić dużo zmian. Miesiąc na surowym i bardzo dobrze się czuję. Dzień zaczynam od wody z płynem Lugola. Potem sok warzywny. Wypijam ok. litra dziennie. Później różnie, owoce, sałatki itp. Mam dużo ruchu na świeżym powietrzu. Dzisiaj kolejne zmiany. Zamówiłam ocet jabłkowy i komplet do lewatywy, jak tylko przyjdą to zacznę. Przez ten miesiąc jest mnie o 9 kg mniej i mam dużo więcej energii.

Jeśli nie masz dostępu do internetu, w skrócie opiszemy teraz ten program i jak możesz, wystartuj już dzisiaj. W programie opisaliśmy dokładnie co działa, i dzięki temu co polecamy, pozbędziesz się zbędnego tłuszczu jednocześnie odżywiając swoje ciało!

Biegaj, ćwicz a schudniesz - to MIT. Nasze ciało faktycznie spala tłuszcz kiedy jesteśmy w ruchu, ale tylko wtedy kiedy minęło co najmniej 7-8 godzin od ostatniego posiłku. Dlatego, tak jak wcześniej dokładnie to opisaliśmy mit skakania, ćwiczenia, biegania tak rozpowszechniony w większości diet i programów odchudzających odstrasza, i nie daje wyników. Jeśli nasza sylwetka i to czy mamy nadwagę czy nie, zależałoby tylko od tego, że jemy dużo mniej, lub nie jemy pewnych pokarmów i od tego, że biegamy i dzięki temu zrzucamy zbędne kilogramy, to nie mielibyśmy dzisiaj epidemii otyłości w Polsce i na świecie. Dlatego owszem ćwiczenia są potrzebne, ale z rozwagą i o odpowiedniej porze, aby efekt mógł być zauważalny. 5 Kroków, które omawiamy jest proste i nie jest oparte o głodzenie się, czy szalenie niepraktyczne bieganie godzinami po lesie czy na bieżni. To nie oznacza oczywiście, że są łatwe od razu do wykonania, dla kogoś kto ma swoje codzienne przyzwyczajenia. To co natomiast jest w nich najfajniejsze, to działają od razu.

A zatem co to jest te 5 kroków i od czego zacząć?
1. Świeżo wyciskany sok warzywno-jabłkowy
2. Jednodniowa głodówka
3. Czasowe jedzenie (czasowa głodówka)
4. Lewatywa
5. Odstawienie 3 największych trucizn

1. SOK

Wprowadź jak najszybciej świeżo wyciskany sok warzywno-jabłkowy. Sok, który opisaliśmy w rozdziale: *Sokowanie*

Ten sok jest Twoim pierwszym posiłkiem w ciągu dnia, następny posiłek możesz zjeść dopiero po 30 minutach, inaczej zachwiane zostanie wchłanianie soku . Sok wypijamy tuż po zrobieniu, gdyż z każdą minutą od momentu wyciśnięcia soku, zawiera on coraz mniej wartości odżywczych, na których najbardziej nam zależy! Aby wzmocnić działanie soku - wypij mieszankę octu jabłkowego 15 min. przed piciem soku

NAJWAŻNIEJSZE Stosujemy się tutaj do teorii, według której jesteśmy niedożywieni. Jedzenie pozbawione wartości odżywczych jedynie wpływa na naszą nadwagę, a nie odżywia, dlatego wypicie soku natychmiast nakarmi Twój niedożywiony organizm.

2. JEDNODNIOWE GŁODÓWKI:

Omówiliśmy je dokładnie w rozdziale: *Naprawianie*
- Odpoczynek od jedzenia pokarmów stałych przez 24-36 godzin i możesz to zrobić na wodzie lub na soku
- Ciało będzie mogło w tym czasie rozpocząć oczyszczanie, naprawy, zużywanie tłuszczu dla pozyskiwania energii, ale głównie przeprowadzi naprawę kodu DNA
- Wybierz jeden dzień w tygodniu, w którym zużywasz jak najmniej energii i będziesz mieć więcej czasu na odpoczynek

3. CZASOWE JEDZENIE (głodówka czasowa)

Jak opisaliśmy to w rozdziale: *Naprawianie, jej* zadaniem jest przestawienie naszego ciała na spalanie tłuszczy, a nie korzystanie z pokarmów i cukrów w nich zawartych do uzyskiwania energii.
- pierwszy posiłek 4-5 godzin po wstaniu, czyli np. 11:00-12:00
- ostatni posiłek 4-5 godzin przed snem, czyli np. 17:00-18:00

Jeśli pracujesz od rana, weź ze sobą sok (najlepiej w ciemnej, szklanej butelce) i pokarmy do pracy. Zaufaj nam, po pierwszym trudniejszym tygodniu wszystko będzie dobrze, jeśli zaczniesz spożywać swoje pokarmy dopiero od przerwy na lunch. Poza przestawieniem organizmu na spożywanie tłuszczów, pozwolisz również swojemu hormonowi wzrostu robić cuda.

4. LEWATYWA

Jak opisaliśmy to w rozdziale: *Lewatywa*.

Ponieważ Twoje ciało zacznie spalać tłuszcz, zaczną się również uwalniać toksyny i najlepiej je od razu oczyszczać. Poza tym, dobrze by było pozbyć się pozostałości w jelitach, które po wielu latach nieprawidłowego odżywiania nadal są przyklejone do ścianek jelita.

Pierwszy miesiąc lewatywy:
- w pierwszym tygodniu robimy lewatywy codziennie,
- w drugim tygodniu - co drugi dzień,
- w trzecim i czwartym tygodniu - co trzy dni, czyli dwa razy w tygodniu,

Następne lewatywy wykonujemy co najmniej raz w tygodniu, przez okres minimum 3 miesięcy.

Oczyszczanie lewatywą jest elementem niezbędnym, chociaż wiemy, że osoby, które nigdy tego nie robiły mogą mieć opory. Można dodatkowo wykonać hydrokolonoterapię, która polega na głębszym oczyszczeniu, ale to nie jest konieczne.

Lewatywa nie wyszczupla, chociaż może zmniejszyć wagę, poprzez usunięcie złogów, ale nie jest odpowiedzialna za zużycie ani jednego miligrama naszego tłuszczu. Jest to bardzo bezpieczny i znany od tysięcy lat zabieg, którego nie ma co się bać, chociaż na początku możesz się trochę wstydzić. To minie!

5. WYELIMINOWANIE 3 NAJWIĘKSZYCH TRUCICIELI:
- Cukier i słodziki
- Mąka przetworzona termicznie: chleb, bułki, makarony, ciasto, pizza
- Oleje grzane powyżej temperatury 48^0 C

CUKIER
Najbardziej uzależniający produkt na rynku, będący powodem niezliczonej gamy problemów i mowa tutaj o cukrze rafinowanym i wszelkich jego odmianach, takich jak: aspartam, sorbitol, glukoza, fruktoza, maltodekstryna, itp. Mowa tutaj nie tylko o cukrze, który dodawałeś do herbaty, kawy czy posiłków, ale także o tym ukrytym w przetworzonych - sklepowych pokarmach. Producenci pokarmów szybko się zorientowali, iż dodawanie cukru do produktów wywołuje u nas chęć zakupu tych produktów cały czas. Z przeprowadzonego na szczurach badania w Szwajcarii, okazało się, że jest on strasznie uzależniający. Szczurom uzależnionym mocno od kokainy, którym podawano codziennie kokainę ze strzykawki, nagle dołożono drugą strzykawkę z wodą z cukrem.

Już po tygodniu 9 razy na 10, szczury wybierały wodę z cukrem zamiast wody z kokainą.

Pragniemy zwrócić szczególną uwagę na produkty, tzw. „low fat", czyli promujące nadal MIT, iż spożywanie pokarmów bez tłuszczu, lub z minimalną jego zawartością jest rozwiązaniem na otyłość. JEST TO MIT, nasze ciało nie tyje od tłuszczu! Producenci wysysając tłuszcz z pokarmów uzyskują coś o smaku kartonu, dlatego potrzebują dodać do nich olbrzymią ilość cukru dla poprawy smaku. Takie właśnie produkty są najbardziej uzależniające, jak również tuczące, bo ten nadmiar cukru nasze ciało zamienia właśnie na tłuszcz jako magazyn energii na przyszłość.

MĄKA
Jeśli pragniesz osiągnąć szybkie rezultaty i poprawić zdrowie wyeliminuj jak najszybciej całe pieczywo i wszystkie produkty, które powstały z mąki w procesie pieczenia, gdyż tracisz swój kwas żołądkowy i nabierasz od tych produktów wagi jak wcześniej opisywaliśmy.

OLEJE PODGRZANE POWYŻEJ TEMP 48^0 C
Wszystkie oleje, które nie są uzyskanie w procesie tłoczenia na zimno, są bardzo dla nas szkodliwe. W procesie rafinowania olejów zachodzą bardzo niekorzystne zmiany, które są później powodem wielu naszych schorzeń. Raz eksperci polecali nam masło, innym razem oleje roślinne, a my przez to cierpieliśmy.

Nie ma żadnych logicznych podstaw do grzania olejów, czy byłyby one mniej lub bardziej szkodliwe. Pragniesz zrzucić kilogramy - odstaw takie oleje. Oczywiście dzięki temu będą znikały z Twojego życia pokarmy smażone, które są, można powiedzieć, najgorsze ze wszystkich przegrzanych w wysokich temperaturach potraw. Oleje na zimno tłoczone, jak opisaliśmy wcześniej są mile widziane.

Najważniejszy krok nieopisany do tej pory będzie należał do Ciebie.

Twój krok - to START z programem i to najlepiej już dzisiaj.

Planowanie 5 kroków
- Co mam już w domu?
  - czy mam wyciskarkę do soków?
  - czy mam lewatywę?
  - jakie mam warzywa? czy mam jabłka? gdzie mogę pójść/pojechać zrobić zakupy?
- Jak będzie wyglądał mój tydzień?
  - który dzień w tygodniu będzie dniem „bez jedzenia"
  - o której wstaję, i o której będzie mój pierwszy posiłek, o której ostatni?
- Jeśli pracuję, jak mam się zorganizować?
  - czy mam jakąś butelkę szklaną na sok?
  - jak będę sobie przygotowywać posiłki do pracy i kiedy?

Po stworzeniu listy, stań na wagę i zmierz się w pasie. To co jest mierzalne można poprawić i da ci odpowiedź i motywację do działania.

Jeśli chcesz zamówić brakujące elementy przez internet, mamy dla Ciebie stronę: *www.odmladzanienasurowo.com/polecamy*. Mamy tam urządzenia, które możesz kupić taniej z upustami podarowanymi przez producentów, lub firmy sprzedające.

My wiemy, że życie z nadwagą jest trudne, prowadzi do wielu schorzeń i może być przyczyną krótszego życia, dlatego mamy nadzieję, że pragniesz pozbyć się tego problemu?! Do dzieła!

Zaplanowanie startu w surowe zdrowie

Jeśli mielibyśmy wybierać co pierwsze to z pewnością wskazalibyśmy na wyciskarkę do soków, abyś mógł nakarmić swoje niedożywione ciało jak najszybciej. Skontaktowaliśmy się z firmami, gdzie kupiliśmy swoje urządzenia do soków i suszenia i udało nam się uzyskać dla Ciebie od 5 do 20% rabatu. Skorzystaj ze specjalnych kodów promocyjnych, które znajdziesz na stronie: odmladzanienasurowo.com/polecamy.

Najbardziej zależy nam na tym, aby i Tobie się udało wyzdrowieć, dlatego przekazaliśmy Ci te informacje w taki sposób, abyś wyzbył się strachu, a sposoby opisane w książce mogły również zadziałać u Ciebie.

Jak napisaliśmy w książce, statystyki są jednoznaczne, umieramy z dwóch powodów: niedożywienie i zatrucie organizmu. Najszybszym dożywieniem jest wprowadzenie świeżo wyciskanego soku warzywnego lub owocowego, drugim zaś, a raczej jednoczesnym jest zakup i korzystanie z lewatywy.

Od razu wejdź do internetu i poszukaj 2 litrowej lewatywy, czyli worka z rurką, którą w Polsce można kupić na Allegro za max 30 zł, a w UK na Amazon za 8-9 funtów. Na naszej stronie w zakładce *polecamy* mamy dla Ciebie linki do tych miejsc, abyś nie musiał szukać.

Kiedy już zaczniesz pić dużo soków, Twój organizm rozpocznie oczyszczanie i uwalnianie toksyn, które mogą powodować naprawdę nieprzyjemne samopoczucie. Abyś się nie zniechęcił do przejścia całej drogi do wyzdrowienia, nie może zabraknąć lewatywy. Natomiast sama lewatywa bez soku, to może Ci zabraknąć szczotki do wymiatania toksyn z różnych zakamarków, a nie tylko z jelit.

Trzecim krokiem byłoby poszukanie w okolicy fajnych miejsc, gdzie będziesz mógł robić zakupy „lepszych, bardziej wartościowych" warzyw i owoców. Na pewno warto i nawet my mieszkając w tak wielkiej metropolii, jaką jest Londyn, znaleźliśmy cotygodniowe ryneczki w każdej dzielnicy. To nie jest tak, że tylko w małych miasteczkach są takie bazarki, gdzie lokalni rolnicy mają roślinki, takie jakich nam trzeba. Na pewno, różne gatunki warzyw i owoców, wyhodowane w bardziej tradycyjny, naturalny sposób, przy którym nie używa się takiej ilości nawozów, sprawdzą się dużo bardziej niż te z supermarketów.

Wszystkiego nie da się zmienić od razu, ponieważ są również inni domownicy, którzy mogą nie mieć pojęcia, co się święci. Oni być może nie przeczytali tej książki lub nie znają projektu **Odmładzanie Na Surowo**, dlatego przekazanie im tego w najbardziej delikatny z możliwych sposobów będzie kluczem do Twojego sukcesu. Najgorsze jest stanąć przed rodzinką i powiedzieć od dzisiaj jemy tylko rośliny, gdyż przeczytałem książkę Surowe Zdrowie i to ma sens! Stworzysz w ten sposób przeciwników, a na tym Ci chyba nie zależy. Jeśli zakup wyciskarki do soków będzie potrzebował narady rodzinnej, najlepszym rozwiązaniem jest wskazanie korzyści picia świeżo wyciskanych soków i tego, iż ten zakup (w przypadku tych maszyn które polecamy), jest zakupem raz na kilkanaście, a nawet kilkadziesiąt lat.

Jeśli nie ma takiej potrzeby i masz wyciskarkę, po prostu zrób sok któregoś ranka i podziel się z innymi. Przyciągnie ich wyśmienity smak i tylko drogą pokazywania możemy kogoś skłonić do podążania za nami.

Najtrudniej jest, jak to określacie: "Jak tu przekonać dzieci?" Otóż nie da się kogoś przekonać od tak namawiając go do zdrowego odżywiania. Jeśli pragniemy zmiany u kogoś, ta osoba oczywiście musi tego chcieć. Wydaje się oczywiste, prawda? A jednak, nie zawsze wykonalne. Tak było i z naszymi synami. Obydwaj ponad 5 lat temu obejrzeli film "Ziemianie" jak również "Metoda Gersona" i kilka innych pozycji. Jeden z nich "zaskoczył" i od razu zaczął podążać za nami, drugi, co się dużo później okazało poczuł się przymuszony do nowego stylu życia i wcale go nie zaakceptował. Wszyscy w domu zaczęliśmy spożywać posiłki bezmięsne, przygotowane wspaniale przez Agnieszkę, ale jeden z synów wychodząc z domu, czy to wracając ze szkoły z rówieśnikami nadal jadł mięso i fastfoody! Nie przyznał się do tego przez ponad 3 lata i mogliśmy tylko wyobrazić sobie jak było mu ciężko z tym żyć. Pewnego dnia, może 2 lata temu poprosił o poważną rozmowę i w końcu przyznał się do tego, że nigdy nie przestał jeść mięsa i ma dość ukrywania. Nie mamy do niego o to żadnej pretensji, lecz mamy ją do siebie o to jak mogliśmy doprowadzić do takiej sytuacji, że musiał się z tym ukrywać. Od tego czasu daliśmy mu wolną rękę i raz je z nami, raz zupełnie inaczej, lecz robimy wszystko, aby unikać niepotrzebnych napięć w domu z tego tytułu. W momencie kiedy piszemy tę książkę, nasz syn znów jest weganem. Po obejrzeniu z nami filmu What The Health, który też znajduje się na naszym kanale na YouTube, podjął decyzję, że odstawia mięso.

Podkreślamy raz jeszcze, książka ta miała na celu przekazanie Ci informacji jakie zdobyliśmy i zastosowaliśmy na sobie, swojej rodzinie i najbliższych oraz informacji naukowych, przekazanych w możliwie najprostszy sposób. Pragniemy również zaznaczyć, iż każdy znajdzie swój sposób i drogę do Surowego Zdrowia i nie jesteśmy w stanie go ani do tego przymusić, ani namówić.

Naukowcy twierdzą, iż motywują nas w życiu w zasadzie tylko dwie rzeczy: ból i przyjemność. Ból motywuje najbardziej. Dlatego ludzie cierpiący z powodu choroby zrobią wszystko, aby tylko wyzdrowieć i nie czuć bólu. I kiedy dowiedzą się o cudownym działaniu sokoterapii, zdecydują się bez wahania. A przyjemność? Jeśli chcesz kogoś zachęcić do tego, by jadł inaczej, zdrowiej musi mu to najpierw posmakować. Mówienie o ryzyku złego odżywiania, kiedy jedzenie tego sprawia mu tyle przyjemności jest trudne. Jeśli pragniesz zadziałać na jego przyjemność, naucz się najpierw sam sporządzać smaczne posiłki i dopiero zaproponuj jemu.

Podsumowując zatem „od czego zacząć", każdy z nas znajdzie swoją drogę do odżywiania warzywno-owocowego jeśli będzie musiał lub tego zechce. Tego drugiego życzymy Ci z całego serca!

PRZEPISY

Poranny Sok Energetyzujący ok. 1 litr

Wszystkie warzywa myjemy szczoteczką i wyciskamy z nich sok w wyciskarce wolnoobrotowej razem ze skórką:
2 średnie buraki
3 średnie marchewki
1 mały ogórek
3 łodygi selera naciowego
1 cm imbiru ze skórką
2 jabłka w całości z pestkami
plaster - 1 cm kapusty czerwonej
opcjonalnie gałązkę bazylii, lub natki pietruszki

Jeżeli na początku wydaje się mało słodki można dodać kawałek ananasa, ale po jakimś czasie sam się przekonasz, że to nie jest konieczne.

Warzywne Spaghetti z Orzechowym Mięsem i Brazylijskim

Parmezanem (dla 4 osób)
2 kabaczki kroimy za pomocą krajalnicy spiralnej do warzyw w cienkie długie paski (dla 4 osób)

Sos do spaghetti:
1 mały ogórek
1 pomidor
1 papryka czerwona

1/2 cebuli białej
3 daktyle suszone
3 łyżki oleju zimnotłoczonego
1/2 łyżeczki soli himalajskiej
1/2 łyżeczki świeżo mielonego pieprzu
1/2 łyżeczki suszonego oregano
5 suszonych pomidorów
2 łyżki sosu sojowego naturalnie fermentowanego
1/2 szklanki wody

Wszystko razem blendujemy do uzyskania gładkiego sosu i dodajemy:
3/4 szklanki rozmrożonego groszku
3/4 szklanki rozmrożonej kukurydzy
2 duże pieczarki pokrojone w drobną kostkę
3 łyżki drobno pokrojonej natki pietruszki
4 duże drobno pokrojone liście bazylii

Orzechowe Mięso do spaghetti:
1/3 szklanki orzechów włoskich moczymy przez noc

Odlewamy wodę, płuczemy, wrzucamy do robota kuchennego
i dodajemy:
1/3 szklanki pokrojonych drobno pieczarek
2 łyżki przepłukanych pestek słonecznika
6 połówek suszonych pomidorów namoczonych wcześniej w 2 łyżkach oleju zimnotłoczonego (dodajemy razem z olejem)
1 ząbek czosnku
1 łyżkę sosu sojowego naturalnie fermentowanego
1/4 łyżeczki suszonego majeranku
1/4 łyżeczki suszonego oregano
1/4 łyżeczki suszonego tymianku
szczyptę suszonej bazylii
sól i pieprz

Wszystko razem miksujemy do konsystencji pasty.

Wkładamy do talerza makaron z kabaczka, polewamy sosem. Posługując się dwoma widelcami lub łyżkami oddzielamy kawałki mięsa orzechowego i wrzucamy na górę sosu, a następnie posypujemy wszystko brazylijskim parmezanem i natką pietruszki.

Parmezan Brazylijski
250 g brazylijskich orzechów
1/2 łyżeczki soli wędzonej
1/2 łyżeczki słodkiej papryki suszonej

Wszystko razem mielimy w robocie kuchennym, a następnie dodajemy: *1/2 szklanki nieaktywnych drożdży odżywczych* i dalej mielimy, aż się wymiesza. Używamy jako panierkę do krokietów, kotletów, do posypania na sałatkę lub do spaghetti.

Majonez z Nerkowców
3/4 szklanki nerkowców zalewamy wodą, zostawiamy na minimum 4 h. Po tym czasie odlewamy wodę z nerkowców, płuczemy i dodajemy:
1/2 łyżeczki soli,
szczyptę pieprzu,
5 łyżek octu jabłkowego niepasteryzowanego,
4 łyżki sosu sojowego naturalnie fermentowanego,
6 łyżek oleju zimnotłoczonego,
2 łyżki agawy,
duży ząbek czosnku,
1/2 łyżeczki kurkumy,
1 łyżkę musztardy - opcjonalnie,

Wszystko miksujemy, stopniowo dodajemy wody do uzyskania konsystencji majonezu. Przechowujemy w lodówce np. w zamkniętym szczelnie słoiku do 10 dni.

Ryż z Selera Korzeniowego
1/2 Selera korzeniowego pokrojonego w grubą kostkę lub kawałki
3 łyżki surowego oleju z ciemnego sezamu
1 łyżka jasnego miso
1 łyżka syropu z agawy lub cukru kokosowego

Wszystko wrzucamy do robota kuchennego i miksujemy do momentu, aż kawałki selera będą bardzo malutkie, a wszystkie składniki się lekko skleją.

Szarlotka z Jabłkami i Wiórkami Kokosowymi

Spód Ciasta:
1/2 szklanki namoczonych wcześniej orzechów włoskich – minimum 5 h, odlewamy wodę i przepłukujemy
1 szklanki rodzynek
1/2 szklanki daktyli suszonych bez pestek
sok wyciśnięty z 2 cytryn
1 łyżeczka cynamonu
2 łyżki oleju kokosowego
1/2 łyżeczki wanilii sproszkowanej

Wszystko razem wrzucamy do robota kuchennego i miksujemy. Wykładamy do foremki i ugniatamy palcami formując spód do ciasta. Następnie obieramy i usuwamy gniazda nasienne z 5 jabłek.
2 z 5 obranych jabłek drobno kroimy i blendujemy razem z:
1/2 szklanki wypestkowanych suszonych daktyli
1 łyżeczka cynamonu
2 szczypty gałki muszkatołowej

Do powstałej masy dodajemy 2 łyżki nasion chia i mieszamy razem z pokrojonymi 3 jabłkami (może być w drobną kostkę). Całość wykładamy na przygotowany wcześniej spód, posypujemy wiórkami kokosowymi i wstawiamy do lodówki na min. pół godziny.

PODZIĘKOWANIA

Na początek bardzo pragniemy podziękować Wszystkim, którzy wspierali, oglądali, komentowali i lajkowali założony i prowadzony przez nas projekt na Facebooku, YouTube, jak również na stronie „Odmładzanie na Surowo", a w szczególności Tym, którzy zachęcali nas do napisania tej książki. Wasze ciepłe słowa i podziękowania były dla nas jak miód na serce, były największą zachętą do kontynuowania i poszerzania naszego projektu. Dla Was naprawdę warto! Dziękujemy.

Chcielibyśmy również podziękować naszym kochanym Mamuśkom, Halince i Irence za zaufanie i wytrwałość w testowaniu razem z nami wszystkich polecanych przez nas oczyszczająco-regenerujących zabiegów. Irence dodatkowo za te wszystkie suszone zioła i przyprawy z domowego ogródka. Halince zaś za inspirację do szukania nowych rozwiązań uzdrawiania ciała i duszy.

Wszystkim tym z naszej rodziny i znajomym, którzy z nieufnością nadal nam się przyglądają. Dziękujemy. Byliście dla nas dużą inspiracją.

A na koniec, ale za to najczulsze podziękowania pragniemy złożyć naszym ukochanym synom, Błażejowi i Bogdanowi, za sukcesywne namawianie nas do projektu Odmładzanie na Surowo i pomoc przy jego tworzeniu. Jesteście naszą największą inspiracją i dla Was właśnie dedykujemy tę książkę, a miłości naszej nie jesteśmy w stanie wyrazić słowami.

Bogdanowi natomiast szczególne wyrazy uznania za nieocenione wsparcie przy pisaniu tej książki, a przede wszystkim motywowanie do jej pisania. Dziękujemy również za pomoc techniczną w odpaleniu projektu i ogromnym wsparciu przy jego prowadzeniu.

notatki